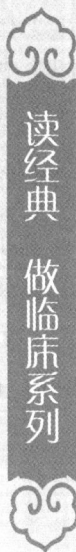

读经典 做临床系列

医方古典医籍精选导读

赵　飞　李世川　王佳楣　主编

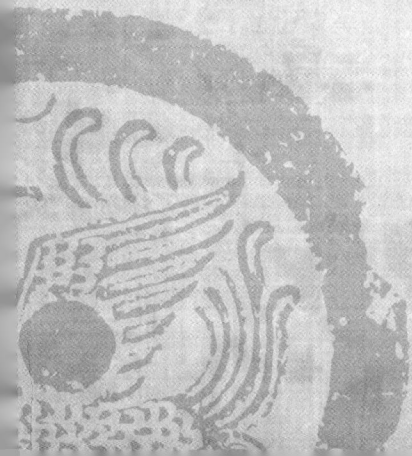

中国健康传媒集团

中国医药科技出版社

内 容 提 要

本书为《读经典 做临床系列》丛书之一，精选《肘后备急方》《普济本事方》《苏沈良方》3 本医方经典著作原文，并加以导读，对方剂研究及临证应用有重要参考价值。本书适合中医药临床、教学、科研人员参考，也可供中医药爱好者参阅。

图书在版编目（CIP）数据

医方古典医籍精选导读／赵飞，李世川，王佳楣主编 . -- 北京：中国医药科技出版社，2024.10.
（读经典 做临床系列）. -- ISBN 978 - 7 - 5214 - 4894 - 8

Ⅰ . R2 - 52

中国国家版本馆 CIP 数据核字第 202422Z455 号

美术编辑 陈君杞
版式设计 南博文化

出版 **中国健康传媒集团** | 中国医药科技出版社
地址 北京市海淀区文慧园北路甲 22 号
邮编 100082
电话 发行：010 - 62227427 邮购：010 - 62236938
网址 www. cmstp. com
规格 710×1000mm $^1/_{16}$
印张 16 $^1/_4$
字数 286 千字
版次 2024 年 10 月第 1 版
印次 2024 年 10 月第 1 次印刷
印刷 河北环京美印刷有限公司
经销 全国各地新华书店
书号 ISBN 978 - 7 - 5214 - 4894 - 8
定价 **45.00 元**

获取新书信息、投稿、为图书纠错，请扫码联系我们。

编　委　会

主　编　赵　飞　李世川　王佳楣

副主编　张　勇　车方远　李　超　易婷娇

编　委（按姓氏笔画排序）

　　　　牛逸群　王娜娜　杨　頔　陈婉珍

　　　　夏　婕　臧颖颖

　　古籍为中华民族悠久历史文化的宝贵遗产，对其整理和利用，对赓续中华文明血脉、弘扬民族传统精神、增强国家文化软实力、建设社会主义文化强国具有重要意义。中医药学文明古老，历史悠久，流传至今仍具有无限的生命力和巨大的影响力。中医古籍繁若星辰，浩如烟海，蕴含着丰富的古代医家思想及临床治验精髓，是中医药学传承的载体和源泉。

　　鉴于中医古典医籍存世数量巨大，收录情况散杂，亟待我们去挖掘、整理、提炼、运用，遂至浩瀚医书中精选甄别，编《读经典　做临床系列》20卷，以冀发挥中医古籍的文献与临床价值，以解今人望洋之叹、临证之惑，促进中医古籍文献与临床医学的融会贯通，推动中医药事业的传承发展。

　　根据中医药学术的发展情况以及医学分科的细化，本丛书精选《素问》《灵枢》《伤寒》《金匮》及温病、诊法、本草、医方、医理、医案、针灸、推拿、养生等相关经典医籍原文，又立足临床，分内科、外科、妇科、骨科、儿科、五官科，共计20册。每册选取古医籍品种不超过5种，爬罗剔抉，或全书点校收录，或选点部分卷次，均保留原书行文及体例，博览约取的同时，尽可能为读者还原古籍原貌，呈现学术发展的源流脉络。同时，每种医籍之前设有导读一篇，从成书背景、作者生平、学术特点等方面系统介绍，提纲挈领，帮助读者把握整体框架，满足个性化需求，提高中医古籍阅读效率，从而激发阅读兴趣，增进品读趣味，走进字里行间，感受古籍魅力。

由衷希望本书的出版，可以助力读者在浩瀚书海中掌舵前行，熟习相关古籍基本知识，汲取学术精华为临床所用，从而改善中医古籍临床运用不足之现象，为中医药学的继承发展推波助澜。疏漏不足之处难免，敬请广大读者批评指正。

中国医药科技出版社

2024 年 9 月

中医经典是中医之本，熟读经典、勤于临床是中医临床人才打牢基础、提高能力之必需。《读经典　做临床系列》丛书根据中医古籍品种分类，精选古籍原文，并加以导读，帮助读者掌握中医最基本和核心的理论与方法，提高学习、领会、研究经典的水准，学会将古人的经验精华应用于现代临床实践。

医方指中医方剂，也指代方书。"方剂"中"方"指医方；剂，古作"齐"，指调剂，方剂就是治病的药方。中国古代很早就使用单味药物治疗疾病。经过长期的医疗实践，又学会将几种药物配合起来，经过煎煮制成汤液，即最早的方剂。

《黄帝内经》虽仅载方13首，但对中医治疗原则、方剂的组成结构、药物的配伍规律以及服药宜忌等方面都有较详细的论述，奠定了方剂学的理论基础。在长沙马王堆汉墓中发现的《五十二病方》是我国现存最早的一部方书。书中收载临床各科医方283首，还记述有汤、丸、散等剂型。晋代仅存的葛洪《肘后备急方》是我国现存较早、实用价值较高的一部方书。全书共八卷，所论疾病包括急性传染病、各脏器急慢性疾患以及外科、妇科、儿科、口腔、眼科等病证。此书在医学或药学上都有很大成就，特别是它考虑广大下层群众经济负担能力，力求处方的简易实效和药物的大众化，使之具有很大的现实意义，因此为历代医家所重视，被广泛引用于他们的医学著作中。书中所载的许多医理、医方、药方时至今日仍有实用价值。书中收载了大量验、便、廉的有效方剂，并首次提出成品药的概念，主张将药物加工成一定剂型，贮之以备急用，该书不仅是一部临床实用的方书，还是研究中国医药学史的珍贵医学文献。唐代孙思邈著《备急千金要方》，载方 5300 首；王焘的《外台秘要》载方 6000 多首。宋代由政府组织编写的《太平圣惠方》载方 16834 首；《圣济总录》载方 2 万余首；《太平惠民和剂局方》载方 297 首，是第一部由朝廷颁发的成药典。南宋时期私人所撰小型方书增多，如严用和的《济生方》陈无择的《三因极一病证方论》、杨士瀛的《仁斋直指方》、许叔微的《普济本事方》、苏轼与沈括的《苏沈良方》等。其中，《普济本事方》和《苏沈良方》尤为知名。《普济本事方》有方有法，有论有案，议论精明，颇多创见，堪为后世传颂。诚如《四库全书总目提要》所谓："取平生已试之方，并记其事实，以为本事方。"该书内容翔实，实用价值较高，对后世有很大影响。明代王肯堂《证治准绳》、龚廷贤《寿世保元》，清代吴仪洛《成方切用》、徐灵胎《兰台轨范》等书均辑录其内容。《苏沈良方》是由沈括的《良方》和苏轼的《苏学士方》合编而成的。书中除了选辑临床各科的验方之外，尚有关于医理、本草、针灸、养生及炼丹等内容的论述。该书近似医学随笔的体裁，广泛论述医学各方面问题。各种疾病多附以验案，对本草性味、采集、配伍、剂型的论述也很精辟。治疗方药多经作者耳闻目睹后所辑，简便易行而较为可靠，有一定临床参考价值。金元时期有刘、张、朱、李四大家，都对方剂的运用有所创建和发挥。1949 年后，对古代方书和民间秘方、验方进行了大量发掘、整理，并开展了中西医结合工作，在古方新用和创制新方面都有较大发展。

　　本书精选《肘后备急方》《普济本事方》《苏沈良方》3 本医方经典著作原文，并加以导读，对方剂研究及临证应用有重要参考价值。

编者

2024 年 9 月

目录

肘后备急方（节选）

普济本事方（节选）

苏沈良方（节选）

目　录

肘后备急方（节选）

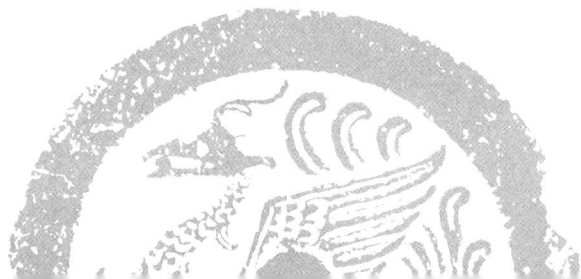

导 读

成书背景

《肘后备急方》为中国第一部临床急救手册，中医治疗学、方剂学著作。该书原名《肘后救卒方》，简称《肘后方》，系作者摘录其原著《玉函方》中可供急救医疗、实用有效的单验方及简要灸法汇编而成。经梁代陶弘景增补录方101首，更名为《补阙肘后百一方》。此后又经金代杨用道摘取《证类本草》中的单方作为附方，名《附广肘后方》，即现存《肘后备急方》，简称《肘后方》。该书主要记述各种急性病症或某些慢性病急性发作的治疗方药、针灸、外治等法，并略记个别病的病因、症状等。书中对天花、恙虫病、脚气病以及恙螨等的描述都属于首创，尤其是倡用狂犬脑组织治疗狂犬病，被认为是中国免疫思想的萌芽。该书今有明、清版本10余种，1949年后有影印本和排印本。

作者生平

葛洪（283—363），字稚川，自号抱朴子，丹阳郡句容（今江苏句容县）人，东晋道教理论家、著名炼丹家和医药学家，世称小仙翁。其所著《抱朴子》继承和发展了东汉以来的炼丹法术，对之后道教炼丹术的发展具有很大影响，为研究中国炼丹史以及古代化学史提供了宝贵的史料。

葛洪一生著述颇丰，《抱朴子》是其代表作。全书将神仙道教理论与儒家纲常名教相联系，开融合儒、道两家哲学思想体系之先河，对道教的发展产生了深远的影响。另有《碑颂诗赋》百卷，《军书檄移章表笺记》三十卷，《神仙传》十卷，《隐逸传》十卷；又抄五经七史百家之言、兵事方技短杂奇要三百一十卷；另有《金匮药方》百卷，《肘后备急方》四卷。对中医药学的发展亦颇有贡献。

学术特点

1. 诊疗急症，备急以用

因为《肘后备急方》的目的是"备急"，所以该书内所介绍的药物多数是能够"就地取材"，容易得到的。有些药物即使是一时之间不能就地取得而需购买，其价格也多半是比较低廉的。葛洪在书的自序里，批评有些人编著的医书虽然标榜为"备急"，却往往不能简要地阐述病症性质，而所介绍的药方，又多是居住于穷乡僻壤的贫苦病家所不能立时得到的珍贵药材。有鉴于此，葛洪在书中更多地采集了民间的单方与验方，从验（有效应）、便（便利）、廉（价廉）三方面着眼编写。

作为"备急"之书，《肘后备急方》开头首先记述了急救，其中有抢救卒中（中风）、昏迷、暴死、急腹症等。在抢救突然昏迷病人的措施里，记述了用指甲掐压患者唇上的"人中"穴位，或者灸唇下的"承浆"穴位，这是行之有效的简易急救法。此外，还介绍了用半夏研成粉末，吹入患者鼻中；或是将干菖蒲捣碎制成如枣核大的药丸，置于患者舌下以急救昏迷。

对于常见的急症，《肘后备急方》做了较详细的记述。其中有传染病与寄生虫病如霍乱、伤寒、疟疾、结核病、天花、麻疯、肠道寄生虫病等；营养缺乏病如脚气病；胃肠道疾病如饮食困难、食物中毒；精神神经病如癫痫、狂躁；外科如脓肿、肿块、虫兽咬伤、疥疮、皮肤病；还有五官科疾病、药物中毒、酒醉、误吞异物等。对于症状的记述则有咳嗽、中风、水肿、黄疸、腰痛、眩晕等。

2. 病症全面，诊疗具体

该书记载的疾病种类很多，内容颇为丰富，可以说包括临床医学各科。

如对结核病症状的多样性，《肘后备急方》描述得很翔实。书中说结核病患者往往畏寒发热，时日颇长，精神恍惚不宁，闷闷不乐，浑身感到不适但却察觉不出何处明显的痛苦，饮食乏味，四肢无力。这些症状长年累月，使患者逐渐全身迟钝，形体衰弱以至死亡。并且指出这种病有相当大的传染性，甚至引起全家感染而造成"灭门"的严重后果。书中还说到，人过度劳累或者大病后尚未复原之时，均易感染结核病。

对于天花这种烈性传染病，《肘后备急方》最早对其做了详细的描述。书中说其症状为头面部与四肢发出豌豆大小的疱疹，短期内即蔓延到全身，疱内有"白浆"，疱随时会破，破后又会发出新的。若不及时治疗，常导致人死亡。若医治好，患者的面部会出现紫黑色瘢痕，经过一年，颜色才逐渐消退。

对于脚气病，《肘后备急方》记载说岭南人更多罹患该病，其症状最初为下肢微感疼痛麻木，或两小腿微肿，或走路、站立时感到脚软无力，或小腹感觉有些迟钝。有一种表现为小腹肿胀的脚气病，常会引起死亡。这表明当时已认识到心脏型脚气病的严重程度。对于脚气病的治疗，《肘后备急方》记载了用大豆、小豆、牛奶等组成的方剂，这几种食物所含的 B 族维生素是比较容易被人体所吸收的。

《肘后备急方》对麻风病症状的描述也很具体。该病开始时皮肤的感觉渐渐变得不灵敏，或者皮肤上有虫爬行一样的痒感，或皮肤出现赤黑色。书中指出麻风病的后果严重，且有对麻风病患者进行隔离的记载。

关于疾病的诊断，《肘后备急方》记载了黄疸患者的诊断依据。说这种患者开始为眼白发黄，逐渐地面部及全身都泛黄。还提出可借助检查小便的方法来确诊黄疸，具体操作是让患者将小便解在白纸上，如该人患有黄疸，纸会呈现出黄色。此外，还介绍了用手指检查小腿浮肿的方法，即水肿者小腿"按之没指"——手指按在浮肿处，局部会出现凹陷。

3. 载方丰富，方术并用

《肘后备急方》以简明扼要、简便验廉为编辑宗旨，收录了葛洪从民间搜集的大量验方、单方。这些药方大多有很好的疗效，至今仍不失其临床价值。除药方外，书中还载有大量不用药物的急救技术。如口对口人工呼吸、多种止血术、洗胃术（首创）、灌肠术、肠吻合术（首创）、放腹水的腹腔穿刺术（首创）、导尿术（首创）、清疮术、引流术、骨折的外固定术（首创，今称小夹板固定术）、关节脱位整复术（首创）、救溺倒水法（首创）等，明显提高了急救疗效。有不少学者认为，葛洪《肘后备急方》首开小方急救和针灸治疗急症的先河。

刻葛仙翁《肘后备急方》序

尝观范文正曰：不为良相，则愿为良医。而陆宣公之在忠州，亦惟手校方书。每叹其济人之心，先后一揆，古人之志，何如其深且远也！予少不习医，而济人一念，则耿耿于中。每见海内方书，则购而藏之；方之效者，则珍而录之，以为庶可济人之急。然以不及见古人奇方为恨，尤愧不能为良医。虽藏之多，而无所决择也。今年之夏，偶以巡行至均，游武当，因阅《道藏》，得《肘后备急方》八卷，乃葛稚川所辑，而陶隐居增补之者，其方多今之所未见。观二君之所自为序，积以年岁，仅成此编，一方一论，皆已试而后录之，尤简易可以应卒。其用心亦勤，其选之亦精矣。矧二君皆有道之士，非世良医可比，得其方书而用之中病，固不必为医可以知药，不必择方可以知医。其曰：苟能起信，可免夭横。信其不我欺也！因刻而布之，以快予济人之心云。

万历二年甲戌秋仲巡按湖广监察御史剑江李栻书

卷一

救卒中恶死方第一

救卒死，或先病痛，或常居寝卧，奄忽而绝，皆是中死，救之方。

一方：取葱黄心刺其鼻，男左女右，入七八寸。若使目中血出，佳。扁鹊法同，是后吹耳条中。葛当言此云吹鼻，故别为一法。

又方：令二人以衣壅口，吹其两耳，极则易，又可以筒吹之；并捧其肩上，侧身远之，莫临死人上。

又方：以葱叶刺耳。耳中、鼻中血出者莫怪，无血难治，有血是候。时当捧两手忽放之，须臾死人自当举手捞人，言痛乃止。男刺左鼻，女刺右鼻中，令入七八寸余，大效。亦治自缢死，与此扁鹊方同。

又方：以绵渍好酒中，须臾，置死人鼻中，手按令汁入鼻中，并持其手足，莫令惊。

又方：视其上唇里弦弦者，有白如黍米大，以针决去之。

又方：以小便灌其面，数回即能语。此扁鹊方法。

又方：取皂荚如大豆，吹其两鼻中，嚏则气通矣。

又方：灸其唇下宛宛中承浆穴，十壮，大效矣。

又方：割雄鸡颈取血，以涂其面，干复涂，并以灰营死人一周。

又方：以管吹下部，令数人互吹之，气通则活。

又方：破白犬以搨心上。无白犬，白鸡亦佳。

又方：取雄鸭就死人口上，断其头，以热血沥口中，并以竹筒吹其下部，极则易人，气通下即活。

又方：取牛马粪尚湿者，绞取汁，灌其口中，令入喉。若口已禁者，以物强发之；若不可强者，乃扣齿下；若无新者，以人溺解干者，绞取汁。此扁鹊云。

又方：以绳围其死人肘腕，男左女右，毕，伸绳从背上大槌度以下，又从此灸横行各半绳。此法三灸各三，即起。

又方：令爪其病人人中，取醒。不者，卷其手，灸下文头随年壮。

又方：灸鼻人中，三壮也。

又方：灸两足大指爪甲聚毛中，七壮。此华佗法。一云三七壮。

又方：灸脐中，百壮也。

扁鹊法又云：断豚尾，取血饮之，并缚豚以枕之，死人须臾活。

又云：半夏末如大豆，吹鼻中。

又方：捣女青屑重一钱匕，开口纳喉中，以水苦酒，立活。

按：此前救卒死四方并后尸蹶事，并是《魏大夫传》中正一真人所说扁鹊受长桑公子法。寻此传出世，在葛后二十许年，无容知见，当是斯法久已在世，故或言楚王，或言赵王，兼立语次第亦参差故也。

又，张仲景诸要方。

捣薤汁，以灌鼻中。

又方：割丹雄鸡冠血，管吹纳鼻中。

又方：以鸡冠及血涂面上，灰围四边，立起。

又方：猪脂如鸡子大，苦酒一升，煮沸，以灌喉中。

又方：大豆二七枚，以鸡子白并酒和，尽以吞之。

救卒死而壮热者。

矾石半斤，水一斗半，煮消以渍脚，令没踝。

救卒死而目闭者。

骑牛临面，捣薤汁，灌之耳中，吹皂荚鼻中，立效。

救卒死而张目及舌者。

灸手足两爪后十四壮了，饮以五毒诸膏散有巴豆者。

救卒死而四支不收，矢便者。

马矢一升，水三斗，煮取二斗以洗之。又取牛洞一升，温酒灌口中。洞者，稀粪也。灸心下一寸，脐上三寸，脐下四寸，各一百壮，瘥。

若救小儿卒死而吐利，不知是何病者。

马矢一丸，绞取汁以吞之。无湿者，水煮取汁。

又有备急三物丸散及裴公膏，并在后备急药条中，救卒死尤良，亦可临时合用之。

凡卒死、中恶及尸蹶皆天地及人身自然阴阳之气，忽有乖离否隔，上下不通，偏竭所致。故虽涉死境，犹可治而生，缘气未都竭也。当尔之时，兼有鬼神于其间，故亦可以符术而获济者。

附方

扁鹊云：中恶与卒死鬼击亦相类，已死者，为治皆参用此方。

捣菖蒲生根绞汁，灌之，立瘥。

尸厥之病，卒死脉犹动，听其耳中如微语声，股间暖是也，亦此方治之。

孙真人治卒死方。以皂角末吹鼻中。

救卒死尸蹶方第二

尸蹶之病，卒死而脉犹动，听其耳中循循如啸声，而股间暖是也。耳中虽然啸声而脉动者，故当以尸蹶，救之方。

以管吹其左耳中极三度，复吹右耳三度，活。

又方：捣干菖蒲，以一枣核大，着其舌下。

又方：灸鼻人中，七壮。又灸阴囊下，去下部一寸，百壮。若妇人，灸两乳中间。又云：爪刺人中良久，又针人中至齿，立起。

此亦全是《魏大夫传》中扁鹊法，即赵太子之患。

又，张仲景云：尸蹶，脉动而无气，气闭不通，故静然而死也。

以菖蒲屑纳鼻两孔中，吹之，令人以桂屑着舌下。又云扁鹊法。治楚王效。

又方：剔左角发，方二寸，烧末，以酒灌，令入喉，立起也。

又方：以绳围其臂腕，男左女右，绳从大椎上度，下行脊上，灸绳头五十壮，活。此是扁鹊秘法。

又方：熨其两胁下，取灶中墨如弹丸，浆水和饮之，须臾三四，以管吹耳中，令三四人更互吹之。又，小管吹鼻孔，梁上尘如豆，着中吹之，令入，瘥。

又方：白马尾二七茎，白马前脚目二枚，合烧之，以苦酒丸如小豆，开口吞二丸，须臾服一丸。

又方：针百会，当鼻中入发际五寸，针入三分，补之。针足大指甲下肉侧去甲三分，又针足中指甲上各三分，大指之内去端韭叶，又针手少阴、锐骨之端各一分。

又方：灸膻中穴，二十八壮。

救卒客忤死方第三

客忤者，中恶之类也，多于道门门外得之，令人心腹绞痛胀满，气冲心胸，不即治，亦杀人，救之方。

灸鼻人中三十壮，令切鼻柱下也，以水渍粳米，取汁一二升，饮之。口已噤者，以物强发之。

又方：捣墨，水和，服一钱匕。

又方：以铜器若瓦器，贮热汤，器着腹上；转冷者，撤去衣，器亲肉；大冷者，易以热汤，取愈则止。

又方：以三重衣着腹上，铜器着衣上，稍稍少许茅于器中烧之，茅尽益之，勿顿多也，取愈乃止。

又方：以绳横度其人口，以度其脐，去四面各一处，灸各三壮，令四火俱起，瘥。

又方：横度口中，折之，令上头着心下，灸下头五壮。

又方：真丹方寸匕，蜜三合，和服。口噤者，折齿下之。

扁鹊治忤，有救卒符并服盐汤法，恐非庸世所能，故不载。而此病即今人所谓中恶者，与卒死鬼击亦相类，为治参取而用之。

已死者，捣生菖蒲根，绞取汁，含之，立瘥。

卒忤，停尸不能言者。

桔梗烧二枚，末之，服。

又方：末细辛、桂分等，纳口中。

又方：鸡冠血和真朱，丸如小豆，纳口中，与三四枚，瘥。

若卒口噤不开者。

末生附子，置管中，吹纳舌下，即瘥矣。

又方：人血和真朱，如梧桐子大，二丸，折齿纳喉中，令下。

华佗卒中恶、短气欲死。

灸足两母指上甲后聚毛中，各十四壮，即愈。未瘥，又灸十四壮。前救卒死方三七壮，已有其法。

又，张仲景诸要方。

麻黄四两，杏仁七十枚，甘草一两。以水八升，煮取三升，分令咽之。通治诸感忤。

又方：韭根一把，乌梅二十个，茱萸半斤。以水一斗煮之。以病人栉纳中三沸，栉浮者生，沉者死。煮得三升，与饮之。

又方：桂一两，生姜三两，栀子十四枚，豉五合。捣，以酒三升，搅，微煮之，味出去滓，顿服取瘥。

飞尸走马汤 巴豆二枚，杏仁二枚。合绵缠，椎令碎，着热汤二合中，指捻令汁出，便与饮之，炊间顿下饮，差小量之。通治诸飞尸鬼击。

又有诸丸散，并在备急药中。

客者，客气也；忤者，犯也：谓客气犯人也。此盖恶气，治之多愈。虽是气来鬼鬼毒厉之气，忽逢触之，其衰歇，故不能如自然恶气治之，入身而侵克脏腑经络，瘥后，犹宜更为治，以消其余势，不尔，亟终为患，令有时辄发。

附方

《外台秘要》治卒客忤，停尸不能言。细辛、桂心等分，纳口中。

又方：烧桔梗二两，末。米饮服。仍吞麝香如大豆许，佳。

《广利方》治卒中客忤垂死。麝香一钱。重研，和醋二合，服之即瘥。

治卒得鬼击方第四

鬼击之病，得之无渐，卒着如人刀刺状，胸胁腹内，绞急切痛，不可抑按，或即吐血，或鼻中出血，或下血，一名鬼排。治之方。

灸鼻下人中一壮，立愈。不瘥，可加数壮。

又方：升麻、独活、牡桂分等。末，酒服方寸匕，立愈。

又方：灸脐下一寸，三壮。

又方：灸脐上一寸，七壮，及两踵白肉际，取瘥。

又方：熟艾如鸭子大，三枚。水五升，煮取二升，顿服之。

又方：盐一升，水二升。和搅饮之，并以冷水噀之，勿令即得吐，须臾吐，即瘥。

又方：以粉一撮，着水中搅，饮之。

又方：以淳酒吹纳两鼻中。

又方：断白犬一头，取热犬血一升，饮之。

又方：割鸡冠血以沥口中，令一咽，仍破此鸡以搨心下，冷乃弃之于道边。

得乌鸡弥佳妙。

又方：牛子矢一升，酒三升，煮服之。大牛亦可用之。

又方：刀鞘三寸，烧末，水饮之。

又方：烧鼠矢，末，服如黍米。不能饮之，以少水和纳口中。

又有诸丸散，并在备急药条中。

今巫实见人忽有被鬼神所摆拂者，或犯其行伍，或遇相触突，或身神散弱，或怨负所赖，轻者因而获免，重者多见死亡。犹如燕简辈事，非为虚也，必应死，亦不可，要自不得不救尔。

附方

《古今录验》疗妖魅猫鬼，病人不肯言鬼。方：鹿角屑捣散，以水服方寸匕，即言实也。

治卒魇寐不寤方第五

卧忽不寤，勿以火照，火照之杀人，但痛啮其踵及足拇指甲际，而多唾其面，即活。又治之方。

末皂角，管吹两鼻中，即起。三四日犹可吹。又以毛刺鼻孔中，男左女右，展转进之。

又方：以芦管吹两耳，并取病人发二七茎，作绳纳鼻孔中，割雄鸡冠取血，以管吹入咽喉中，大效。

又方：末灶下黄土，管吹入鼻中。末雄黄并桂吹鼻中，并佳。

又方：取井底泥，涂目毕，令人垂头于井中，呼其姓名，即便起也。

又方：取韭捣，以汁吹鼻孔。冬月可掘取根，取汁灌于口中。

又方：以盐汤饮之，多少约在意。

又方：以其人置地，利刀画地，从肩起，男左女右，令周面，以刀锋刺病人鼻，令入一分，急持勿动，其人当鬼神语求哀，乃问，阿谁，何故来，当自乞去，乃以指灭向所画地，当肩头数寸，令得去；不可不具诘问之也。

又方：以瓦甂覆病人面上，使人疾打，破甂，则寤。

又方：以牛蹄或马蹄，临魇人上。亦可治卒死。青牛尤佳。

又方：捣雄黄，细筛，管吹纳两鼻中。桂亦佳。

又方：菖蒲末，吹两鼻中，又末纳舌下。

又方：以甑带左索缚其肘后，男左女右，用余稍急绞之，又以麻缚脚，乃诘问其故，约赦解之。令一人坐头守，一人于户内呼病人姓名，坐人应曰诺在，便苏。

卒魇不觉。

灸足下大指聚毛中，二十一壮。

人喜魇及恶梦者。

取火死灰，着履中，合枕。

又方：带雄黄，男左女右。

又方：灸两足大指上聚毛中，灸二十壮。

又方：用真麝香一子于头边。

又方：以虎头枕尤佳。

附方

《千金方》治鬼魇不寤。皂荚末刀圭，起死人。

治卒中五尸方第六

五尸者飞尸、遁尸、风尸、沉尸、尸注也，今所载方兼治之，**其状腹痛，胀急，不得气息，上冲心胸，旁攻两胁，或礭块涌起，或牵引腰脊，兼治之方。**

灸乳后三寸，十四壮，男左女右。不止，更加壮数，瘥。

又方：灸心下三寸，六十壮。

又方：灸乳下一寸，随病左右，多其壮数，即瘥。

又方：以四指尖其痛处，下灸指下际数壮，令人痛，上爪其鼻人中，又爪其心下一寸，多其壮，取瘥。

又方：破鸡子白，顿吞之。口闭者，纳喉中，摇头令下，立瘥。

又方：破鸡子白，顿吞七枚。不可，再服。

又方：理当陆根，熬，以囊贮，更番熨之，冷复易。

虽有五尸之名，其例皆相似，而有小异者。飞尸者，游走皮肤，洞穿脏腑，每发刺痛，变作无常也；遁尸者，附骨入肉，攻凿血脉，每发不可得近，见尸丧、闻哀哭便作也；风尸者，淫跃四肢，不知痛之所在，每发昏恍，得风雪便作也；沉尸者，缠结脏腑，冲心胁，每发绞切，遇寒冷便作也；尸注者，举身沉重，精神错杂，常觉惛废，每节气改变，辄致大恶。此一条，别有治后熨也。

凡五尸，即身中尸鬼接引也，共为病害，经术甚有消灭之方，而非世徒能用，今复撰其经要，以救其敝方。

雄黄一两，大蒜一两。令相和似弹丸许，纳二合热酒中，服之，须臾，瘥。未瘥，更作。已有疹者，常畜此药也。

又方：干姜、桂分等。末之，盐三指撮，熬令青，末，合水服之，即瘥。

又方：捣蒺藜子，蜜丸，服如胡豆二丸，日三。

又方：粳米二升，水六升，煮一沸，服之。

又方：猪肪八合，铜器煎，小沸，投苦酒八合，相和，顿服，即瘥。

又方：掘地作小坎，水满中，熟搅，取汁服之。

又方：取屋上四角茅，纳铜器中，以三尺布覆腹，着器布上，烧茅令热，随痛追逐，跖下痒，即瘥。若瓦屋，削取四角柱烧之亦得。极大神良者也。

又方：桂一赤，姜一两，巴豆三枚。合捣末，苦酒和如泥，以傅尸处，燥，即瘥。

又方：乌臼根剉二升。煮令浓，去滓，煎汁，凡五升，则入水一两，服五合至一升，良。

又方：忍冬茎叶剉数斛。煮令浓，取汁煎之，服如鸡子一枚，日二三服，佳也。

又方：烧乱发，熬杏仁等分。捣膏，和丸之，酒服，桐子大三丸，日五六服。

又方：龙骨三分，藜芦二分，巴豆一分。捣，和井花水，服如麻子大，如法丸。

又方：漆叶暴干。捣末，酒服之。

又方：鼍肝一具。熟煮，切，食之令尽，亦用蒜齑。

又方：断鳖头，烧末，水服，可分为三度，当如肉者，不尽，后发更作。

又方：雄黄一分，栀子十五枚，芍药一两。水三升，煮取一升半，分再服。

又方：栀子二七枚，烧末服。

又方：干姜、附子各一两，桂二分，巴豆三十枚去心，并生用。捣筛，蜜和，捣万杵，服二丸，如小豆大。此药无所不治。

又，飞尸入腹刺痛死方

凡犀角、射罔、五注丸，并是好药，别在大方中。

治卒有物在皮中，如虾蟆，宿昔下入腹中，如杯大，动摇掣痛不可堪，过数日即杀人方。

巴豆十四枚，龙胆一两，半夏、土瓜子各一两，桂一斤半。合捣碎，以两布囊贮，蒸热，更番以熨之，亦可煮饮，少少服之。

此本在杂治中，病名曰阴尸，得者多死。

治尸注鬼注方第七

尸注、鬼注病者，葛云即是五尸之中尸注，又挟诸鬼邪为害也。其病变动，乃有三十六种至九十九种，大略使人寒热、淋沥、恍恍默默，不的知其所苦，而无处不恶，累年积月，渐就顿滞，以至于死，死后复传之旁人，乃至灭门。**觉知此候者，便宜急治之方。**

取桑树白皮，曝干，烧为灰，得二斗许，着甑中蒸，令气浃便下，以釜中汤三四斗，淋之又淋，凡三度，极浓止，澄清，取二斗，以渍赤小豆二斗一宿，曝干，干复渍灰，汁尽止。

乃湿蒸令熟，以羊肉若鹿肉作羹，进此豆饭，初食一升至二升，取饱满。微者三四斗愈，极者七八斗。病去时，体中自觉疼痒淫淫。或若根本不拔，重为之，神验也。

又方：桃仁五十枚，破研，以水煮取四升，一服尽当吐。吐病不尽，三两日更作。若不吐，非注。

又方：杜蘅一两，茎一两，人参半两许，瓠子二七枚，松萝六铢，赤小豆二七枚。捣末散，平旦温服方寸匕，晚当吐百种物。若不尽，后更服之也。

又方：獭肝一具，阴干，捣末，水服方寸匕，日三。一具未瘥，更作。姚云神良。

又方：朱砂、雄黄各一两，鬼臼、莔草各半两，巴豆四十枚去心、皮，蜈蚣两枚。捣，蜜和丸，服如小豆，不得下，服二丸，亦长将行之。姚氏烧发灰、熬杏仁紫色分等，捣如脂，猪脂和，酒服梧桐子大，日三服，瘥。

又有华佗狸骨散、龙牙散、羊脂丸诸大药等，并在大方中，及成帝所受淮南丸，并疗尪易灭门。

女子小儿多注车注船，心闷乱，头痛，吐，有此疢者，宜辟方。

车前子、车下李根皮、石长生、徐长卿各数两，分等。粗捣，作方囊，贮半合，系衣带及头；若注船，下暴惨，以和此共带之，又临入船，刻取此船，自烧作屑，以水服之。

附方

《子母秘录》治尸注。烧乱发，如鸡子大，为末，水服之，瘥。

《食医心镜》主传尸鬼气、咳嗽、疰癖、注气、血气不通、日渐羸瘦。方：桃仁一两，去皮尖，杵碎。以水一升半煮汁，着米煮粥，空心食之。

治卒心痛方第八

治卒心痛。

桃白皮煮汁。宜空腹服之。

又方：桂末若干姜末，二药并可单用，温酒服方寸匕，须臾六七服，瘥。

又方：驴矢，绞取汁五六合，及热顿服，立定。

又方：东引桃枝一把，切，以酒一升，煎取半升，顿服，大效。

又方：生油半合，温服，瘥。

又方：黄连八两，以水七升，煮取一升五合，去滓，温服五合，每日三服。

又方：当户以坐，若男子病者，令妇人以一杯水以饮之；若妇人病者，令男子以一杯水以饮之，得新汲水尤佳。又，以蜜一分，水二分，饮之益良也。

又方：败布裹盐如弹丸，烧令赤，末，以酒一盏服之。

又方：煮三沸汤一升，以盐一合搅饮之。若无火作汤，亦可用水。

又方：闭气忍之数十度，并以手大指按心下宛宛中，取愈。

又方：白艾成熟者三升，以水三升，煮取一升，去滓，顿服之。若为客气所中者，当吐出虫物。

又方：苦酒一杯，鸡子一枚，着中合搅，饮之。好酒亦可用。

又方：取灶下热灰，筛去炭分，以布囊贮，令灼灼尔。便更番以熨痛上，冷，更熬热。

又方：蒸大豆，若煮之，以囊贮，更番熨痛处，冷复易之。

又方：切生姜若干姜半升。以水二升，煮取一升。去滓，顿服。

又方：灸手中央长指端，三壮。

又方：好桂，削去皮，捣筛，温酒服三方寸匕。不瘥者，须臾可六七服。无桂者，末干姜佳。

又方：横度病人口，折之以度心厌下，灸度头三壮。

又方：画地作五行字，撮中央土，以水一升，搅饮之也。

又方：吴茱萸二升，生姜四两，豉一升。酒六升，煮三升半。分三服。

又方：人参、桂心、栀子擘、甘草炙、黄芩各一两。水六升，煮取二升，分三服，奇效。

又方：桃仁七枚，去皮尖，熟，研，水合顿服，良。亦可治三十年患。

又方：附子二两炮，干姜一两。捣，蜜丸，服四丸，如梧子大，日三。

又方：吴茱萸一两半，干姜准上，桂心一两，白术二两，人参、橘皮、椒去闭口及子、汗、甘草炙、黄芩、当归、桔梗各一两，附子一两半炮。捣筛，蜜和为丸，如梧子大。日三，稍加至十丸、十五丸，酒饮下，饭前食后任意，效验。

又方：桂心八两，水四升，煮取一升。分三服。

又方：苦参三两，苦酒升半，煮取八合，分再服，亦可用水。无煮者，生亦可用。

又方：龙胆四两，酒三升，煮取一升半。顿服。

又方：吴茱萸五合，桂一两。酒二升半，煎取一升，分二服，效。

又方：吴茱萸二升，生姜四两，豉一升。酒六升，煮取二升半，分为三服。

又方：白鸡一头，治之如食法，水三升，煮取二升，去鸡煎汁，取六合，纳苦酒六合，入真珠一钱，复煎取六合，纳末麝香如大豆二枚，顿服之。

又方：桂心、当归各一两，栀子十四枚。捣为散，酒服方寸匕，日三五服。亦治久心病发作有时节者也。

又方：桂心二两，乌头一两。捣筛，蜜和为丸。一服如梧子大三丸，渐加之。

暴得心腹痛如刺方。

苦参、龙胆各二两，升麻、栀子各三两。苦酒五升，煮取二升，分二服。当大吐，乃瘥。

治心疝发作有时，激痛难忍方。

真射罔、吴茱萸分等。捣末，蜜和丸，如麻子。服二丸，日三服。勿吃热食。

又方：灸心鸠尾下一寸，名巨阙，及左右一寸，并百壮。又与物度颈及度脊，如之，令正相对也，凡灸六处。

治久患常痛，不能饮食，头中疼重方。

乌头六分，椒六分，干姜四分。捣末，蜜丸。酒饮服，如大豆四丸，稍加之。

又方：半夏五分，细辛五分，干姜二分，人参三分，附子一分。捣末，苦酒和丸，如梧子大。酒服五丸，日三服。

治心下牵急懊痛方。

桂三两，生姜三两，枳实五枚。水五升，煮取三升，分三服。亦可加术二两、胶饴半斤。

治心肺伤动冷痛方。

桂心二两，猪肾二枚。水八升，煮取三升。分三服。

又方：附子二两，干姜一两。蜜丸，服四丸，如梧子大，日三服。

治心痹心痛方。

蜀椒一两熬令黄，末之，以狗心血丸之，如梧子。服五丸，日五服。

治心下坚痛，大如碗，边如旋盘，名为气分，饮水所结方。

枳实七枚炙，术三两。水一斗，煮取三升。分为三服。当稍软也。

若心下百结积，来去痛者方。

吴茱萸末一升，真射罔如弹丸一枚。合捣，以鸡子白和丸，丸如小豆大。服二丸，即瘥。

治心痛多唾，似有虫方。

取六畜心，生切作十四脔，刀纵横各割之，以真丹一两，粉肉割中，旦悉吞之，入雄黄、射香，佳。

饥而心痛者，名曰饥疝。

龙胆、附子、黄连分等。捣筛，服一钱匕，日三度服之。

附方

《药性论》主心痛、中恶或连腰脐者。盐如鸡子大，青布裹，烧赤，纳酒中。顿服，当吐恶物。

《拾遗·序》延胡索止心痛，末之，酒服。

《圣惠方》治久心痛，时发不定，多吐清水，不下饮食。以雄黄二两，好醋二升，慢火煎成膏，用干蒸饼丸如梧桐子大。每服七丸，姜汤下。

又方：治九种心痛妨闷。用桂心一分，为末，以酒一大盏，煎至半盏，去滓，稍热服，立效。

又方：治寒疝心痛，四肢逆冷，全不饮食。用桂心二两，为散。不计时候，热酒调下一钱匕。

《外台秘要》治卒心痛。干姜为末，水饮调下一钱。

又方：治心痛。当归为末，酒服方寸匕。

又，《必效》治蛔心痛。熊胆如大豆，和水服，大效。

又方：取鳗鲡鱼，淡炙令熟，与患人食一二枚，永瘥，饱食弥佳。

《经验方》治四十年心痛不瘥。黍米淘汁。温服，随多少。

《经验后方》治心痛。姜黄一两，桂穰三两。为末，醋汤下一钱匕。

《简要济众》治九种心痛及腹胁积聚滞气。筒子干漆二两。捣碎，炒烟出，细研，醋煮，面糊和丸，如梧桐子大。每服五丸至七丸，热酒下，醋汤亦得，无时服。

《姚和众》治卒心痛。郁李仁三七枚，烂嚼，以新汲水下之，饮温汤尤妙。须臾痛止，却煎薄盐汤热呷之。

《兵部手集》治心痛不可忍，十年五年者，随手效。以小蒜酽醋煮，顿服之，取饱，不用着盐。

治卒腹痛方第九

治卒腹痛方。

书舌上作"风"字，又画纸上作两蜈蚣相交，吞之。

又方：捣桂末，服三寸匕。苦酒、人参、上好干姜亦佳。

又方：粳米二升，以水六升，煮二七沸，饮之。

又方：食盐一大把。多饮水送之，忽当吐，即瘥。

又方：掘土作小坎，水满坎中，熟搅取汁，饮之。

又方：令人骑其腹，溺脐中。

又方：米粉一升，水二升，和饮。

又方：使病人伏卧，一人跨上，两手抄举其腹，令病人自纵重轻举抄之，令去床三尺许，便放之，如此二七度止。拈取其脊骨皮，深取痛引之，从龟尾至顶乃止。未愈，更为之。

又方：令卧枕高一尺许，拄膝使腹皮踧气入胸，令人抓其脐上三寸便愈。能干咽吞气数十遍者弥佳。此方亦治心痛，此即伏气。

治卒得诸疝，小腹及阴中相引，痛如绞，自汗出欲死方。

捣沙参末，筛，服方寸匕，立瘥。

此本在杂治中，谓之寒疝，亦名阴疝，此治不瘥，可服诸利丸下之，作走马汤亦佳。

治寒疝腹痛，饮食下，唯不觉其流行方。

椒二合，干姜四两。水四升，煮取二升，去滓，纳饴一斤，又煎取半分，再服，数数服之。

又方：半夏一升，桂八两，生姜一升。水六升，煮取二升，分为三服。

治寒疝来去，每发绞痛方。

吴茱萸三两，生姜四两，豉二合。酒四升，煮取二升。分为二服。

又方：附子一枚，椒二百粒，干姜半两，半夏十枚，大枣三十枚，粳米一升。水七升，煮米熟，去滓，一服一升，令尽。

又方：肉桂一斤，吴茱萸半升。水五升，煮取一升半，分再服。

又方：牡蛎、甘草、桂各二两。水五升，煮取一升半，再服。

又方：宿乌鸡一头治如食法，生地黄七斤。合细剉之，着甑蔽中蒸，铜器承。须取汁，清旦服，至日晡令尽。其间当下诸寒癖讫，作白粥渐食之。久疝者，下三剂。

附方

《博济方》治冷热气不和，不思饮食，或腹痛疠刺。

山栀子、川乌头等分。生捣为末，以酒糊丸，如梧桐子大。每服十五丸，炒生姜汤下。如小肠气痛，炒茴香、葱，酒任下二十丸。

《经验方》治元脏气发，久冷腹痛虚泻。应急大效玉粉丹。

生硫黄五两，青盐一两。已上衮细研，以蒸饼为丸，如绿豆大。每服五丸，热酒空心服，以食压之。

《子母秘录》治小腹疼，青黑，或亦不能喘。

苦参一两。醋一升半，煎八合，分二服。

《圣惠方》治寒疝，小腹及阴中相引痛，自汗出。

以丹参一两，杵为散。每服热酒调下二钱匕，佳。

治心腹俱痛方第十

治心腹俱胀痛，短气欲死或已绝方。

取栀子十四枚，豉七合。以水二升，先煮豉，取一升二合，绞去滓，纳栀子，更煎取八合，又绞去滓，服半升；不愈者，尽服之。

又方：浣小衣，饮其汁一二升，即愈。

又方：桂二两切，以水一升二合，煮取八合，去滓，顿服。无桂者，着干姜亦佳。

又方：乌梅二七枚，以水五升，煮一沸，纳大钱二七枚，煮得二升半，强人可顿服，羸人可分为再服，当下便愈。

又方：茱萸一两，生姜四两，豉三合。酒四升，煮取二升，分为三服，即瘥。

又方：干姜一两，巴豆二两。捣，蜜丸。一服如小豆二丸，当吐下，瘥。

治心腹相连常胀痛方。

狼毒二两，附子半两。捣筛，蜜丸如梧子大。日一服一丸；二日二丸；三日后，服三丸；再一丸，至六日服三丸。自一至三以常服，即瘥。

又方：吴茱萸一合，干姜四分，附子、细辛、人参各二分。捣筛，蜜丸如梧子大。服五丸，日三服。

凡心腹痛，若非中恶、霍乱，则是皆宿结冷热所为，今此方可采以救急。瘥后，要作诸大治，以消其根源也。

附方

《梅师方》治心腹胀坚，痛闷不安，虽未吐下欲死。以盐五合，水一升，煎令消，顿服，自吐下，食出即定，不吐更服。

《孙真人方》治心腹俱痛。以布裹椒薄注上火熨，令椒汗出，良。

《十全方》心脾痛。以高良姜细锉，炒杵末，米饮调下一钱匕，立止。

治卒心腹烦满方第十一

治卒心腹烦满，又胸胁痛欲死方。

以热汤令灼灼尔，渍手足，复易。秘方。

又方：青布方寸，鹿角三分，乱发灰二钱匕。以水二升，煮令得一升五合，去滓，尽服之。

又方：刬薏苡根，浓煮取汁，服三升。

又方：取比轮钱二十枚，水五升，煮取三沸，日三服。

又方：捣香菜汁，服一二升。水煮干姜亦佳。

又方：即用前心痛支子豉汤法，瘥。

又方：黄芩一两，杏仁二十枚，牡蛎一两。水三升，煮取一升，顿服。

治厥逆烦满常欲呕方。

小草、桂、细辛、干姜、椒各二两，附子二两炮。捣，蜜和丸，服如桐子大四丸。

治卒吐逆方。

灸乳下一寸，七壮，即愈。

又方：灸两手大拇指内边爪后第一文头各一壮。又，灸两手中央长指爪下一壮，愈。

此本杂治中，其病亦是痰壅、霍乱之例，兼宜依霍乱条法治之。人卒在此上条患者亦少，皆因他病兼之耳。或从伤寒未复，或从霍乱吐下后虚燥，或是劳损服诸补药痞满，或触寒热邪气，或食饮恼毒，或服药失度，并宜各循其本源为治，不得专用此法也。

附方

《千金方》治心腹胀，短气。以草豆蔻一两，去皮，为末。以木瓜生姜汤下半钱。

《斗门方》治男子女人久患气胀心闷，饮食不得，因食不调，冷热相击，致令心腹胀满，方：厚朴，火上炙令干，又蘸姜汁炙，直待焦黑为度。捣筛，如面。以陈米饮调下二钱匕，日三服，良。亦治反胃，止泻甚妙。

《经验方》治食气遍身黄肿，气喘，食不得，心胸满闷。

不蛀皂角去皮子，涂好醋，炙令焦，为末一钱匕，巴豆七枚去油膜。二件以淡醋及研好墨为丸，如麻子大。每服三丸，食后陈橘皮汤下，日三服，隔一日增一丸，以利为度。

如常服，消酒食。

《梅师方》治腹满不能服药。

煨生姜，绵裹，纳下部中，冷即易之。

《圣惠方》治肺脏壅热烦闷。

新百合四两，蜜半盏，和蒸令软，时时含一枣大，咽津。

卷二

治卒霍乱诸急方第十二

凡所以得霍乱者，多起饮食，或饮食生冷杂物。以肥腻酒鲙，而当风履湿，薄衣露坐或夜卧失覆之所致。

初得之，便务令暖，以炭火布其所卧下，大热减之。又，并蒸被絮若衣絮自苞，冷易热者。亦可烧地，令热水沃，敷薄布席，卧其上，厚覆之。亦可作灼灼尔热汤着瓮中，渍足，令至膝，并铜器贮汤，以着腹上，衣藉之，冷复易。亦可以熨斗贮火着腹上。如此而不净者，便急灸之，但明案次第，莫为乱灸。须有其病，乃随病灸之。未有病莫预灸。灸之虽未即愈，要万不复死矣。莫以灸不即愈而止。灸霍乱，艾丸苦不大，壮数亦不多，本方言七壮，为可四五十，无不便火下得活。服旧方，用理中丸及厚朴大豆豉通脉半夏汤。先辈所用药皆难得，今但疏良灸之法及单行数方，用之有效，不减于贵药。已死未久者，犹可灸。

余药乃可难备，而理中丸、四顺、厚朴诸汤，可不预合，每向秋月，常买自随。

卒得霍乱，先腹痛者。

灸脐上，十四壮。名太仓，在心厌下四寸，更度之。

先洞下者。

灸脐边一寸，男左女右，十四壮，甚者至三十四十壮。名大肠募。洞者，宜泻。

先吐者。

灸心下一寸，十四壮。又，并治下痢不止、上气，灸五十壮。名巨阙，正心厌尖头下一寸是也。

先手足逆冷者。

灸两足内踝上一尖骨是也，两足各七壮，不愈加数。名三阴交，在内踝尖上三寸是也。

转筋者。

灸蹶心当拇指大聚筋上，六七壮。名涌泉。又，灸足大指下约中一壮，神验。

又方：灸大指上爪甲际，七壮。

转筋入腹痛者。

令四人捉手足，灸脐左二寸，十四壮，灸股中大筋上去阴一寸。

若宛者。

灸手腕第一约理中，七壮。名心主，当中指。

下利不止者。

灸足大指本节内侧寸白肉际，左右各七壮，名大都。

干呕者。

灸手腕后三寸两筋间是，左右各七壮。名间使。若正厥呕绝，灸之便通。

《小品方》起死。

吐且下利者。

灸两乳，连黑外近腹白肉际，各七壮，亦可至二七壮。

若吐止而利不止者。

灸脐一夫纳中，七壮，又云脐下一寸，二七壮。

若烦闷凑满者。

灸心厌下三寸，七壮，名胃管。

又方：以盐内脐中，上灸二七壮。

若绕脐痛急者。

灸脐下三寸三七壮，名关元，良。

治霍乱神秘起死灸法。

以物横度病人人中，屈之，从心鸠尾飞度以下灸。先灸中央毕，更横灸左右也。又灸脊上，以物围，令正当心厌。又夹脊左右一寸，各七壮，是腹背各灸三处也。

华佗治霍乱已死，上屋唤魂，又以诸治皆至，而犹不瘥者。

捧病人腹卧之，伸臂对，以绳度两头肘尖头，依绳下夹背脊大骨宍中，去脊各一寸，灸之百壮。不治者，可灸肘椎。已试数百人，皆灸毕即起坐。佗以此术传子孙，代代皆秘之。

上此前并是灸法。

治霍乱心腹胀痛，烦满短气，未得吐下方。

盐二升，以水五升，煮取二升，顿服，得吐愈。

又方：生姜若干姜一二升，㕮咀，以水六升，煮三沸，顿服。若不即愈，更可作。无新药，煮滓亦得。

又方：饮好苦酒三升，小老、羸者，可饮一二升。

又方：温酒一二升，以蜡如弹丸一枚，置酒中，消乃饮。无蜡，以盐二方寸匕代，亦得。

又方：桂屑半升，以暖饮二升和之，尽服之。

又方：浓煮竹叶汤五六升，令灼已转筋处。

又方：取楠若樟木大如掌者，削之，以水三升，煮三沸，去滓，令灼之也。

又方：服干姜屑三方寸匕。

又方：取蓼若叶，细切二升，水五升，煮三沸，顿服之。煮干苏若生苏汁，即亦佳。

又方：小蒜一升，㕮咀，以水三升，煮取一升，顿服之。

又方：以暖汤渍小蒜五升许，取汁服之，亦可。

又方：以人血合丹服，如梧子大，二丸。

又方：生姜一斤，切，以水七升，煮取二升，分为三服。

又方：取卖解家机上垢，如鸡子大，温酒服之，瘥。

又方：饮竹沥少许，亦瘥。

又方：干姜二两，甘草二两，附子一两。水三升，煮取一升，纳猪胆一合相和，分为三服。

又方：芦蓬茸一大把，浓煮，饮二升，瘥。

若转筋方。

烧铁令赤，以灼踵白肉际上近后，当纵铁，以随足为留停，令成疮，两足皆尔，须臾间，热入腹，不复转筋，便愈。可脱刀烧虾尾用之，即瘥。

又方：煮苦酒三沸以摩之，合少粉尤佳。以絮胎缚，从当膝下至足。

又方：烧栀子二七枚，研末服之。

又方：桂，半夏等分，末，方寸匕，水一升和，服之瘥。

又方：生大豆屑，酒和服，方寸匕。

又方：烧蜈蚣膏，傅之即瘥。

若转筋入肠中，如欲转者。

取鸡矢白一寸，水六合，煮三沸，顿服之，勿令病者知之。

又方：苦酒煮衣絮，絮中令温，从转筋处裹之。

又方：烧编荐索三撮，仍酒服之，即瘥。

又方：釜底黑末，酒服之，瘥。

若腹中已转筋者。

当倒担病人头在下，勿使及地，腹中平乃止。

若两臂脚及胸胁转筋。

取盐一升半，水一斗，煮令热灼灼尔，渍手足；在胸胁者，汤洗之。转筋入腹中，倒担病人，令头在下，腹中平乃止。若极者，手引阴，阴缩必死，犹在，倒担之，可活耳。

若注痢不止，而转筋入腹欲死。

生姜一两累，擘破，以酒升半，煮合三四沸，顿服之，瘥。

治霍乱吐下后心腹烦满方。

栀子十四枚，水三升，煮取二升，纳豉七合，煮取一升，顿服之。呕者，加橘皮二两。若烦闷，加豉一升，甘草一两，蜜一升，增水二升，分为三服。

治霍乱烦躁，卧不安稳方。

葱白二十茎，大枣二十枚。水三升，煮取二升，顿服之。

治霍乱吐下后，大渴多饮则杀人方。

以黄米五升，水一斗，煮之，令得三升，清澄，稍稍饮之，莫饮余物也。

崔氏云理中丸方　甘草三两，干姜、人参、白术各一两。捣下筛，蜜丸如弹丸。觉不住，更服一枚，须臾，不瘥，仍温汤一斗，以麇肉中服之，频频三五度，令瘥。亦可用酒服。

四顺汤，治吐下腹干呕，手足冷不止。

干姜、甘草、人参，附子各二两。水六升，煮取三升半，分为三服。若下不止，加龙骨一两。腹痛甚，加当归二两。《胡洽》用附子一枚，桂一两。人霍乱亦不吐痢，但四支脉沉，肉冷汗出渴者，即瘥。

厚朴汤，治烦呕腹胀。

厚朴四两炙，桂二两，枳实五枚炙，生姜三两。以水六升，煮取二升，分为三服。

凡此汤四种，是霍乱诸患皆治之，不可不合也。霍乱若心痛尤甚者，此为挟毒，兼用中恶方治之。

附方

孙真人治霍乱。

以胡椒三四十粒，以饮吞之。

《斗门方》治霍乱。

用黄杉木劈开作片一握，以水浓煎一盏服之。

《外台秘要》治霍乱烦躁。

烧乱发如鸡子大，盐汤三升，和服之。不吐，再服。

又方：治霍乱腹痛吐痢。

取桃叶三升，切，以水五升，煮取一升三合，分温二服。

《梅师方》治霍乱心痛，利，无汗。

取梨叶枝一大握，水二升，煎取一升服。

又方：治霍乱后，烦躁，卧不安稳。

葱白二十茎，大枣二十枚。以水三升，煎取二升，分服。

《兵部手集》救人霍乱颇有神效。

浆水稍酸味者煎干姜屑，呷之。夏月腹肚不调，煎呷之，瘥。

《孙用和》治大泻霍乱不止。

附子一枚，重七钱，炮，去皮脐，为末，每服四钱，水两盏，盐半钱，煎取一盏，温服立止。

《集效方》治吐泻不止，或取转，多四肢发厥，虚风，不省人事，服此，四肢渐暖，神识便省。

回阳散：天南星为末，每服三钱，入京枣三枚，水一盏半，同煎至八分，温服。未省再服。

《圣惠方》治霍乱转筋垂死。

败蒲席一握，细切，浆水一盏，煮汁，温温顿服。

又方：治肝虚转筋。

用赤蓼茎叶，切，三合，水一盏，酒三合，煎至四合，去滓，温分二服。

又方：治肝风虚转筋入腹。

以盐半斤，水煮少时，热渍之，佳。

《孙尚药》治脚转筋，疼痛挛急者。

松节一两细剉如米粒，乳香一钱。上件药，用银石器内，慢火炒令焦，只留三分性，出火毒，研细，每服一钱至二钱，热木瓜酒调下。应时筋病皆治之。

《古今录验》方治霍乱转筋。

取蓼一手把，去两头，以水二升半，煮取一升半，顿服之。

治伤寒时气温病方第十三

治伤寒及时气温病及头痛，壮热脉大，始得一日方。

取旨兑根、叶合捣三升许，和之真丹一两，水一升，合煮，绞取汁，顿服之，得吐便瘥。若重，一升尽服，厚覆取汗，瘥。

又方：小蒜一升，捣取汁三合，顿服之。不过，再作，便瘥。

又方：乌梅二七枚，盐五合。以水三升，煮取一升，去滓，顿服之。

又方：取生杼木，削去黑皮，细切，里白一升，以水二升五合煎，去滓，一服八合，三服，瘥。

又方：取术丸子二七枚，以水五升，按之令熟，去滓，尽服汁，当吐下，愈。

又方：鸡子一枚，着冷水半升，搅与和，乃复煮三升水，极令沸，以向所和水，投汤中，急搅令相得，适寒温，顿服取汗。

又方：以真丹涂身令遍，面向火坐，令汗出，瘥。

又方：取生襄荷根、叶合捣，绞取汁，服三四升。

又方：取干艾三斤，以水一斗，煮取一升，去滓，顿服取汗。

又方：盐一升食之，以汤送之，腹中当绞吐，便覆取汗，便瘥。

又方：取比轮钱一百五十七枚，以水一斗，煮取七升，服汁尽之。须臾，复以五升水，更煮令得一升，以水二升投中合，令得三升，出钱饮汁，当吐毒出也。

又方：取猪膏如弹丸者，温服之，日三服，三日九服。

又方：乌梅三十枚去核，以豉一升，苦酒三升，煮取一升半，去滓，顿服。

又，伤寒有数种，人不能别，令一药尽治之者，若初觉头痛、肉热、脉洪，起一二日，便作葱豉汤。

用葱白一虎口，豉一升，以水三升，煮取一升，顿服取汗。不汗，复更作，加葛根二两，升麻三两，五升水，煎取二升，分再服，必得汗。若不汗，更加麻黄二两。又，用葱汤研米二合，水一升，煮之少时，下盐、豉，后纳葱白四物，令火煎取三升，分服取汗也。

又方：豉一升，小男溺三升，煎取一升，分为再服，取汗。

又方：葛根四两，水一斗，煎取三升，乃纳豉一升，煎取升半，一服。捣生葛汁，服一二升，亦为佳也。

若汗出不歇，已三四日，胸中恶，欲令吐者。

豉三升，水七升，煮取二升半，去滓，纳蜜一两，又煮三沸，顿服，安卧，当得吐，不瘥，更服取瘥。秘法，传于子孙也。

又方：生地黄三斤，细切，水一斗，煮取三升，分三服。亦可服藜芦吐散及苦参龙胆散。

若已五六日以上者。

可多作青竹沥，少煎令减，为数数饮之，厚覆取汗。

又方：大黄、黄连、黄檗、栀子各半两。水八升，煮六七沸，纳豉一升，葱白七茎，煮取三升，分服。宜老少。

又方：苦参二两，黄芩二两，生地黄半斤。水八升，煮取一升，分再服。或吐下毒，则愈。

若已六七日，热极，心下烦闷，狂言见鬼，欲起走。

用干茱萸三升，水二升，煮取一升后，去滓，寒温服之，得汗便愈。此方恐不失，必可用也，秘之。

又方：大蚓一升破去，以人溺煮令熟，去滓服之。直生绞汁及水煎之，并善。又，绞粪汁，饮数合至一二升，谓之黄龙汤，陈久者佳。

又方：取白犬，从背破取血，破之多多为佳，当及热以薄胸上，冷乃去之。此治垂死者活。无白犬，诸纯色者亦可用之。

又方：取桐皮削去上黑者，细擘之，长断，令四寸一束，以酒五合，以水一升，煮取一升，去滓，顿服之。当吐下青黄汁数升，即瘥。

又方：鸡子三枚，芒硝方寸匕。酒三合，合搅，散消尽，服之。

又方：黄连三两，黄檗、黄芩各二两，栀子十四枚。水六升，煎取二升，分再服，治烦呕不得眠。

治时气行，垂死破棺。千金煮汤。

苦参一两，㕮咀，以酒二升半，旧方用苦参酒煮，令得一升半，去滓，适寒温，尽服之。当间苦寒吐毒如溶胶，便愈。

又方：大钱百文，水一斗，煮取八升，纳麝香当门子李子大，末，稍稍与饮至尽，或汗，或吐之。

治温毒发斑，大疫难救，黑膏。

生地黄半斤，切碎，好豉一升，猪脂二斤，合煎五六沸，令至三分减一，绞去滓，末雄黄、麝香如大豆者，纳中搅和，尽服之。毒从皮中出，即愈。

又方：用生虾蟆，正尔破腹去肠，乃捣吞食之。得五月五日干者，烧末，亦佳矣。

黑奴丸《胡洽》《小品》同，一名水解丸，又一方加小麦黑勃一两，名为麦奴丸。支同此注。

麻黄二两，大黄二两，黄芩一两，芒硝一两，釜底墨一两，灶突墨二两，梁上尘二两。捣，蜜丸如弹丸，新汲水五合，末一丸，顿服之。若渴，但与水，须臾寒，寒了汗出便解。日移五尺不觉，更服一丸。此治五六日，胸中大热，口噤，名为坏病，不可医治，用此黑奴丸。

又方：大青四两，甘草、胶各二两，豉八合。以水一斗，煮二物，取三升半，去滓，纳豉煮三沸，去滓，乃纳胶，分作四服，尽，又合此。治得至七八日，发汗不解及吐下大热，甚佳。

又方：大黄三两，甘草二两，麻黄二两，杏仁三十枚，芒硝五合，黄芩一两，巴豆二十粒熬。捣，蜜丸和，如大豆，服三丸，当利毒。利不止，米饮止之。家人视病者，亦可先服取利，则不相染易也。此丸亦可预合置。

麻黄解肌一二日便服之。

麻黄、甘草、升麻、芍药、石膏各一两，杏仁三十枚，贝齿三枚末之。以水三升，煮取一升，顿服，覆取汗出，即愈，便食豉粥补虚，即宜也。

又方：麻黄二两，芩、桂各一两，生姜三两。以水六升，煮取二升，分为四服。

亦可服葛根解肌汤。

葛根四两，芍药二两，麻黄、大青、甘草、黄芩、石膏、桂各一两，大枣四枚。以水五升，煮取二升半，去滓，分为三服，微取汗。

二日已上至七八日不解者，可服小柴胡汤。

柴胡八两，人参、甘草、黄芩各三两，生姜八两无者，干姜三两，半夏五两汤洗之，大枣十二枚。水九升，煮取二升半，分为三服。微覆取汗半日，须臾便瘥。若不好，更作一剂。

若有热实，得汗不解，复满痛、烦躁、欲谬语者，可服大柴胡汤方。

柴胡半斤，大黄二两，黄芩三两，芍药二两，枳实十枚，半夏五两洗之，生姜五两，大枣十二枚。水一斗，煮取四升，当分为四服，当微利也。

此四方最第一急须者，若幸可得药，便可不营之，保无死忧。诸小治为防以穷极耳。

若病失治，及治不瘥，十日已上，皆名坏病，唯应服大小鳖甲汤。此方药分两乃少而种数多，非备急家所办，故不载。凡伤寒发汗，皆不可使流离过多，一服得微汗，汗洁便止。未止，粉之，勿当风。

初得伤寒，便身重腰背痛，烦闷不已，脉浮，面赤，斑斑如锦文，喉咽痛，或下痢，或狂言欲走，此名中阳毒，五日可治，过此死，宜用此方。

雄黄、甘草、升麻、当归、椒、桂各一分。水五升，煮取二升半，分三服，温覆取汗，服后不汗，更作一剂。

若身重背强蛰蛰如被打，腹中痛，心下强，短气呕逆，唇青面黑，四肢冷，脉沉细而紧数，此名中阴毒，五日可治，过此死，用此方。

甘草、升麻各二分，当归、椒各一分，鳖甲一两。以水五升，煮取二升半，分三服。温覆取汗，汗不出，汤煮更作也。

阴毒伤，口鼻冷者。

干姜、桂各一分，末，温酒三合，服之，当大热，瘥。

凡阴阳二毒，不但初得便尔，或一二日变作者，皆以今药治之，得此病多死。

治热病不解，而下痢困笃欲死者，服此大青汤方。

大青四两，甘草三两，胶二两，豉八合，赤石脂三两。以水一斗，煮取三升，分三服，尽更作，日夜两剂，愈。

又方：但以水五升，豉一升，栀子十四枚，韭白一把，煮取三升半，分为三服。

又方：龙骨半斤，捣碎，以水一斗，煮取五升，使极冷，稍稍饮，其间或得汗，即愈矣。

又方：黄连、当归各二两，干姜一两，赤石脂二两。蜜丸如梧子，服二十丸，日三夜再。

又方：黄连二两，熟艾如鸭卵大。以水二斗，煮取一升，顿服，立止。

天行诸痢悉主之。

黄连三两，黄檗、当归、龙骨各二两。以水六升，煮取二升，去滓，入蜜七合，又火煎取一升半，分为三服，效。

天行毒病，挟热腹痛，下痢。

升麻、甘草、黄连、当归、芍药、桂心、黄檗各半两。以水三升，煮取一升，服之，当良。

天行四五日，大下热痢。

黄连、黄檗各三两，龙骨三两，艾如鸡子大。以水六升，煮取二升，分为二服。忌食猪肉、冷水。

若下脓血不止者。

赤石脂一斤，干姜一两，粳米一升。水七升，煮米熟，去滓，服七合，日三。

又方：赤石脂一斤，干姜二两。水五升，煮取三升，分二服，若绞脐痛，加当归一两，芍药二两，加水一升也。

若大便坚闭，令利者。

大黄四两，厚朴二两，枳实四枚。以水四升，煮取一升二合，分再服，得通者，止之。

若十余日不大便者，服承气丸。

大黄、杏仁各二两，枳实一两，芒硝一合。捣，蜜和丸如弹丸，和汤六七合服之，未通更服。

若下痢不能食者。

黄连一升，乌梅二十枚，炙燥，并得捣末，蜡如棋子大，蜜一升，合于微火上，令可丸，丸如梧子大，一服二丸，日三。

若小腹满，不得小便方。

细末雌黄，蜜和丸，取如枣核大，纳溺孔中，令半寸；亦以竹管注阴，令痛嗍之，通。

又方：末滑石三两，葶苈子一合。水二升，煮取七合，服。

又方：捣生葱，薄小腹上，参易之。

治胸胁痞满，心塞气急，喘急方。

人参、术各一两，枳实二两，干姜一两。捣，蜜和丸，一服一枚。若嗽，加栝蒌二两；吐，加牡蛎二两。日夜服五六丸，不愈更服。

毒病攻喉咽肿痛方。

切当陆，炙令热，以布藉喉，以熨布上，冷复易。

又方：取真蔺茹爪甲大，纳口中，以牙小嚼汁，以渍喉，当微觉异为佳也。

毒病后攻目方。

煮蜂窠以洗之，日六七度，佳。

又方：冷水渍青布以掩之。

若生翳者。

烧豉二七粒，末，纳管鼻中以吹之。

治伤寒呕不止方。

甘草一两，升麻半两，生姜三两，橘皮二两。水三升，煮取二升，顿服之，愈。

又方：干姜六分，附子四分末。以苦酒丸，如梧子大，一服三丸，日三服。

治伤寒哕不止方。

甘草三两，橘皮一升。水五升，煮取三升，分服，日三，取瘥。

又方：熟洗半夏，末服之，一钱一服。

又方：赤苏一把，水三升，煮取二升，稍稍饮。

又方：干姜六分，附子四分。末，苦酒丸，如梧子大，服三丸，日三服。

比岁有病时行，仍发疮，头面及身，须臾周匝，状如火疮，皆戴白浆，随决随生，不即治，剧者多死。治得瘥后，疮瘢紫黑，弥岁方减，此恶毒之气。世人云：永徽四年，此疮从西东流，遍于海中，煮葵菜，以蒜齑啖之，即止。初患急食之，少饭下菜亦得。以建武中于南阳击虏所得，仍呼为虏疮，诸医参详作治，用之有效方。

取好蜜通身上摩，亦可以蜜煎升麻，并数数食。

又方：以水浓煮升麻，绵沾洗之，苦酒渍弥好，但痛难忍。

其余治犹依伤寒法，但每多作毒意防之，用地黄黑膏亦好。

治时行病发黄方。

茵陈六两，大黄二两，栀子十二枚。以水一斗，先洗茵陈，取五升，去滓，纳二物，又煮取三升，分四服。亦可兼取黄疸中杂治法，瘥。

比岁又有虏黄病，初唯觉四体沉沉不快，须臾见眼中黄，渐至面黄及举身皆黄，急令溺白纸，纸即如檗染者，此热毒已入内，急治之。若初觉，便作瓜蒂赤豆散，吹鼻中，鼻中黄汁出数升者，多瘥。若已深，应看其舌下两边，有白脉弥弥处，芦刀割破之，紫血出数升，亦歇。然此须惯解割者，不解割，忽伤乱舌下青脉，血出不止，便杀人。方：可烧纺轮铁，以灼此脉令焦，兼瓜蒂杂巴豆捣为丸服之，大小便亦去黄汁，破灼已后，禁诸杂食。

又云：有依黄、坐黄，复须分别之方。

切竹，煮饮之，如饮。

又方：捣生瓜根，绞取汁，饮一升至二三升。

又方：醋酒浸鸡子一宿，吞其白数枚。

又方：竹叶切五升，小麦七升，石膏三两末，绵裹之。以水一斗五升，煮取七升，一服一升，尽吃即瘥也。

又方：生葛根汁二升，好豉一升，栀子三七枚，茵陈切一升。水五升，煮取三升，去滓，纳葛汁，分为五服。

又方：金色脚鸡，雌鸡血在，治如食法，熟食肉饮汁令尽，不过再作。亦可下少盐豉，佳。

治毒攻手足肿，疼痛欲断方。

用虎杖根，剉，煮，适寒温，以渍足，令踝上有尺许水，止之。

又方：以稻穰灰汁渍足。

又方：酒煮苦参以渍足，瘥。

又方：盐豉及羊尿一升，捣令熟，以渍之。

又方：细剉黄檗五斤，以水三斗，煮，渍之。亦治攻阴肿痛。

又方：作坎令深三尺，少容两足，烧坎令热，以酒灌坎中，着履踞坎中，壅勿令泄。

又方：煮羊桃汁渍之，杂少盐豉尤好。

又方：煮马矢若羊矢汁，渍。

又方：猪膏和羊矢涂之，亦佳。

又方：以牛肉裹肿处，肿消痛止。

又方：捣常思草，绞取汁，以渍足。

又方：猪蹄一具，合葱煮，去滓，纳少盐，以渍之。

毒病下部生疮者。

烧盐以深导之，不过三。

又方：生漆涂之，绵导之。

又方：大丸艾灸下部，此谓穷无药。

又方：取蚓三升，以水五升，得二升半，尽服之。

又方：煮桃皮，煎如饴，以绵合导之。

又方：水中荇菜，捣，绵裹导之，日五易，瘥。

又方：樗皮、榭皮合煮汁，如饴糖，以导之。又，浓煮桃皮饮之，最良。

又方：捣蛇莓汁，服三合，日三。水渍乌梅令浓，并纳崖蜜，数数饮。

若病人齿无色，舌上白，或喜睡眠，惯惯不知痛痒处，或下痢，急治下部。不晓此者，但攻其上，不以下为意。下部生虫，虫食其肛，肛烂见五脏便死。治之方。

取鸡子白，纳漆合搅，还纳壳中，仰头吞之，当吐虫，则愈。

又方：烧马蹄作灰，细末，猪脂和，涂绵以导下部，日数度，瘥。

又方：桃仁十五枚，苦酒二升，盐一合，煮取六合，服之。

又方：烧艾于管中熏之，令烟入下部，中少雄黄杂妙。此方是溪温，故尔兼取彼治法。

又有病蜃下不止者。

乌头二两，女萎、云实各一两，桂二分，蜜丸如桐子，水服五丸，一日三服。

治下部卒痛，如鸟啄之方。

赤小豆、大豆各一升，合捣，两囊贮，蒸之令熟，更互坐，即愈。

此本在杂治中，亦是伤寒毒气所攻故。

凡治伤寒方甚多，其有诸麻黄、葛根、桂枝、柴胡、青龙、白虎、四顺、四逆二十余方，并是至要者，而药难尽备，且诊候须明悉，别所在撰大方中，今唯载前四方，尤是急须者耳。其黄膏、赤散在辟病条中。预合，初觉患便服之。伤寒、时行、温疫，三名同一种耳，而源本小异。其冬月伤于寒，或疾行力作，汗出得风冷，至夏发，名为伤寒；其冬月不甚寒，多暖气及西风，使人骨节缓惰受病，至春发，名为时行；其年岁中有疠气兼挟鬼毒相注，名为温病。如此诊候并相似。又贵胜雅言，总名伤寒，世俗因号为时行，道术符刻言五温，亦复殊，大归终止是共途也。然自有阳明、少阴，阴毒、阳毒为异耳。少阴病例不发热，而腹满下痢，最难治也。

附方

《必效方》治天行一二日者。麻黄一大两去节。以水四升，煮，去沫，取二升，去滓，着米一匙及豉，为稀粥，取强一升，先作熟汤浴，淋头百余碗，然后服粥，厚覆取汗，于夜最佳。

《梅师方》治伤寒汗出不解，已三四日，胸中闷吐。豉一升，盐一合。水四升，煎取一升半，分服，当吐。

《圣惠方》治伤寒四日，已呕吐，更宜吐。以苦参末，酒下二钱，得吐，瘥。

又方：治时气热毒，心神烦躁。用蓝淀半大匙，以新汲水一盏服。

又方：治时气头痛不止。用朴硝三两，捣罗为散，生油调涂顶上。

又方：治时气烦渴。用生藕汁一中盏，入生蜜一合，令匀，分二服。

《胜金方》治时疾热病，狂言心燥。苦参不限多少，炒黄色为末，每服二钱，水一盏，煎至八分，温服，连煎三服，有汗无汗皆瘥。

《博济方》治阴阳二毒伤寒黑龙丹：舶上硫黄一两，以柳木槌研三两日，巴豆一两，和壳记个数，用二升铛子一口，先安硫黄铺铛底，次安巴豆，又以硫黄盖之，酽醋半升已来浇之，盏子盖合令紧密，更以湿纸周回固济缝，勿令透气，缝纸干，更以醋湿之，文武火熬，常着人守之，候里面巴豆作声数已半为度，急将铛子离火，便入臼中，急捣令细，再以少米醋并蒸饼少许，再捣，令冷，可丸如鸡头大，若是阴毒，用椒四十九粒，葱白二茎，水一盏，煎至六分，服一丸。阳毒用豆豉四十九粒，葱白二茎，水一盏，同煎，吞一丸，不得嚼破。

《孙用和方》治阳毒入胃，下血频，疼痛不可忍。郁金五个大者，牛黄一皂荚子，别细研二味，同为散，每服用醋浆水一盏，同煎三沸，温服。

《孙兆口诀》治阴毒伤寒，手足逆冷，脉息沉细，头疼腰重，兼治阴毒、咳逆等疾，方：川乌头、干姜等分，为粗散，炒令转色，放冷，再捣，为细散，每一钱，水一盏，盐一撮，煎取半盏，温服。

又方：治阴胜隔阳伤寒，其人必燥热而不欲饮水者是也，宜服霹雳散：附子一枚，烧为灰，存性为末，蜜水调下，为一服而愈。此逼散寒气，然后热气上行而汗出，乃愈。

《圣惠方》治阴毒伤寒，四肢逆冷，宜熨。以吴茱萸一升，酒和匀，湿绢袋二只，贮，蒸令极热，熨脚心，候气通畅匀暖即停熨，累验。

唐崔元亮疗时疾发黄，心狂烦热，闷不认人者。取大栝楼一枚黄者，以新汲水九合浸，淘取汁，下蜜半大合，朴消八分，合搅，令消尽，分再服，便瘥。

《外台秘要》治天行病四五日，结胸满痛、壮热、身体热，苦参一两，剉，以醋二升，煮取一升二合，尽饮之，当吐，即愈。天行毒病非苦参、醋药不解，及温覆取汗，愈。

又方：救急治天行后呕逆不下食，食入即出。取羊肝如食法，作生淡食，不过三度，即止。

又方：以鸡卵一枚，煮三五沸出，以水浸之，外熟内热，则吞之，良。

《圣惠方》治时气呕逆不下食。用半夏半两汤浸洗七遍，去滑，生姜一两同剉碎。以水一大盏，煎至六分，去滓，分二服，不计时候，温服。

《深师方》治伤寒病哕不止。半夏熟洗，干，末之，生姜汤服一钱匕。

《简要济众》治伤寒咳噫不止及哕逆不定。

香一两，干柿蒂一两，焙干，捣末，人参煎汤下一钱，无时服。

《外台秘要》治天行毒病，衄鼻是热毒，血下数升者。好墨末之，鸡子白丸如梧子，用生地黄汁，下一二十丸，如人行五里，再服。

又，疗伤寒已八九日至十余日，大烦渴，热胜而三焦有疮䘌者，多下；或张口吐舌呵吁，目烂，口鼻生疮，吟语不识人，除热毒止痢方：

龙骨半斤，碎，以水一斗，煮取四升，沉之井底令冷，服五合，渐渐进之，恣意饮，尤宜老少。

《梅师方》治热病后下痢，脓血不止，不能食。

白龙骨，末，米饮调方寸匕服。

《食疗》治伤寒热毒下血。羚羊角，末，服之，即瘥。又疗疝气。

《圣惠方》治伤寒狐惑，毒蚀下部，肛外如䘌，痛痒不止。雄黄半两，先用瓶子一个，口大者，纳入灰，上如装香火，将雄黄烧之，候烟出，当病处熏之。

又方：主伤寒下部生䘌疮。用乌梅肉三两，炒令燥，杵为末，炼蜜丸，如梧桐子大，以石榴根皮煎汤，食前下十丸。

《外台秘要》方，崔氏疗伤寒手足疼欲脱。取羊屎煮汁以灌之，瘥止。亦疗时疾，阴囊及茎热肿。亦可煮黄檗等洗之。

《梅师方》治伤寒发豌豆疮，未成脓。研芒消，用猪胆和涂上，效。

《经验后方》治时疾发豌豆疮及赤疮子未透，心烦狂躁，气喘妄语，或见鬼神。

龙脑一钱，细研，旋滴猪心血和丸，如鸡头肉大，每服一丸，紫草汤下，少时心神便定，得睡，疮复发透，依常将息取安。

《药性论》云：虎杖治大热烦躁，止渴利小便，压一切热毒。暑月和甘草煎，色如琥珀可爱堪着，尝之甘美，瓶置井中，令冷彻如水，白瓷器及银器中贮，似茶啜之，时人呼为冷饮子，又且尊于茗，能破女子经候不通，捣以酒浸，常服。有孕人勿服，破血。

治时气病起诸劳复方第十四

凡得毒病愈后，百日之内，禁食猪、犬、羊肉，并伤血；及肥鱼久腻、干鱼，则必大下痢，下则不可复救。又，禁食面食、胡蒜、韭薤、生菜、虾鳝辈，食此多致复发则难治，又令到他年数发也。

治笃病新起早劳及食饮多致欲死方。

烧鳖甲，服方寸匕。

又方：以水服胡粉少许。

又方：粉三升，以暖水和服之，厚覆取汗。

又方：干苏一把，水五升，煮取二升，尽服之。无干者，生亦可用，加生姜四两，豉一升。

又方：鼠矢两头尖者二七枚，豉五合。以水三升，煎半，顿服之，可服，温覆取汗，愈。有麻子仁纳一升，加水一升，弥良。亦可纳枳实、葱白一虎口也。

又方：取伏鸡子壳碎之，熬令黄黑，细末，热汤服一合，温覆取汗。

又方：大黄、麻黄各二两，栀子仁十四枚，豉一升。水五升，煮取三升，分再服，当小汗及下痢。

又方：浓煮甘皮服之，芦根亦佳。

觉多而发复方：烧饭筛末，服方寸匕，良。

治交接劳复，阴卵肿，或缩入腹，腹中绞痛或便绝方。

烧妇人月经衣，服方寸匕。

又方：取豚子一枚，撞之三十六，放于户中，逐使喘极，乃刺胁下取血一升，酒一升，合和饮之。若卒无者，但服血，慎勿便冷，应用羖豚。

又方：取所交接妇人衣，覆男子上一食久，活之。

又方：取羖豚胫及血，和酒饮之，瘥。

又方：刮青竹茹二升，以水三升，煮令五六沸，然后绞去滓。以竹茹汤温服之。此方亦通治劳复。

又方：矾石一分，消三分，末，以大麦粥清，可方寸匕，三服，热毒随大小便出。

又方：取蓼子一大把，水挼取汁，饮一升。干者，浓取汁服之。葱头捣，以苦酒和服，亦佳。

又方：蚯蚓数升，绞取汁，服之良。

若瘥后，病男接女，病女接男。安者阴易，病者发复，复者亦必死。

卒阴易病，男女温病瘥后，虽数十日，血脉未和，尚有热毒，与之交接者，即得病，曰阴易。杀人甚于时行，宜急治之。令人身体重，小腹急，热上冲胸，头重不能举，眼中生眵，膝胫拘急欲死方。

取妇人裈亲阴上者，割取烧末，服方寸匕，日三，小便即利，而阴微肿者，此当愈。

得童女裈亦良，若女病，亦可用男裈。

又方：鼠矢两头尖者二七枚，蓝一把，水五升，煮取二升，尽服之，温覆取汗。

又方：蚯蚓二十四枚，水一斗，煮取三升，一服，仍取汗，并良。

又方：末干姜四两，汤和顿服，温覆取汗，得解止。

又方：男初觉，便灸阴三七壮，若已尽，甚至百壮，即愈。眼无妨，阴道疮复常。

两男两女，并不自相易，则易之为名，阴阳交换之谓也。

凡欲病人不复。

取女人手足爪二十枚，又取女中下裳带一尺，烧灰，以酒若米饮服之。

大病瘥后，小劳便鼻衄方。

左顾牡蛎十分，石膏五分。捣末，酒服方寸匕，日三四，亦可蜜丸服，如梧子大，服之。

大病瘥后，多虚汗，及眠中流汗方。

杜仲、牡蛎分等，暮卧水服，五匕则停，不止更作。

又方：甘草二两，石膏二两。捣末，以浆服方寸匕，日二服，瘥。

又方：龙骨、牡蛎、麻黄根，末，杂粉以粉身，良。

又，瘥复虚烦不得眠。眠中痛疼懊忱。

豉七合，乌梅十四枚。水四升，先煮梅，取二升半，纳豉，取一升半，分再服。无乌梅，用栀子十四枚亦得。

又方：黄连四两，芍药二两，黄芩一两，胶三小挺。水六升，煮取三升，分三服。亦可纳乳子黄二枚。

又方：千里流水一石，扬之万度二斗半，半夏二两洗之，秫米一升，茯苓四两。合煮得五升，分五服。

附方

《梅师方》治伤寒瘥后，交接发动，困欲死，眼不开，不能语，方：

栀子三十枚，水三升，煎取一升，服。

治瘴气疫疠温毒诸方第十五

辟瘟疫药干散 大麻仁、柏子仁、干姜、细辛各一两，附子半两炮。捣筛，正旦以井华水，举家各服方寸匕。疫极则三服，日一服。

老君神明白散 术一两，附子三两，乌头四两，桔梗二两半，细辛一两。捣筛，正旦服一钱匕，一家合药，则一里无病。此带行，所遇病气皆消。若他人有得病者，便温酒服之方寸匕，亦得。病已四五日，以水三升，煮散，服一升，覆取汗出也。

赤散方 牡丹五分，皂荚五分，炙之，细辛、干姜、附子各三分，肉桂二分，真珠四分，踯躅四分。捣筛为散，初觉头强邑邑，便以少许纳鼻中，吸之取吐，温酒服方寸匕，覆眠得汗，即瘥。晨夜行，及视病，亦宜少许以纳粉，粉身佳。牛马疫，以一匕着舌下，溺灌，日三四度，甚妙也。

度瘴散，辟山瘴恶气。若有黑雾郁勃及西南温风，皆为疫疠之候方。

麻黄、椒各五分，乌头三分，细辛、术、防风、桔梗、桂、干姜各一分。捣筛，平旦酒服一钱匕，辟毒诸恶气，冒雾行，尤宜服之。

太乙流金方 雄黄三两，雌黄二两，矾石、鬼箭各一两半，羖羊角二两。捣为散，三角绛囊贮一两，带心前并门户上。月旦青布裹一刀圭。中庭烧温，病人亦烧熏之，即瘥。

辟天行疫疠。

雄黄、丹砂、巴豆、矾石、附子、干姜分等。捣，蜜丸，平旦向日吞之一丸，如胡麻大，九日止，令无病。

常用辟温病散方 真珠、肉桂各一分，贝母三分熬之，鸡子白熬令黄黑三分。捣筛，岁旦服方寸匕。若岁中多病，可月月朔望服之，有病即愈。病人服者，当可大效。

虎头杀鬼方 虎头骨五两，朱砂、雄黄、雌黄各一两半，鬼臼、皂荚、芜荑各一两。捣筛，以蜡蜜和如弹丸，绛囊贮，系臂，男左女右。家中悬屋四角。月朔望夜半，中庭烧一丸。一方有菖蒲、藜芦，无虎头、鬼臼、皂荚，作散带之。

赵泉黄膏方 大黄、附子、细辛、干姜、椒、桂各一两，巴豆八十枚去心、皮。捣细，苦酒渍之一宿。腊月猪膏二斤，煎三上三下，绞去滓，密器贮之，初觉勃色便热，如梧子大一丸，不瘥，又服。亦可火炙以摩身体数百遍，佳。并治贼风走游皮肤，并良。可预合之，便服即愈也。

单行方术。

西南社中柏东南枝，取暴干，末，服方寸匕，立瘥。

又方：正月上寅日，捣女青屑，三角绛囊贮，系户上账前，大吉。

又方：马蹄木捣屑二两，绛囊带之，男左女右。

又方：正月朔旦及七月，吞麻子、小豆各二七枚。又，各二七枚投井中。又，以附子二枚，小豆七枚，令女子投井中。

又方：冬至日，取雄赤鸡作腊，至立春煮食尽，勿分他人。二月一日，取东行桑根大如指，悬门户上，又人人带之。

又方：埋鹊于圊前。

断温病令不相染。

着断发仍使长七寸，盗着病人卧席下。

又方：以绳度所住户中壁，屈绳结之。

又方：密以艾灸病人床四角，各一壮，不得令知之，佳也。

又方：取小豆，新布囊贮之，置井中三日出，举家男服十枚，女服二十枚。

又方：桃木中虫矢，末，服方寸匕。

又方：鲍鱼头，烧三指撮，小豆七枚，合末服之，女用豆二七枚。

又方：熬豉杂土酒渍，常将服之。

又方：以鲫鱼密置卧下，勿令知之。

又方：柏子仁，细辛，穄米，干姜三分，附子一分。末，酒服方寸匕，日服三，服十日。

又方：用麦蘗，服穄米、干姜又云麻子仁，可作三种服之。

附方

《外台秘要》辟瘟方：取上等朱砂一两，细研，白蜜和丸，如麻子大，常以太岁日平旦，一家大小，勿食诸物，面向东立，各吞三七丸，永无疾疫。

卷三

治寒热诸疟方第十六

治疟病方。

鼠妇、豆豉二七枚，合捣令相和。未发时服二丸，欲发时服一丸。

又方：青蒿一握，以水二升渍，绞取汁，尽服之。

又方：用独父蒜于白炭上烧之，末，服方寸匕。

又方：五月五日，蒜一片去皮，中破之，刀割，令容巴豆一枚去心、皮，纳蒜中，令合。以竹挟，以火炙之，取可热，捣为三丸。未发前服一丸。不止，复与一丸。

又方：取蜘蛛一枚芦管中，密塞管中，以缢颈，过发时乃解去也。

又方：日始出时，东向日再拜，毕，正长跪，向日叉手，当闭气，以书墨注其管两耳中，各七注；又丹书舌上，言子日死，毕，复再拜，还去勿顾，安卧勿食，过发时断，即瘥。

又方：多煮豉汤，饮数升，令得大吐，便瘥。

又方：取蜘蛛一枚，着饭中，合丸吞之。

又方：临发时，捣大附子，下筛，以苦酒和之，涂背上。

又方：鼠妇虫子四枚各一，以饴糖裹之，丸服，便断，即瘥。

又方：常山捣，下筛成末三两，真丹一两白蜜和。捣百杵，丸如梧子。先发服三丸，中服三丸，临卧服三丸，无不断者。常用，效。

又方：大开口，度上下唇，以绳度心头，灸此度下头百壮，又灸脊中央五十壮，过发时，灸二十壮。

又方：破一大豆去皮，书一片作"日"字，一片作"月"字，左手持"日"，右手持"月"，吞之立愈。向日服之，勿令人知也。

又方：皂荚三两去皮，炙，巴豆二两去心、皮。捣，丸如大豆大。一服一枚。

又方：巴豆一枚去心、皮，射罔如巴豆大，枣一枚去皮。合捣成丸。先发各服一丸，如梧子大也。

又方：常山、知母、甘草、麻黄等分。捣，蜜和丸如大豆，服三丸，比发时令过毕。

又方：常山三两，甘草半两。水酒各半升，合煮取半升，先发时一服，比发令三服尽。

又方：常山三两剉，以酒三升，渍二三日，平旦作三合服。欲呕之，临发又服二合，便断。旧酒亦佳，急亦可煮。

又方：常山三两，秫米三百粒。以水六升，煮取三升，分之服，至发时令尽。

又方：若发作无常，心下烦热。取常山二两，甘草一两半，合以水六升，煮取二升，分再服，当快吐，仍断，勿饮食。

老疟久不断者。

常山三两，鳖甲一两炙，升麻一两，附子一两，乌贼骨一两。以酒六升，渍之，小令近火，一宿成，服一合，比发可数作。

又方：藜芦、皂荚各一两炙，巴豆二十五枚。并捣，熬令黄，依法捣，蜜丸如小豆。空心服一丸，未发时一丸，临发时又一丸，勿饮食。

又方：牛膝茎叶一把切，以酒三升服，令微有酒气，不即断，更作，不过三服而止。

又方：末龙骨方寸匕，先发一时，以酒一升半，煮三沸，及热尽服，温覆取汗，便即效。

又方：常山三两，甘草半两，知母一两。捣，蜜丸，至先发时，服如梧子大十丸，次服减七丸八丸，后五六丸，即瘥。

又方：先发二时，以炭火床下，令脊脚极暖被覆，过时乃止。此治先寒后热者。

又方：先炙鳖甲捣末方寸匕，至时令三服尽，用火炙，无不断。

又方：常山三两，捣筛，鸡子白和之丸，空腹三十丸，去发食久三十丸，发时三十丸，或吐或否也，从服药至过发时，勿饮食。

治温疟不下食。

知母、鳖甲炙、常山各二两，地骨皮三两切，竹叶一升切，石膏四两。以水七升，煮二升五合，分温三服。忌蒜、热面、猪、鱼。

治瘴疟。

常山、黄连、豉熬各三两，附子二两炮。捣筛，蜜丸。空腹服四丸，欲发三丸，饮下之，服药后至过发时，勿吃食。

若兼诸痢者。

黄连、犀角各三两，牡蛎、香豉各二两_{并熬}，龙骨四两。捣筛，蜜丸，服四十丸，日再服，饮下。

无时节发者。

常山二两，甘草一两半，豉五合_{绵裹}。以水六升，煮取三升。再服，快吐。

无问年月，可治三十年者。

常山、黄连各三两。酒一斗，宿渍之，晓以瓦釜煮取六升，一服八合，比发时令得三服，热当吐，冷当利，服之无不瘥者，半料合服得。

劳疟积久，众治不瘥者。

生长大牛膝一大虎口，以水六升，煮取二升，空腹一服，欲发一服。

禳一切疟。

是日抱雄鸡，一时令作大声，无不瘥。

又方：未发，头向南卧，五心及额舌七处，闭气书"鬼"字。

咒法。

发日执一石于水滨，一气咒云：智智圆圆，行路非难，捉取疟鬼，送与河官。急急如律令。投于水，不得回顾。

治一切疟，乌梅丸方。

甘草二两，乌梅肉_熬、人参、桂心、肉苁蓉、知母、牡丹各二两，常山、升麻、桃仁_{去皮尖，熬}、乌豆皮_{熬膜取皮}各三两，桃仁研，欲丸入之。捣筛，蜜丸，苏屠臼捣一万杵。发日，五更酒下三十丸，平旦四十丸，欲发四十丸，不发日空腹四十丸，晚三十丸，无不瘥。徐服后十余日，吃肥肉发之也。

凡见疟。

白驴蹄二分_熬，大黄四分，绿豆三分_末，砒霜二分，光明砂半分，雄黄一分。捣，蜜丸如梧子。发日平旦冷水服二丸。七日内忌油。

附方

《外台秘要》治疟不瘥。

干姜、高良姜等分，为末，每服一钱，水一中盏，煎至七分服。

《圣惠方》治久患劳疟、瘴等方：

用鳖甲三两，涂酥，炙令黄，去裙为末。临发时，温酒调下二钱匕。

治疟。

用桃仁一百个_{去皮尖}，于乳钵中细研成膏，不得犯生水，候成膏，入黄丹三钱，丸如梧子大，每服三丸，当发日，面北，用温酒吞下。如不饮酒，井花水亦得。五月五日午时合，忌鸡、犬、妇人见。

又方：用小蒜，不拘多少，研极烂，和黄丹少许，以聚为度，丸如鸡头大，候干。每服一丸，新汲水下，面东服，至妙。

治卒发癫狂病方第十七

治卒癫疾方。

灸阴茎上宛宛中三壮，得小便通，则愈。

又方：灸阴茎上三壮，囊下缝二七壮。

又方：灸两乳头三壮，又灸足大指本丛毛中七壮，灸足小指本节七壮。

又方：取莨菪一升，捣三千杵，取白犬倒悬之，以杖犬，令血出，承取以和莨菪末，服如麻子大一丸，三服取瘥。

又方：莨菪子三升，酒五升，渍之，出，曝干，渍尽酒止，捣服一钱匕，日三。勿多，益狂。

又，《小品》癫狂莨菪散。

莨菪子三升，末之，酒一升，渍多日，出，捣之，以向汁和绞去滓，汤上煎，令可丸，服如小豆三丸，日三。口面当觉急，头中有虫行者，额及手足应有赤色处，如此必是瘥候。若未见，服取尽矣。

又方：末防葵，温酒服一刀圭至二三，身润又小不仁为候。

又方：自缢死者绳，烧三指撮，服之。

凡癫疾，发则仆地，吐涎沫，无知，强惊起如狂，反遗粪者，难治。

治卒发狂方。

烧虾蟆，捣末，服方寸匕，日三服之，酒服。

又方：卧其人着地，以冷水淋其面，为终日淋之。

治卒狂言鬼语方。

针其足大拇指爪甲下入少许，即止。

又方：以甑带急合缚两手，火灸左右胁，握肘头文俱起，七壮，须臾，鬼语自道姓名，乞去，徐徐诘问，乃解手耳。

凡狂发则欲走，或自高贵称神圣，皆应备诸火灸，乃得永瘥耳。

若或悲泣呻吟者，此为邪魅，非狂，自依邪方治之。

《近效方》已生蚕纸作灰，酒水任下，瘥。疗风癫也。

附方

《斗门方》治癫痫。

用艾于阴囊下谷道正门当中间，随年数灸之。

《千金方》治风癫百病。

麻仁四升，水六升，猛火煮，令牙生，去滓，煎取七合，且空心服，或发或不发，或多言语，勿怪之。但人摩手足须定，凡进三剂愈。

又方：治狂邪发无时，披头大叫，欲杀人，不避水火。苦参，以蜜丸如梧子大，每服十丸，薄荷汤下。

《外台秘要》治风痫，引胁牵痛，发作则吐，耳如蝉鸣。

天门冬（去心、皮），曝干，捣筛，酒服方寸匕。若人久服，亦能长生。

《广利方》治心热风痫。

烂龙角，浓研汁，食上服二合，日再服。

《经验后方》治大人小儿久患风痫，缠喉暇嗽，遍身风疹，急中涎潮。

等此药不大吐逆，只出涎水，小儿服一字。瓜蒂不限多少，细碾为末。壮年一字，十五已下、老怯半字，早晨井花水下。一食顷含沙糖一块，良久涎如水出。年深涎尽，有一块如涎布水上，如鉴矣。涎尽，食粥一两日。如吐多困甚，即咽麝香汤一盏，即止矣。麝细研，温水调下。昔天平尚书觉昏眩，即服之，取涎有效。

《明皇杂录》云：开元中有名医纪朋者，观人颜色谈笑，知病深浅，不待诊脉。帝闻之，召于披庭中，看一宫人，每日晨则笑歌啼号，若狂疾，而足不能履地。朋视之曰：此必因食饱而大促力，顿仆于地而然。乃饮以云母汤，令熟寐，觉而失所苦。问之乃言：因太华公主载诞，宫中大陈歌吹，某乃主讴，惧其声不能清且长，吃豚蹄羹，饱而当筵歌大曲，曲罢觉胸中甚热，戏于砌台上，高而坠下，久而方惺，病狂，足不能及地。

治卒得惊邪恍惚方第十八

治人心下虚悸方。

麻黄、半夏等分。捣，蜜丸，服如大豆三丸，日三，稍增之。半夏，汤洗去滑，干。

若惊忧怖迫逐，或惊恐失财，或激愤惆怅，致志气错越，心行违僻不得安定者。

龙骨、远志、茯神、防风、牡蛎各二两，甘草七两，大枣七枚。以水八升，煮取二升，分再服，日日作之，取瘥。

又方：茯苓、干地黄各四两，人参、桂各三两，甘草二两，麦门冬一升去心，半夏六两洗滑，生姜一斤。以水一斗，又杀乌鸡，取血及肝心，煮三升，分四服，日三夜一。其间少食无爽，作三剂，瘥。

又方：白雄鸡一头治如食，真珠四两切，薤白四两。以水三升，煮取二升，宿勿食，旦悉食鸡等及饮汁尽。

又有镇心、定志诸丸，在大方中。

治卒中邪鬼，恍惚振噤方。

灸鼻下人中及两手足大指爪甲本，令艾丸在穴上各七壮。不止，至十四壮，愈。此事本在杂治中。

治女人与邪物交通，独言独笑，悲思恍惚者。

末雄黄一两，以松脂二两溶和，虎爪搅，令如弹丸，夜纳火笼中烧之，令女人侵坐其上，被急自蒙，唯出头耳。一尔未瘥，不过三剂，过自断也。

又方：雄黄一两，人参一两，防风一两，五味子一升。捣筛。清旦以井水服方寸匕，三服瘥。

师往，以针五枚纳头发中，狂病者则以器贮水，三尺新布覆之，横大刀于上，悉乃矜庄，呼见其人，其人必欲起走，慎勿听，因取水一喷之一呵视，三通，乃熟拭去水，指弹额上近发际，问欲愈乎，其人必不肯答，如此二七弹乃答。欲因杖针刺鼻下人中近孔内侧空停针，两耳根前宛宛动中停针，又刺鼻直上入发际一寸，横针又刺鼻直上入，乃具诘问，怜怜醒悟则乃止矣。

若男女喜梦与鬼通致恍惚者。

锯截鹿角屑，酒服三指撮，日三。

附方

《张仲景》主心下悸，半夏麻黄丸。二物等分，末，蜜丸如小豆，每服三丸，日三。

《简要济众方》每心脏不安，惊悸善忘，上膈风热，化痰。

白石英一两，朱砂一两，同研为散，每服半钱。食后夜卧，金银汤调下。

心中客热，膀胱间连胁下气妨，常旦忧愁不乐，兼心忪者。

取莎草根二大斤，切，熬令香，以生绢袋贮之，于三大斗无灰清酒中浸之，春三月浸一日即堪服，冬十月后，即七日，近暖处乃佳。每空腹服一盏，日夜三四服之，常令酒气相续，以知为度。若不饮酒，即取莎草根十两，加桂心五两，芜荑三两，和捣为散，以蜜和为丸，捣一千杵，丸如梧子大。每空腹以酒及姜蜜汤饮汁等下二十丸，日再服，渐加至三十丸，以瘥为度。

治中风诸急方第十九

治卒中急风，闷乱欲死方。

灸两足大指下横纹中，随年壮。又别有续命汤。

若毒急不得行者。

内筋急者，灸内踝；外筋急者，灸外踝上。二十壮。

若有肿痹虚者。

取白敛二分，附子一分，捣，服半刀圭，每日可三服。

若眼上睛垂者。

灸目两眦后，三壮。

若不识人者。

灸季胁头各七壮。此胁小肋屈头也。

不能语者。

灸第二槌或第五槌上，五十壮（又别有不得语方，在后篇中矣）。

又方：豉、茱萸各一升，水五升，煮取二升，稍稍服。

若眼反口噤，腹中切痛者。

灸阴囊下第一横理，十四壮。又别有服膏之方。

若狂走，欲研刺人，或欲自杀，骂詈不息，称鬼语者。

灸两口吻头赤肉际，各一壮。又灸两肘屈中，五壮。又灸背胛中间，三壮。三日报灸三。仓公秘法。又应灸阴囊下缝，三十壮。又别有狂邪方。

若发狂者。

取车毂中脂如鸡子，热温淳苦酒，以投脂，甚搅，令消，服之令尽。

若心烦恍惚，腹中痛满，或时绝而复苏者。

取釜下土五升，捣筛，以冷水八升和之，取汁，尽服之。口已噤者，强开，以竹筒灌之，使得下，人便愈，甚妙。

若身体角弓反张，四肢不随，烦乱欲死者。

清酒五升，鸡白矢一升，捣筛，合和，扬之千遍，乃饮之，大人服一升，日三，少五合，瘥。

若头身无不痛，颠倒烦满欲死者。

取头垢如大豆大，服之。并囊贮大豆，蒸熟，逐痛处熨之，作两囊，更番为佳。若无豆，亦可蒸鼠壤土，熨。

若但腹中切痛者。

取盐半斤，熬令水尽，着口中。饮热汤二升，得便吐，愈。

又方：附子六分，生姜三两切。以水二升，煮取一升，分为再服。

若手足不随方。

取青布烧作烟，就小口器中熏痛处。

又方：豉三升，水九升，煮取三升，分三服。又，取豉一升，微熬，囊贮，渍三升酒中，三宿，温服，微令醉为佳。

若身中有掣痛，不仁不随处者。

取干艾叶一纠许，丸之，纳瓦甑下，塞余孔，唯留一目。以痛处着甑目下，烧艾以熏之，一时间愈矣。

又方：取朽木削之，以水煮令浓，热灼灼尔，以渍痛处，效。

若口噤不开者。

取大豆五升，熬令黄黑，以酒五升，渍取汁。以物强发口而灌之，毕，取汗。

又方：独活四两，桂二两。以酒水二升，煮取一升半，分为三服，开口与之，温卧，火炙，令取汗。

若身直不得屈伸反复者。

取槐皮黄白者切之，以酒共水六升，煮取二升，去滓，适寒温，稍稍服之。

又方：刮枳树皮，取一升，以酒一升，渍一宿，服五合至一升，酒尽更作，瘥。

若口㖞僻者。

衔奏灸口吻口横纹间，觉火热便去艾，即愈。勿尽艾，尽艾则太过。若口左僻，灸右吻；右僻，灸左吻。又，灸手中指节上一丸，㖞右灸左也。又，有灸口㖞法，在此后也。

又方：取空青末，着口中，入咽即愈。姚同。

又方：取蜘蛛子摩其偏急颊车上，候视正则止。亦可向火摩之。

又方：牡蛎、矾石、附子、灶中黄土分等。捣末，以三岁雄鸡冠血和傅，急上，持水着边，视欲还正，便急洗去药。不着更涂上，便愈。

又方：鳖甲、乌头，涂之，欲正，即揭去之。

若四肢逆冷，吐清汁，宛转啼呼者。

取桂一两，㕮咀，以水三升，煮取二升，去滓，适寒温，尽服。

若关节痛疼。

蒲黄八两，附子一两炮，合末之，服一钱匕，日三，稍增至方寸匕。

若骨节疼烦，不得屈伸，近之则痛，短气得汗出，或欲肿者。

附子二两，桂四两，术三两，甘草二两，水六升，煮取三升，分三服，汗出愈也。

若中暴风，白汗出如水者。

石膏、甘草各等分。捣，酒服方寸匕。日移一丈，辄一服也。

若中缓风，四支不收者。

豉三升，水九升，煮取三升，分为三服，日二作之。亦可酒渍煮饮之。

若卒中风瘫，身体不自收，不能语，迷昧不知人者。

陈元狸骨膏至要，在备急药方中。

附方头风头痛附

《经验方》治急中风，目瞑牙噤，无门下药者，用此末子，以中指点末，揩齿三二十，揩大牙左右，其口自开，始得下药，名开关散。

天南星捣为末、白龙脑二件各等分，研，自五月五日午时合。患者只一字至半钱。

《简要济众》治中风口噤不开，涎潮吐方：

用皂角一挺，去皮，涂猪脂，炙令黄色，为末。每服一钱匕，非时温酒服。如气实脉大，调二钱匕；如牙关不开，用白梅揩齿，口开即灌药，以吐出风涎、瘥。

治中风不省人事，牙关紧急者。

藜芦一两去芦头，浓煎，防风汤浴过，焙干，碎切，炒微褐色。捣为末。每服半钱，温水调下，以吐出风涎为效。如人行二里，未吐，再服。

又，治胆风毒气，虚实不调，昏沉睡多。

酸枣人一两_{生用}，金挺蜡茶二两_{以生姜汁涂炙，令微焦}。捣，罗为散。每服二钱，水七分，煎六分，无时温服。

《孙尚药》治卒中风，昏昏若醉，形体惽闷，四肢不收，或倒或不倒，或口角似斜，微有涎出，斯须不治，便为大病，故伤人也。此证风涎潮于上膈，痹气不通，宜用急救稀涎散。

猪牙皂角四挺_{须是肥实不蚛，削去黑皮}，晋矾一两_{光明通莹者}，二味同捣，罗为细末，再研为散。如有患者，可服半钱，重者三字匕，温水调灌下。不大呕吐，只是微微涎稀令出，或一升二升，当时惺惺，次缓而调治。不可便大段治，恐过伤人命。累经效，不能尽述。

《梅师方》疗瘫缓风，手足軃曳，口眼㖞斜，语言謇涩，履步不正，神验乌龙丹。

川乌头_{去皮脐了}、五灵脂各五两。上为末，入龙脑、麝香，研令细匀，滴水丸如弹子大。每服一丸，先以生姜汁研化，次暖酒调服之，一日两服，空心晚食前服。治一人，只三十丸，服得五七丸，便觉抬得手，移得步，十丸可以自梳头。

《圣惠方》治一切风疾，若能久服，轻身明目，黑髭驻颜。

用南烛树，春夏取枝叶，秋冬取根皮，拣择，细剉五升，水五斗，慢火煎取二斗，去滓，别于净锅中慢火煎如稀饧，以瓷瓶贮，温酒下一匙，日三服。

又方：治风立有奇效。用木天蓼一斤，去皮，细剉，以生绢袋贮，好酒二斗浸之，春夏一七日，秋冬二七日后开。每空心、日午、初夜合温饮一盏，老幼临时加减。若长服，日只每朝一盏。

又方：治中风口㖞。巴豆七枚，去皮烂研。㖞左涂右手心，㖞右涂左手心。仍以暖水一盏，安向手心，须臾即便正，洗去药，并频抽掣中指。

又方：治风头旋。用蝉壳二两，微炒为末，非时温酒下一钱匕。

《千金方》治中风，面目相引偏僻，牙车急，舌不可转。

桂心，以酒煮取汁，故布蘸搨病上，正即止。左㖞搨右，右㖞搨左，常用大效。

又方：治三年中风不较者：松叶一斤_{细切之}，以酒一斗，煮取三升，顿服，取汗出，立瘥。

又方：主卒中风，头面肿。杵杏仁如膏，敷之。

又方：治头面风，眼睄鼻塞，眼暗冷泪。杏仁三升，为末，水煮四五沸。

洗头冷汗尽，三度瘥。

《外台秘要》治卒中风口喎。

皂角五两_{去皮}，为末，三年大醋和，右喎涂左，左喎涂右，干乃傅之，瘥。

又，治偏风及一切风。桑枝_剉一大升，用今年新嫩枝，以水一大斗，煎取二大升，夏用井中沉，恐酢坏。每日服一盏，空心服，尽又煎服，终身不患偏风。若预防风，能服一大升，佳。

又，主风，身体如虫行。盐一斗，水一石，煎减半，澄清，温洗三五度。治一切风。

《葛氏方》治中风寒，瘟直口噤不知人。

鸡屎白一升，熬令黄，极热，以酒三升和，搅去滓，服。

《千金翼方》治热风汗出心闷。

水和云母服之。不过，再服，立瘥。

《箧中方》治风头及脑掣痛不可禁者，摩膏主之。

取牛蒡茎叶，捣取浓汁二升，合无灰酒一升，盐花一匙头，慢火煎令稠成膏，以摩痛处，风毒散自止。亦主时行头痛。摩时须极力，令作热，乃速效。冬月无叶，用根代之亦可。

《经验后方》治中风及壅滞。

以旋覆花_{洗尘令净}，捣末，炼蜜丸，如梧子大。夜卧，以茶汤下五丸至七丸十九。

又方：解风热，疏积热、风壅，消食化气、导血、大解壅滞。大黄四两，牵牛子四两_{半生半熟}，为末，炼蜜为丸，如梧子大。每服茶下一十九。如要微动，吃十五丸。冬月宜服，并不搜搅人。

《集验方》治风热心躁，口干狂言，浑身壮热及中诸毒，龙脑甘露丸。

寒水石半斤，烧半日，净地坑内，盆合四面，湿土壅起，候经宿取出，入甘草_末、天竺黄各二两，龙脑二分，糯米膏丸，弹子大，蜜水磨下。

《食医心镜》主中风，心肺风热，手足不随，及风痹不任，筋脉五缓，恍惚烦躁。

熊肉一斤，切，如常法，调和作腌腊。空腹食之。

又，主风挛拘急偏枯，血气不通利。

雁肪四两，炼，滤过。每日空心暖酒一杯，肪一匙头，饮之。

同经曰：治历节诸风，骨节疼痛，昼夜不可忍者。

没药半两研，虎脑骨三两涂酥炙黄色，先捣罗为散，与没药同研令细，温酒调二钱，日三服，大佳。

《圣惠方》治历节风，百节疼痛不可忍。

用虎头骨一具，涂酥，炙黄，槌碎，绢袋贮，用清酒二斗，浸五宿。随性多少，暖饮之，妙。

《内台秘要》方疗历节诸风，百节酸痛不可忍。

松脂三十斤，炼五十遍，不能五十遍，亦可二十遍。用以炼酥三升，温和松脂三升，熟搅令极稠，且空腹以酒服方寸匕，日三。数食面粥为佳，慎血腥、生冷、酢物、果子一百日，瘥。

又方：松节酒。主历节风，四肢疼痛如解落。

松节二十斤，酒五斗，渍二七日。服一合，日五六服。

《斗门方》治白虎风所患不以，积年久治无效，痛不可忍者。

用脑麝、枫柳皮不限多少，细剉焙干，浸酒，常服，以醉为度，即瘥。今之寄生枫树上者，方堪用，其叶亦可制。砒霜粉，尤妙矣。

《经验后方》治白虎风，走注疼痛，两膝热肿。

虎胫骨涂酥，炙、黑附子炮裂，去皮脐各一两，为末，每服温酒调下二钱匕，日再服。

《外台秘要》治疬疡风及三年。

酢磨乌贼鱼骨。先布磨，肉赤即傅之。

又，治疬疡风。酢磨硫黄傅之，止。

《圣惠方》治疬疡风。

用羊蹄菜根于生铁上，以好醋磨，旋旋刮取，涂于患上。未瘥，更入硫黄少许，同磨，涂之。

《集验方》治颈项及面上白驳，浸淫渐长，有似癣，但无疮，可治。

鳗鲡鱼脂傅之。先拭剥上，刮使燥痛，后以鱼脂傅之，一度便愈，甚者不过三度。

《圣惠方》治白驳。

用蛇蜕，烧末，醋调，傅上，佳。

又方：治中风烦热，皮肤瘙痒。用醍醐四两，每服酒调下半匙。

《集验方》治风气客于皮肤，瘙痒不已。

蜂房炙过、蝉蜕等分，为末，酒调一钱匕，日三二服。

又方：蝉蜕、薄苕等分，为末，酒调一钱匕，日三服。

《北梦琐言》云：有一朝士见梁奉御，诊之曰：风疾已深，请速归去。朝士复见鄜州马医赵鄂者，复诊之，言疾危，与梁所说同矣。曰：只有一法，请官人试吃消梨，不限多少，咀龂不及，绞汁而饮。到家旬日，唯吃消梨，顿爽矣。

《千金方》治头风头痛。

大豆三升，炒令无声，先以贮一斗二升，瓶一只，贮九升清酒，乘豆热，即投于酒中，密泥封之七日，温服。

《孙真人方》治头风痛。

以豉汤洗头，避风，即瘥。

《千金翼》治头风。

捣莘苈子，以汤淋取汁，洗头上。

又，主头风。沐头。吴茱萸二升，水五升，煮取三升，以绵染拭发根。

《圣惠方》治头风痛。每欲天阴雨，风先发者。

用桂心一两，为末，以酒调如膏，用傅顶上并额角。

陈藏器《拾遗》序云：头疼欲死。

鼻内吹消石末，愈。

《日华子》云：治头痛。

水调决明子，贴太阳穴。

又方：决明子作枕，胜黑豆。治头风，明目也。

《外台秘要》治头疼欲裂。

当归二两，酒一升，煮取六合，饮至再服。

《孙兆口诀》云：治头痛。

附子炮、石膏煅等分，为末，入脑麝少许，茶酒下半钱。

《斗门方》治卒头痛。

白殭蚕，碾为末，去丝，以熟水下二钱匕，立瘥。

又方：治偏头疼。用京芎，细剉，酒浸服之，佳。

《博济方》治偏头疼，至灵散。

雄黄、细辛等分，研令细。每用一字已下，左边疼，吹入右鼻；右边疼，吹入左鼻，立效。

《经验后方》治偏头疼，绝妙。

荜拨，为末，令患者口中含温水，左边疼，令左鼻吸一字；右边疼，令右鼻吸一字，效。

《集验方》治偏正头疼。

谷精草一两，为末，用白面调，摊纸花子上，贴疼处，干又换。

偏头疼方。用生萝卜汁一蚬壳，仰卧，注鼻。左痛注左，右痛注右，左右俱注亦得，神效。

《外台秘要》头风白屑如麸糠，方：

竖截楮木，作枕，六十日一易新者。

治卒风喑不得语方第二十

治卒不得语方。

以苦酒煮瓜子，薄颈一周，以衣苞，一日一夕乃解，即瘥。

又方：煮大豆，煎其汁令如饴，含之。亦但浓煮，饮之。

又方：煮豉汁，稍服之一日，可美酒半升中搅，分为三服。

又方：用新好桂，削去皮，捣筛，三指撮，着舌下，咽之。

又方：剉榖枝叶，酒煮热灰中，沫出，随多少饮之。

治卒失声，声噎不出方。

橘皮五两，水三升，煮取一升，去滓，顿服，倾合服之。

又方：浓煮苦竹叶，服之，瘥。

又方：捣蘘荷根，酒和，绞饮其汁。此本在杂治中。

又方：通草、干姜、附子、茯神各一两，防风、桂、石膏各二两，麻黄一两半，白术半两，杏仁三十枚。十物，捣筛，为末，蜜丸如大豆大。一服七丸，渐增加之。凡此皆中风。又，有竹沥诸汤甚多，此用药虽少，而是将治所患，一剂不瘥，更应服之。

又方：针大槌旁一寸五分，又刺其下，停针之。

又方：矾石、桂，末，绵裹如枣，纳舌下，有唾出之。

又方：烧马勒衔铁令赤，纳一升苦酒中，破一鸡子，合和，饮之。

若卒中冷，声嘶哑者。

甘草一两，桂二两，五味子二两，杏仁三十枚，生姜八两切。

以水七升，煮取二升，为二服，服之。

附方

《经验后方》治中风不语。独活一两剉，酒二升，煎一升，大豆五合，炒有声，将药酒热投，盖良久。温服三合，未瘥，再服。

又方：治中风不语，喉中如拽锯声，口中涎沫。取藜芦一分，天南星一个，去浮皮，却脐子上陷一个坑子，纳入陈醋一橡斗子，四面用火逼令黄色，同一处捣，再研极细，用生蜜为丸，如赤豆大。每服三丸，温酒下。

《圣惠方》治中风，以大声咽喉不利。以蘘荷根二两，研，绞取汁，酒一大盏相和，令匀，不计时候，温服半盏。

治风毒脚弱痹满上气方第二十一

脚气之病，先起岭南，稍来江东，得之无渐，或微觉疼痹，或两胫小满，或行起忽弱，或小腹不仁，或时冷时热，皆其候也，不即治，转上入腹，便发气，则杀人。治之多用汤、酒、摩膏，种数既多，不但一剂，今只取单效用，兼灸法。

取好豉一升，三蒸三曝干，以好酒三斗，渍之，三宿可饮，随人多少。欲预防，不必待时，便与酒煮豉服之，脚弱其得小愈，及更营诸方服之，并及灸之。

次服独活酒方。

独活五两，附子五两生用，切。以酒一斗，渍经三宿，服从一合始，以微痹为度。

又方：白矾石二斤，亦可用钟乳末，附子三两，豉三升。酒三斗，渍四五日，稍饮之。若此有气，加苏子二升也。

又方：好硫黄三两末之，牛乳五升。先煮乳水五升，仍纳硫黄，煎取三升。一服三合亦可。直以乳煎硫黄，不用水也。卒无牛乳，羊乳亦得。

又方法：先煎牛乳三升，令减半，以五合，辄服硫黄末一两，服毕，厚盖取汗，勿令得风，中间更一服，暮又一服。若已得汗，不复更取，但好将息，将护之。若未瘥愈，后数日中，亦可更作。若长将，亦可煎为丸，北人服此治脚多效，但须极好硫黄耳，可预备之。

若胫已满，捏之没指者。

但勤饮乌犊牛溺二三升，使小便利，息渐渐消。当以铜器，尿取新者为佳。

无乌牛，纯黄者，亦可用之。

又方：取牵牛子，捣，蜜丸，如小豆大，五丸。取令小便利。亦可正尔吞之，其子黑色，正似梂子核形，市人亦卖之。

又方：三白根，捣碎，酒饮之。

又方：酒若水煮大豆，饮其汁。又，食小豆亦佳。又，生研胡麻，酒和服之，瘥。

又方：大豆三升，水一斗，煮取九升，纳清酒九升，又煎取九升，稍稍饮之，小便利，则肿歇也。

其有风引、白鸡、竹沥、独活诸汤，及八风、石斛、狗脊诸散，并别在大方中。

金牙酒最为治之要，今载其方。

蜀椒、茵芋、金牙、细辛、莴草、干地黄、防风、附子、地肤、葪蘽、升麻各四两，人参三两，羌活一斤，牛膝五两。十四物，切，以酒四斗，渍七日，饮二三合，稍加之。亦治口不能言、脚屈，至良。

又，有侧子酒，亦效。

若田舍贫家，此药可酿。柭藇及松节、松叶皆善。

柭藇净洗，剉之一斛，以水三斛，煮取九斗，以渍曲，及煮去滓。取一斛，渍饭，酿之如酒法，熟即取饮，多少任意。可顿作三五斛。若用松节叶，亦依准此法，其汁不厌浓也。患脚屈，积年不能行，腰脊挛痹，及腹内紧结者，服之不过三五剂，皆平复。如无酿，水边商陆亦佳。

其灸法，孔穴亦甚多，恐人不能悉皆知处，今止疏要者，必先从上始，若直灸脚，气上不泄则危矣。

先灸大椎。在项上大节高起者，灸其上面一穴耳。

若脚气，可先灸百会五十壮，穴在头顶凹中也。

肩井各一百壮。在两肩小近头凹处，指捏之，安令正得中穴耳。

次灸膻中五十壮。在胸前两边对乳胸厌骨解间，指按觉气翕翕尔是也。一云：正胸中一穴也。

次灸巨阙。在心厌尖尖四下一寸，以尺度之。

凡灸以上部五穴，亦足治其气。若能灸百会、风府、胃管及五脏腧，则益佳，视病之宽急耳。诸穴出《灸经》，不可具载之。

次乃灸风市百壮。在两髀外，可平倚垂手直掩髀上，当中指头大筋上，捻之自觉好也。

次灸三里二百壮。以病人手横掩下，并四指，名曰一夫指，至膝头骨下指中节是其穴，附胫骨外边，捻之凹凹然也。

次灸上廉，一百壮。又灸三里下一夫。

次灸下廉，一百壮。又在上廉下一夫。

次灸绝骨，二百壮。在外踝上三寸余，指端取踝骨上际，屈指头四寸便是，与下廉颇相对，分间二穴也。

此下一十八穴，并是要穴，余伏兔、犊鼻穴，凡灸此壮数，不必顿毕，三日中报灸令尽。

又方：孔公孽二斤，石斛五两。酒二斗，浸，服之。

附方

《斗门方》治卒风毒，肿气急痛。

以柳白皮一斤，剉，以酒煮令热。帛裹熨肿上，冷再煮，易之，甚妙也。

《圣惠方》治走注风毒疼痛。

用小芥子，末，和鸡子白，调傅之。

《经验后方》治风毒，骨髓疼痛。

芍药二分，虎骨一两炙，为末，夹绢袋贮，酒三升，渍五日。每服二合，日三服。

《食医心镜》除一切风湿痹，四肢拘挛。

苍耳子三两，捣末，以水一升半，煎取七合，去滓，呷之。

又，治筋脉拘挛，久风湿痹，下气，除骨中邪气，利肠胃，消水肿，久服轻身益气力。

薏苡仁一升，捣，为散，每服以水二升，煮两匙末，作粥。空腹食。

又，主补虚，去风湿痹。

醍醐二大两，暖酒一杯，和醍醐一匙，饮之。

《经验方》治诸处皮里面痛。

何首乌，末，姜汁调成膏。痛处以帛子裹之，用火灸鞋底，熨之，妙。

《孙真人方》主脚气及上气。

取鲫鱼一尺长者作脍，食一两顿，瘥。

《千金翼》治脚气冲心。

白矾二两，以水一斗五升，煎三五沸，浸洗脚，良。

《广利方》治脚气冲烦，闷乱不识人。

大豆一升，水三升，浓煮取汁，顿服半升。如未定，可更服半升，即定。

苏恭云：凡患脚气，每旦任意饱食，午后少食，日晚不食，如饥可食豉粥。若暝不消，欲致霍乱者，即以高良姜一两，打碎，以水三升，煮取一升，顿服尽，即消，待极饥，乃食一碗薄粥，其药唯极饮之，良。若卒无高良姜，母姜一两代之，以清酒一升，煮令极熟，和滓食之，虽不及高良姜，亦大效矣。

唐本注云：脚气，煮蓝草浓汁，渍之，多瘥。

《简要济众》治脚气连腿肿满，久不瘥方：

黑附子一两，去皮脐，生用，捣为散，生姜汁调如膏。涂傅肿上，药干再调涂之，肿消为度。

治服散卒发动困笃方第二十二

凡服五石、护命、更生及钟乳寒食之散失将和节度，皆致发动其病，无所不为。若发起仓卒，不以渐而至者，皆是散势也，宜及时救解之。

若四肢身外有诸一切痛违常者。

皆即冷水洗数百遍，热有所冲，水渍布巾，随以揾之。又，水渍冷石以熨之，行饮暖酒，逍遥起行。

若心腹内有诸一切疾痛违常，烦闷惝恍者，急解之。

取冷热，取温酒饮一二升，渐渐稍进，觉小宽，更进冷食。其心痛者，最急，若肉冷，口已噤，但折齿下热酒，瘥。

若腹内有结坚热癖使众疾者，急下之。

栀子十四枚，豉五合。水二升，煮取一升，顿服之。热甚，已发疮者，加黄芩二两。

癖食犹不消，恶食畏冷者，更下。

好大黄末半升，芒消半升，甘草二两，半夏、黄芩、芫花各一分。捣为散，藏密器中。

欲服，以水八升，先煮大枣二十枚，使烂，取四升，去枣，乃纳药五方寸匕，搅和，着火上，三上三下，毕，分三服。旦一服便利者，亦可停。若不快，更一服。下后即作酒粥，食二升，次作水馔进之，不可即食，胃中空虚，得热入，便杀人矣。

得下后应长将备急。

大黄、葶苈、豉各一合，杏仁、巴豆三十枚。捣，蜜丸，如胡豆大，旦服二枚。利者减之，痞者加之。

解散汤方、丸、散、酒甚多，大要在于将冷，及数自下，惟取通利，四体欲常劳动，又不可失食致饥，及馊饭臭鱼肉，兼不可热饮食、厚衣、向火、冒暑远行，亦不宜过风冷。大都每使于体粗堪任为好。若已病发，不得不强自浇耳。所将药，每以解毒而冷者为宜。服散觉病去，停住，后二十日三十日便自服。常若留结不消，犹致烦热，皆是失度，则宜依法防治。此法乃多为贵乐人用，而贱苦者服之，更少发动，当以得寒劳故也。恐脱在危急，故略载此数条，以备匆卒。余具大方中。

附方

《圣惠方》治乳石发动，壅热，心闷，吐血。

以生刺蓟，捣，取汁，每服三合，入蜜少许，搅匀，服之。

《食疗》云：若丹石热发。

菰根和鲫鱼煮作羹，食之，三两顿，即便瘥耳。

治卒上气咳嗽方第二十三

治卒上气，鸣息便欲绝方。

捣韭绞汁，饮一升许，立愈。

又方：细切桑根白皮三升，生姜三两，吴茱萸半升。水七升，酒五升，煮三沸，去滓，尽服之，一升入口则气下。千金不传方。

又方：茱萸二升，生姜三两。以水七升，煮取二升，分为三服。

又方：麻黄四两，桂、甘草各二两，杏仁五十枚熬之。捣为散，温汤服方寸匕，日三。

又方：末人参，服方寸匕，日五六。

气嗽不问多少时者，服之便瘥方。

陈橘皮、桂心、杏仁去尖皮，熬。三物，等分，捣，蜜丸。每服饭后须茶汤下二十丸。

忌生葱。史侍郎传。

治卒厥逆上气，又两心胁下痛满，淹淹欲绝方。

温汤令灼灼尔，以渍两足及两手，数易之也。

此谓奔豚病，从卒惊怖忧迫得之，气下纵纵冲心胸，脐间筑筑，发动有时，不治杀人。诸方用药皆多，又必须杀豚，唯有一汤但可办耳。

甘草二两，人参二两，桂心二两，茱萸一升，生姜一斤，半夏一升。以水一斗，煮取三升，分三服。此药宜预蓄，得病便急合之。

又方：麻黄二两，杏仁一两熬令黄。捣散，酒散方寸匕，数服之，瘥。

治卒乏气，气不复报肩息方。

干姜三两，㕮咀，以酒一升，渍之。每服三合，日三服。

又方：度手拇指，折度心下，灸三壮，瘥。

又方：麻黄三两先煎，去沫，甘草二两。以水三升，煮取一升半，分三服。瘥后，欲令不发者，取此二物，并熬杏仁五十枚，蜜丸服，如桐子大四五丸，日三服，瘥。

又方：麻黄二两，桂、甘草各一两，杏仁四十枚。以水六升，煮取二升，分三服。此三方，并名小投杯汤，有气疹者，亦可以药捣作散，长将服之。多冷者，加干姜三两；多痰者，加半夏三两。

治大走马及奔趁喘乏，便饮冷水，因得上气发热方。

用竹叶三斤，橘皮三两。以水一斗，煮取三升，去滓，分为三服，三日一剂，良。

治大热行极，及食热饼竟，饮冷水过多，冲咽不即消，仍以发气，呼吸喘息方。

大黄、干姜、巴豆等分，末，服半钱匕，若得吐下，即愈。

若犹觉停滞在心胸，膈中不利者。

瓜蒂二分，杜衡三分，人参一分。捣筛，以汤服一钱匕，日二三服，效。

治肺痿咳嗽，吐涎沫，心中温温，咽燥而不渴者。

生姜五两，人参二两，甘草二两，大枣十二枚。水三升，煮取一升半，分为再服。

又方：甘草二两，以水三升，煮取一升半，分再服。

又方：生天门冬捣取汁一斗，酒一斗，饴一升，紫菀四合。铜器于汤上煎可丸，服如杏子大一丸，日可三服。

又方：甘草二两，干姜三两，枣十二枚，水三升，煮取一升半，分为再服。

卒得寒冷上气方。

干苏叶三两，陈橘皮四两，酒四升，煮取一升半，分为再服。

治卒得咳嗽方。

用釜月下土一分，豉七分。捣，为丸，梧子大，服十四丸。

又方：乌鸡一头治如食法，以好酒渍之半日，出鸡，服酒。一云：苦酒一斗，煮白鸡，取三升，分三服，食鸡肉。莫与盐食则良。

又方：从大椎下第五节下、六节上空间，灸一处，随年壮。并治上气。

又方：灸两乳下黑白肉际，各百壮，即愈。亦治上气。灸胸前对乳一处，须随年壮也。

又方：桃仁三升，去皮，捣，着器中，密封头，蒸之一炊，倾出曝干，绢袋贮，以纳二斗酒中六七日，可饮四五合，稍增至一升，吃之。

又方：饴糖六两，干姜六两末之，豉二两。先以水一升，煮豉，三沸，去滓，纳饴糖，消，纳干姜。分为三服。

又方：以饴糖杂生姜屑，蒸三斗米下。食如弹子丸，日夜十度服。

又方：猪肾二枚细切，干姜三两末。水七升，煮二升，稍稍服，覆取汗。

又方：炙乌心，食之，佳。

又方：生姜汁、百部汁，和同，合煎，服二合。

又方：百部根四两，以酒一斗，渍再宿，火暖，服一升，日再服。

又方：椒二百粒捣，末之，杏仁二百枚熬之，枣百枚去核。合捣，令极熟，稍稍合如枣许大，则服之。

又方：生姜三两捣取汁，干姜屑三两，杏仁一升去皮，熬。合捣为丸。服三丸，日五六服。

又方：芫花一升，水三升，煮取一升，去滓，以枣十四枚，煎令汁尽。一日一食之，三日讫。

又方：熬捣葶苈一两，干枣三枚。水三升，先煮枣，取一升，去枣，内葶苈，煎取五合。

大人分三服，小儿则分为四服。

又，华佗五嗽丸。炙皂荚、干姜、桂等分。捣，蜜丸如桐子，服三丸，日三。

又方：错取松屑一分，桂二分，皂荚二两炙，去皮子。捣，蜜丸如桐子大，服十五丸，小儿五丸，日一二服。

又方：屋上白蚬壳，捣末，酒服方寸匕。

又方：末浮散石服。亦蜜丸。

又方：猪胰一具，薄切，以苦酒煮，食令尽，不过二服。

又方：芫花二两，水二升，煮四沸，去滓，纳白糖一斤，服如枣大。勿食咸酸。亦治久咳嗽者。

治久咳嗽上气十年二十年，诸药治不瘥方。

猪胰三具，枣百枚，酒三升，渍数日，服三二合，加至四五合，服之不久，瘥。

又方：生龟一只，着坎中就溺之，令没，龟死，渍之，三日出，烧末，以醇酒一升，和屑如干饭。顿服之，须臾大吐，嗽囊出，则瘥。小儿可服半升。

又方：生龟三，治如食法，去肠，以水五升，煮取三升，以渍曲酿、秫米四升，如常法，熟，饮二升，令尽，此则永断。

又方：蝙蝠除头，烧令焦，末，饮服之。

附方

《孙真人方》治咳嗽。

皂荚烧，研碎二钱匕，豉汤下之。

《十全博救方》治咳嗽。

天南星一个大者，炮令裂，为末，每服一大钱，水一盏，生姜三片，煎至五分，温服，空心、日午、临卧时各一服。

《箧中方》治咳嗽。含膏丸

曹州葶苈子一两纸衬，熬令黑，知母、贝母各一两。三物，同捣筛，以枣肉半两，别销沙糖一两半，同入药中，和为丸，大如弹丸。每服以新绵裹一丸，含之，徐徐咽津，甚者不过三丸。今医亦多用。

《崔知悌》疗久嗽熏法。

每旦取款冬花如鸡子许，少蜜拌花使润，纳一升铁铛中，又用一瓦碗钻一孔，孔内安一小竹筒，笔管亦得，其筒稍长作，碗、铛相合及撞筒处，皆面泥之，勿令漏气，铛下着炭，少时款冬烟自从筒出，则口含筒，吸取烟咽之。如胸中少闷，须举头，即将指头捻筒头，勿使漏烟气，吸烟使尽，止。凡如是五日一为之，待至六日，则饱食羊肉馎饦一顿，永瘥。

《胜金方》治久嗽、暴嗽、劳嗽。金粟丸

叶子雌黄一两，研细，用纸筋泥固济小合子一个，令干，勿令泥厚，将药入合子内，水调赤石脂，封合子口，更以泥封之，候干，坐合子于地上，上面以未入窑瓦坯子弹子大，拥合子令作一尖子，上用炭十斤，簇定，顶上着火，一熨斗笼起，令火从上渐炽，候火消三分去一，看瓦坯通赤，则去火，候冷，开合子取药，当如镜面光明红色，入乳钵内细研，汤浸蒸饼心为丸，如粟米大。每服三丸五丸，甘草水服，服后睡良久，妙。

崔元亮《海上方》疗嗽单验方：

取好梨_{去核}，捣取汁一茶碗，着椒四十粒，煎一沸，去滓，即纳黑饧一大两，消讫。细细含咽，立定。

孟诜云：卒咳嗽。

以梨一颗，刺作五十孔，每孔纳以椒一粒，以面裹，于热火灰中煨令熟，出，停冷，去椒，食之。

又方：梨一颗_{去核}，纳酥、蜜，面裹，烧令熟，食之。

又方：取梨肉，纳酥中煎，停冷，食之。

又方：捣梨汁一升，酥一两，蜜一两，地黄汁一升，缓火煎，细细含咽。凡治嗽皆须待冷，喘息定后方食，热食之反伤矣，冷嗽更极，不可救。如此者，可作羊肉汤饼饱食之，便卧少时。

《千金方》治小儿大人咳逆上气。

杏仁三升_{去皮尖}，炒令黄，杵如膏，蜜一升，分为三分，纳杏仁，杵令得所，更纳一分，杵如膏，又纳一分，杵熟止。先食含之，咽汁。

《杨氏产乳》疗上气急满，坐卧不得方：

鳖甲一大两，炙令黄，细捣为散，取灯心一握，水二升，煎取五合。食前服一钱匕，食后蜜水服一钱匕。

刘禹锡《传信方》李亚治一切嗽及上气者。

用干姜_{须是台州至好者}、皂荚炮，去皮、子，取肥大无孔者、桂心_{紫色辛辣者}，削_{去皮}。三物，并别捣，下筛了，各称等分，多少任意，和合后更捣筛一遍，炼白蜜和搜，又捣一二十杵。每饮服三丸，丸稍加大，如梧子，不限食之先后，嗽发即服，日三五服。禁食葱、油、咸、腥、热面，其效如神。刘在淮南与李同幕府，李每与人药而不出方，或讥其吝，李乃情话曰：凡人患嗽，多进冷药，若见此方，用药热燥，即不肯服，故但出药。多效。试之，信之。

《简要济众》治肺气喘嗽。

马兜零二两_{只用里面子，去却壳}，酥半两，入碗内，拌和匀，慢火炒干，甘草一两炙。

二味为末，每服一钱，水一盏，煎六分。温呷，或以药末含咽津，亦得。

治痰嗽喘急不定。

桔梗一两半，捣罗为散，用童子小便半升，煎取四合，去滓，温服。

杨文蔚治痰嗽，利胸膈方：

栝楼肥实大者，割开，子净洗，槌破刮皮，细切，焙干，半夏四十九个汤洗十遍，槌破，焙。捣罗为末，用洗栝楼熟水并瓤，同熬成膏，研细为丸，如梧子大。生姜汤下二十丸。

《深师方》疗久咳逆上气，体肿短气胀满，昼夜倚壁不得卧，常作水鸡声者，白前汤主之。

白前二两，紫菀、半夏洗各三两，大戟七合切。四物，以水一斗，渍一宿，明日煮取三升，分三服。禁食羊肉、饧，大佳。

《梅师方》治久患暇呷咳嗽，喉中作声不得眠。

取白前捣为末，温酒调二钱匕服。

又方：治上气咳嗽，呷呀息气，喉中作声，唾黏。以蓝实叶水浸良久，捣，绞取汁一升，空腹顿服。须臾，以杏仁研取汁，煮粥食之，一两日将息，依前法更服，吐痰尽，方瘥。

《兵部手集》治小儿大人咳逆短气，胸中吸吸，咳出涕唾，嗽出臭脓涕粘。

淡竹沥一合，日三五服，大人一升。

《圣惠方》治伤中，筋脉急，上气咳嗽。

用枣二十枚去核，以酥四两，微火煎，入枣肉中，滴尽酥。常含一枚，微微咽之。

《经验后方》定喘化涎。

猪蹄甲四十九个，净洗控干，每个指甲纳半夏、白矾各一字，入罐子内封闭，勿令烟出，火煅通赤，去火，细研，入麝香一钱匕。人有上喘咳，用糯米饮下，小儿半钱，至妙。

《灵苑方》治咳嗽上气、喘急、嗽血、吐血。

人参好者捣为末，每服三钱匕，鸡子清调之，五更初服便睡。去枕仰卧，只一服愈。年深者，再服。忌腥、咸、鲊、酱、面等，并勿过醉饱，将息佳。

席延赏治虚中有热，咳嗽脓血，口舌咽干，又不可服凉药。

好黄耆四两，甘草一两为末，每服三钱。如茶点羹粥中，亦可服。

《杜壬方》治上焦有热，口舌咽中生疮，嗽有脓血。

桔梗一两，甘草二两，右为末，每服二钱，水一盏，煎六分，去滓，温服，食后细呷之。亦治肺壅。

《经验方》治咳嗽甚者，或有吐血新鲜。

桑根白皮一斤，米泔浸三宿，净刮上黄皮，剉细，入糯米四两，焙干。一处捣为末。每服米饮调下一两钱。

《斗门方》治肺破出血，忽嗽血不止者。

用海犀膏一大片，于火上炙令焦黄色，后以酥涂之，又炙再涂，令通透，可碾为末，用汤化三大钱匕，放冷服之，即血止。水胶是也，大验。

《食医心镜》主上气咳嗽，胸膈痞满气喘。

桃仁三两去皮尖，以水一升，研取汁，和粳米二合，煮粥食之。

又，治一切肺病，咳嗽脓血不止。

好酥五斤，熔三遍，停取凝，当出醍醐，服一合，瘥。

又，主积年上气咳嗽，多痰喘促，唾脓血。

以萝卜子一合，研，煎汤。食上服之。

治卒身面肿满方第二十四

治卒肿满，身面皆洪大方。

大鲤一头，醇酒三升，煮之令酒干尽，乃食之。勿用醋及盐、豉他物杂也，不过三两服，瘥。

又方：灸足内踝下白肉际，三壮，瘥。

又方：大豆一斗，熟煮，漉，饮汁及食豆，不过数度，必愈。小豆尤佳。

又方：取鸡子黄白相和，涂肿处，干复涂之。

又方：杏叶剉，煮令浓，及热渍之。亦可服之。

又方：车下李核中仁十枚研令熟，粳米三合研。以水四升，煮作粥，令得二升，服之，三作加核也。

又方：大豆一升，以水五升，煮二升，去豆，纳酒八升，更煮九升，分三四服。肿瘥后，渴，慎不可多饮。

又方：黄牛溺，顿服三升，即觉减。未消，更服之。

又方：章陆根一斤，刮去皮，薄切之，煮令烂，去滓，纳羊肉一斤，下葱、豉、盐如食法，随意食之。肿瘥后，亦宜作此。亦可常捣章陆，与米中半蒸，作饼子食之。

又方：猪肾一枚，分为七脔，甘遂一分，以粉之。火炙令熟，一日一食，至四五，当觉腹胁鸣，小便利，不尔，更进。尽熟剥去皮食之，须尽为佳，不尔，再之。勿食盐。

又方：切章陆一升，以酒三升，渍三宿，服五合至一升，日三服之。凡此满或是虚气，或是风冷气，或是水饮气，此方皆治之。

治肿入腹，苦满急，害饮食方。

大戟、乌翅末各二两。捣筛，蜜和丸，丸如桐子大。旦服二丸，当下渐退，更取令消，乃止之。

又方：葶苈子七两，椒目三两，茯苓三两，吴茱萸二两。捣，蜜和丸，如桐子大。服十丸，日三服。

又方：鲤鱼一头重五斤者，以水二斗，煮取斗半，去鱼，泽漆五两，茯苓三两，桑根白皮切三升，泽泻五两。又煮取四升，分四服，服之小便当利，渐消也。

又方：皂荚剥，炙令黄，剉三升，酒一斗渍，石器煮令沸，服一升，日三服，尽更作。

若肿偏有所起处者。

以水和灰，以涂之，燥复更涂。

又方：赤豆、麻子合捣，以傅肿上。

又方：水煮巴豆，以布沾以拭之。姚云：巴豆三十枚合皮，咬咀，水五升，煮取三升。

日五拭肿上，随手即减。勿近目及阴。疗身体暴肿如吹者。

若但是肿者。

剉葱，煮令烂，以渍之。日三四度。

又方：菟丝子一升，酒五升，渍二三宿，服一升，日三服，瘥。

若肿从脚起，稍上进者，入腹则杀人。治之方。

小豆一斛，煮令极烂，得四五斗汁。温以渍膝已下，日二为之，数日消尽。若已入腹者，不复渍，但煮小豆食之。莫杂吃饭及鱼、盐。又，专饮小豆汁。无小豆，大豆亦可用。如此之病，十死一生，急救之。

又方：削楠或桐木，煮取汁，以渍之，并饮少许，加小豆，妙。

又方：生猪肝一具，细切，顿食之。勿与盐乃可。用苦酒，妙。

又方：煮豉汁饮，以滓傅脚。

附方

《备急方》疗身体暴肿满。

榆皮捣屑，随多少，杂米作粥食，小便利。

《杨氏产乳》疗通体遍身肿，小便不利。

猪苓五两，捣筛，煎水三合，调服方寸匕，加至二匕。

《食医心镜》主气喘促、浮肿、小便涩。

杏仁一两_{去尖皮}，熬，研，和米煮粥极熟，空心吃二合。

卷四

治卒大腹水病方第二十五

水病之初，先目上肿起，如老蚕色，侠头脉动。股里冷，胫中满，按之没指。腹内转侧有节声，此其候也，不即治，须臾身体稍肿，肚尽胀，按之随手起，则病已成，犹可为治。此皆从虚损大病，或下痢后，妇人产后，饮水不即消，三焦受病，小便不利，乃相结渐渐生聚，遂流诸经络故也。治之方。

葶苈一升，熬，捣之于臼上，割生雄鹥鸡，合血共头，共捣万杵，服如梧子，五丸稍加至十丸，勿食盐，常食小豆饭，饮小豆汁，鳢鱼佳也。

又方：防己、甘草、葶苈各二两。捣，苦酒和丸，如梧子大，三丸，日三服，常服之。取消平乃止。

又方：雄黄六分，麝香三分，甘遂、芫花、人参各二分。捣，蜜和丸，服如豆大，二丸加至四丸，即瘥。

又方：但以春酒五升，渍葶苈子二升，隔宿稍服一合，小便当利。

又方：葶苈一两，杏仁二十枚并熬黄色。捣，分十服，小便去，立瘥。

又方：《胡洽》水银丸，大治水肿，利小便。姚同。葶苈、椒目各一升，芒消六两，水银十两，水煮水银，三日三夜，乃以合捣六万杵。自相和丸，服如大豆丸，日三服，日增一丸，至十丸，更从一起。瘥后，食牛羊肉自补，稍稍饮之。

又方：多取柯枝皮，剉，浓煮，煎令可丸，服如梧子大，三丸。须臾，又一丸，当下水，后将服三丸，日三服。此树一名木奴，南人用作船。

又方：真苏合香、水银、白粉等分，蜜丸服，如大豆二丸，日三，当下水，节饮好自养。无苏合，可阙之也。

又方：取蓖麻成熟者二十枚，去皮，研之，水解得三合，日一服，至日中许，当吐下，诸水汁结裹。若不尽，三日后更服三十枚，犹未尽，更复作。瘥后，节饮及咸物等。

又方：小豆一升，白鸡一头治如食法。以水三斗，煮熟食滓，饮汁，稍稍令尽。

又方：取青雄鸭，以水五升，煮取饮汁一升，稍稍饮，令尽，厚覆之，取汗，佳。

又方：取胡燕卵中黄，顿吞十枚。

又方：取蛤蝼炙令熟，日食十个。

又方，若唯腹大动摇水声，皮肤黑，名曰水蛊。巴豆九十枚<small>去皮心</small>，杏仁六十枚<small>去皮尖</small>，并熬令黄。捣，和之。服如小豆大一枚，以水下为度。勿饮酒，佳。

又方：鬼扇，细捣绞汁，服如鸡子，即下水，更复取水蛊，若汤，研麻子汁饮之。

又方：菰弥草三十斤，水三石，煮取一石，去滓，更汤上煎，令可丸，服如皂荚子，三丸至五六丸，水随小便去。节饮糜粥养之。

又方：白茅根一大把，小豆三升，水三升，煮取干，去茅根，食豆，水随小便下。

又方：鼠尾草、马鞭草各十斤，水一石，煮取五斗，去滓更煎，以粉和为丸，服如大豆大，二丸加至四五丸。禁肥肉，生冷勿食。

肿满者。

白楮树白皮一握，水二升，煮取五合；白槟榔大者二枚，末之。纳更煎三五沸，汤成，下少许红雪，服之。

又，将服牛溺、章陆、羊肉臛及香柔煎等。在肿满条中。其十水丸，诸大方在别卷。若止皮肤水，腹内未有者，服诸发汗药，得汗便瘥，然慎护风寒为急。若唯腹大，下之不去，便针脐下二寸入数分，令水出，孔合须腹减乃止。

附方

李绛《兵部手集方》疗水病，无问年月深浅，虽复脉恶，亦主之。

大戟、当归、橘皮各一大两<small>切</small>。以水一大升，煮取七合，顿服，利水二三斗，勿怪。至重不过，再服，便瘥。禁毒食一年，水下后更服，永不作。此方出《张尚客》。

《外台秘要》治水气。

章陆根白者，去皮，切，如小豆许一大盏，以水三升，煮取一升已上，烂，即取粟米一大盏，煮成粥，仍空心服，若一日两度服，即恐利多，每日服一顿即微利，不得杂食。

又，疗水病肿。

鲤鱼一头极大者，去头尾及骨，唯取肉，以水二斗，赤小豆一大升，和鱼肉煮，可取二升以上汁，生布绞，去滓，顿服尽。如不能尽，分为二服，后服温令暖。服讫当下利，利尽即瘥。

又方：卒患肿满，曾有人忽脚跌肿，渐上至膝，足不可践地。至大水，头面遍身大肿胀满。苦瓠白瓤实，捻如大豆粒，以面裹，煮一沸。空心服七枚，至午，当出水一斗，三日水自出不止，大瘦乃瘥，三年内慎口味也。苦瓠须好者，无靥靥，细理妍净者，不尔有毒不用。

《圣惠方》治十种水不瘥垂死。

用猯肉半斤，切，粳米三合，水三升，葱、椒、姜、豉作粥，食之。

又方：治十种水病，肿满喘促，不得卧。

以蝼蛄五枚，干为末，食前汤调半钱匕至一钱，小便通，效。

《食医心镜》治十种水病，不瘥，垂死。

青头鸭一只，治如食法，细切，和米并五味，煮令极熟，作粥，空腹食之。

又方：主水气胀满、浮肿，小便涩少。

白鸭一只，去毛肠，洗，馈饭半升，以饭、姜、椒酿鸭腹中，缝定，如法蒸，候熟，食之。

《杨氏产乳》疗身体肿满，水气急，卧不得。

郁李仁一大合，捣为末，和麦面搜作饼子，与吃入口，即大便通利气便瘥。

《梅师方》治水肿，坐卧不得，头面身体悉肿。

取东引花桑枝，烧灰，淋汁，煮赤小豆，空心食，令饱。饥即食尽，不得吃饭。

又方：治水肿，小便涩。

黄牛尿，饮一升，日至夜，小便利，瘥。勿食盐。

又方：治心下有水。

白术三两，泽泻五两剉。以水三升，煎取一升半，分服。

《千金翼》治小便不利，膀胱水气流滞。

以浮萍日干，末，服方寸匕，日一二服，良。

《经验方》河东裴氏传经效治水肿及暴肿。

葶苈三两，杵六千下，令如泥，即下汉防己末四两，取绿头鸭，就药臼中截头，沥血于臼中，血尽，和鸭头更捣五千下，丸如梧桐子。患甚者，空腹白汤下十丸，稍可者五丸，频服五日止。此药利小便，有效如神。

《韦宙独行方》疗水肿从脚起，入腹则杀人。

用赤小豆一斗，煮令极烂，取汁四五升，温渍膝以下。若以入腹，但服小豆，勿杂食，亦愈。

李绛《兵部手集方》亦著此法，云：曾得效。

治卒心腹癥坚方第二十六

治卒暴癥，腹中有物如石，痛如刺，昼夜啼呼。不治之，百日死方。

牛膝二斤，以酒一斗，渍，以蜜封于热灰火中，温令味出，服五合至一升，量力服之。

又方：用萹蓄根亦如此，尤良。

姚云：牛膝酒，神验也。

又方：多取当陆根，捣，蒸之。以新布藉腹上，药披着布上，以衣覆上，冷复易之，昼夜勿息。

又方：五月五日葫十斤去皮，桂一尺二寸，灶中黄土如鸭子一枚。合捣，以苦酒和涂，以布揾病，不过三，瘥。

又方：取檽木，烧为灰，淋取汁八升，以酿一斛米，酒成服之，从半合始，不知，稍稍增至一二升，不尽一剂皆愈。此灰入染绛，用叶中酿酒也。檽，直忍切。

凡癥坚之起，多以渐生，如有卒觉，便牢大，自难治也。腹中癥有结积，便害饮食，转羸瘦，治之多用陷冰、玉壶、八毒诸大药，今止取小易得者。

取虎杖根，勿令影临水上者，可得石余，杵熟煮汁，可丸，以秫米五六升，炊饭内，日中涂药后可饭，取瘥。

又方：亦可取根一升，捣千杵，酒渍之。从少起，日三服。此酒治癥，乃胜诸大药。

又方：蚕矢一石，桑柴烧灰。以水淋之五度，取生鳖长一尺者，纳中煮之。烂熟，去骨细擘，刬，更煎令可丸，丸如梧子大，一服七丸，日三。

又方：射菵二两，椒三百粒。捣末，鸡子白和为丸，如大麻子，服一丸，渐至如大豆大，一丸至三丸为度。

又方：大猪心一枚破头去血，捣末雄黄、麝香当门子五枚，巴豆百枚去心、皮，生用。心缝，以好酒于小铜器中煎之。令心没，欲歇随益，尽三升，当糜烂，煎令可丸，如麻子，服三丸，日三服。酒尽不糜者，出捣蜜丸之，良。又，大黄末半斤，朴消三两，蜜一斤，合于汤上，煎。可丸如梧子，服十丸，日三服之。

治鳖瘕伏在心下，手揣见头足，时时转者。

白雌鸡一双，绝食一宿，明旦膏煎饭饲之。取其矢，无问多少，于铜器中以溺和之。火上熬，可捣末，服方寸匕，日四五服，须消尽乃止。常饲鸡取矢，瘕毕，杀鸡单食之。姚同。

治心下有物，大如杯，不得食者。

葶苈二两，熬之，大黄二两，泽漆四两。捣筛，蜜丸，和捣千杵，服如梧子大，二丸，日三服，稍加。其有陷冰、赭鬼诸丸方，别在大方中。

治两胁下有气结者。

狼毒二两，旋覆花一两，附子二两炮之。捣筛，蜜和丸，服如梧子大，二丸，稍加至三丸，服之。

熨瘕法。

铜器受二升许，贮鱼膏令深二三寸，作大火炷六七枚，燃之令膏暖，重纸覆瘕上，以器熨之，昼夜勿息，膏尽更益也。

又方：茱萸三升，碎之，以酒和煮，令熟布帛物裹以熨瘕上，冷更均番用之，瘕当移去，复逐熨，须臾消止。亦可用好茱萸末，以鸡子白和射罔服之。

又方：灶中黄土一升，先捣葫熟，纳土复捣，以苦酒浇令浥浥，先以涂布一面，仍揾病上，以涂布上，干复易之，取令消止，瘕。

治妇人脐下结物，大如杯升，月经不通，发作往来，下痢羸瘦。此为气瘕，按之若牢强肉瘕者，不可治。未者可治。

末干漆一斤，生地黄三十斤。捣，绞取汁，火煎干漆，令可丸，食后服，如梧子大，三丸，日三服，即瘥。

附方

《外台秘要方》疗心腹宿瘕、卒得瘕。

取朱砂细研，搜饭，令朱多，以雄鸡一只，先饿二日，后以朱饭饲之，着鸡于板上，收取粪，曝燥为末，温清酒服方寸匕至五钱，日三服。若病困者，昼夜可六服，一鸡少，更饲一鸡取足服之，俟愈即止。

又，疗食鱼肉等成瘕结在腹，并诸毒气方：

狗粪五升，烧，末之，绵裹，酒五升，渍再宿，取清，分十服，日再，已后日三服。使尽随所食，癥结即便出矣。

《千金方》治食鱼鲙及生肉住胸膈不化，必成癥瘕。

捣马鞭草汁，饮之一升。生姜水亦得，即消。

又方：治肉癥，思肉不已，食讫复思。

白马尿三升，空心饮，当吐肉，肉不出，即死。

《药性论》云：治癥癖病。

鳖甲、诃梨勒皮、干姜末等分，为丸，空心下三十丸，再服。

宋明帝宫人患腰痛牵心，发则气绝，徐文伯视之曰：发瘕。以油灌之，吐物如发，引之长三尺，头已成蛇，能动摇，悬之滴尽，惟一发。

《胜金方》治膜外气及气块方：

延胡索不限多少，为末，猪胰一具，切作块子，炙熟，蘸药末，食之。

治心腹寒冷食饮积聚结癖方第二十七

治腹中冷癖，水谷饮结，心下停痰，两胁痞满，按之鸣转，逆害饮食。

取大蟾蜍一枚去皮及腹中物，支解之，芒消大人一升，中人七合，瘦弱人五合。以水六升，煮取四升，一服一升。一服后，未得下，更一升，得下，则九日十日一作。

又方：茱萸八两，消石一升，生姜一斤。以酒五升，合煮，取四升，先服一服一升。不痛者，止，勿再服之。下病后，好将养之。

又方：大黄八两，葶苈四两并熬，芒消四两熬令汁尽。熟捣，蜜和丸，丸如梧子大，食后服三丸，稍增五丸。

又方：狼毒三两，附子一两，旋覆花三两。捣，蜜丸，服如梧子大，食前三丸，日三服。

又方：巴豆三十枚去心，杏仁二十枚并熬，桔梗六分，藜芦四分，皂荚三分并炙之。捣，蜜和丸，如胡豆大，未食服一丸，日二。欲下病者，服二丸，长将息，百日都好，瘥。

又方：贝母二两，桔梗二两，矾石一两，巴豆一两去心、皮，生用。捣千杵，蜜和丸，如梧子，一服二丸，病后少少减服。

又方：茯苓一两，茱萸三两。捣，蜜丸，如梧子大，服五丸，日三服。

又，治暴宿食留饮不除，腹中为患方。

大黄、茯苓、芒消各三两，巴豆一分。捣，蜜丸，如梧子大，一服二丸，不痛止。

又方：椒目二两，巴豆一两去皮心，熬。捣，以枣膏，丸如麻子，服二丸，下，痛止。

又方：巴豆一枚去心、皮，熬之，椒目十四枚，豉十六粒，合捣为丸，服二丸，当吐利，吐利不尽，更服二丸。服四神丸，下之，亦佳。

中候黑丸，治诸癖结痰饮第一良。

桔梗四分，桂四分，巴豆八分去心、皮，杏仁五分去皮，芫花十二分。并熬，令紫色。先捣三味药成末，又捣巴豆、杏仁如膏，合和，又捣二千杵。丸如胡豆大，服一丸取利，至二三丸。儿生十日欲痫，皆与一二丸，如粟粒大。诸腹内不便，体中觉患便服，得一两行利，则好也。

硫黄丸，至热，治人之大冷，夏月温饮食，不解衣者。

硫黄、矾石、干姜、茱萸、桂、乌头、附子、椒、人参、细辛、皂荚、当归，十二种分等，随人多少。捣，蜜丸，如梧子大，一服十丸至二十丸，日三服。若冷痢者，加赤石脂、龙骨，即便愈也。

露宿丸，治大寒冷积聚方。

矾石、干姜、桂、桔梗、附子炮、皂荚各三两。捣筛，蜜丸，如梧子大，酒下十丸，加至一十五丸。

附方

《外台秘要》疗癖方：

大黄十两杵、筛，醋三升和匀，白蜜两匙。煎堪丸，如梧桐子大，一服三十丸，生姜汤吞下。以利为度，小者减之。

《圣惠方》治伏梁气在心下，结聚不散。

用桃奴二两，为末，空心温酒调二钱匕。

《简要济众》治久积冷，不下食，呕吐不止，冷在胃中。

半夏五两洗过，为末，每服二钱，白面一两，以水和搜，切作棋子，水煮面熟为度。用生姜、醋调和，服之。

治胸膈上痰饮诸方第二十八

治卒头痛如破，非中冷，又非中风方。

釜月下墨四分，附子三分，桂一分。捣筛，以冷水服方寸匕，当吐。一方无桂。

又方：苦参、桂、半夏等分。捣下筛，苦酒和，以涂痛，则瘥。

又方：乌梅三十枚，盐三指撮。酒三升，煮取一升，去滓，顿服，当吐，愈。

此本在杂治中，其病是胸中膈上痰厥气上冲所致，名为厥头痛，吐之，即瘥。

但单煮米作浓饮二三升许，适冷暖，饮尽二三升，须臾适吐，适吐毕，又饮，如此数过。剧者，须臾吐胆乃止，不损人而即瘥。

治胸中多痰，头痛不欲食及饮酒，则淅阻痰方。

常山二两，甘草一两，松萝一两，瓜蒂三七枚。酒水各一升半，煮取升半，初服七合，取吐。吐不尽，余更分二服，后可服半夏汤。

《胡洽》名粉隔汤。

矾石一两，水二升，煮取一升，纳蜜半合，顿服。须臾，未吐，饮少热汤。

又方：杜蘅三两，松萝三两，瓜蒂三十枚。酒一升二合，渍再宿，去滓，温服五合。一服不吐，晚更一服。

又方：瓜蒂一两，赤小豆四两。捣，末，温汤三合，和服，便安卧，欲摘之不吐，更服之。

又方：先作一升汤，投水一升，名为生熟汤，及食三合盐，以此汤送之。须臾欲吐，便摘出，未尽，更服二合。饮汤二升后，亦可更服，汤不复也。

又方：常山四两，甘草半两，水七升，煮取三升，纳半升蜜，服一升，不吐，更服。无蜜亦可。

方中能月服一种，则无痰水之患。又，有旋覆五饮，在诸大方中。

若胸中痞寒短气膈者膈，敷遍切。

甘草二两，茯苓三两，杏仁五十枚碎之。水一斗三升，煮取六升，分为五服。

又方：桂四两，术、甘草二两，附子炮。水六升，煮取三升，分为三服。

膈中有结积，觉骇骇不去者。

藜芦一两_炙，末之，巴豆半两_{去皮心}，熬之。先捣巴豆如泥，入藜芦末，又捣万杵，蜜丸，如麻子大，服一丸至二三丸。

膈中之病，名曰膏肓，汤丸径过，针灸不及，所以作丸含之，令气势得相熏染。有五膈丸方。

麦门冬十分_{去心}，甘草十分_炙，椒、远志、附子_炮、干姜、人参、桂、细辛各六分。捣筛，以上好蜜丸如弹丸。以一丸含，稍稍咽其汁，日三丸，服之。主短气，心胸满，心下坚，冷气也。

此疾有十许方，率皆相类，此丸最胜，用药虽多，不合五膈之名，谓忧膈、气膈、恚膈、寒膈，其病各有诊，别在大方中。又有七气方，大约与此大同小别耳。

附方

《圣惠方》治痰厥头痛。

以乌梅十个_{取肉}，盐二钱，酒一中盏，合煎至七分，去滓，非时温服，吐即佳。

又方：治冷痰饮恶心。

用荜拨一两，捣为末，于食前用清粥饮调半钱服。

又方：治痰壅呕逆，心胸满闷不下食。

用厚朴一两，涂生姜汁，炙令黄，为末，非时粥饮调下二钱匕。

《千金翼》论曰：治痰饮吐水，无时节者，其源以冷饮过度，遂令脾胃气羸，不能消于饮食，饮食入胃，则皆变成冷水。反吐不停者，赤石脂散主之。

赤石脂一斤，捣筛，服方寸匕，酒饮自任，稍稍加至三匕，服尽一斤，则终身不吐淡水，又不下痢。补五脏，令人肥健。有人痰饮，服诸药不效，用此方遂愈。

《御药院方》真宗赐高祖相国，去痰清目，进饮食，生犀丸。

川芎十两_{紧小者}，粟米泔浸，三日换，切片子，日干为末，作两料；每料入麝、脑各一分，生犀半两，重汤煮，蜜杵为丸，小弹子大，茶酒嚼下一丸。痰，加朱砂半两；膈壅，加牛黄一分，水飞铁粉一分；头目昏眩，加细辛一分；口眼㖞斜，炮天南星一分。

又方：治膈壅风痰。

半夏_{不计多少}，酸浆浸一宿，温汤洗五七遍，去恶气，日中晒干，捣为末，浆水搜饼子，日中干之，再为末，每五两，入生脑子一钱，研匀，以浆水浓脚，丸鸡头大，纱袋贮，通风处阴干，每一丸，好茶或薄荷汤下。

王氏《博济》治三焦气不顺，胸膈壅塞，头昏目眩，涕唾痰涎，精神不爽。

利膈丸：牵牛子四两半生、半熟，不蚛，皂荚涂酥二两。为末，生姜自然汁煮，糊丸如桐子大，每服二十丸，荆芥汤下。

《经验后方》治头风化痰。

川芎（不计分两），用净水洗浸，薄切片子，日干或焙，杵为末，炼蜜为丸，如小弹子大，不拘时，茶酒嚼下。

又方：治风痰。

郁金一分，藜芦十分，各为末，和令匀，每服一字，用温浆水一盏，先以少浆水调下，余者，水漱口，都服，便以食压之。

《外台秘要》治一切风痰，风霍乱，食不消，大便涩。

诃梨勒三枚，捣取末，和酒顿服，三五度，良。

《胜金方》治风痰。

白僵蚕七个直者，细研，以姜汁一茶脚，温水调灌之。

又方：治风痰。

以萝卜子为末，温水调一匙头，良久吐出涎沫。如是瘫缓风，以此吐后，用紧疏药服，疏后服和气散，瘥。

《斗门方》治胸膈壅滞，去痰开胃。

用半夏，净洗，焙干，捣罗为末，以生姜自然汁和为饼子，用湿纸裹，于慢火中煨令香，熟水两盏，用饼子一块，如弹丸大，入盐半钱，煎取一盏，温服。能去胸膈壅逆，大压痰毒，及治酒食所伤，其功极验。

治卒患胸痹痛方第二十九

胸痹之病，令人心中坚痞忽痛，肌中苦痹。绞急如刺，不得俯仰，其胸前皮皆痛，不得手犯，胸满短气，咳嗽引痛，烦闷自汗出，或彻引背脊，不即治之，数日害人。治之方。

用雄黄、巴豆，先捣雄黄，细筛，纳巴豆，务熟捣相入，丸如小豆大，服一丸，不效，稍益之。

又方：取枳实，捣，宜服方寸匕，日三夜一服。

又方：捣栝蒌实大者一枚，切薤白半升。以白酒七升，煮取二升，分再服，亦可加半夏四两汤洗去滑，则用之。

又方：橘皮半斤，枳实四枚，生姜半斤。水四升，煮取二升，分再服。

又方：枳实、桂等分。捣末，橘皮汤下方寸匕，日三服。

仲景方神效。

又方：桂、乌喙、干姜各一分，人参、细辛、茱萸各二分，贝母二分。合捣，蜜和丸，如小豆大，一服三丸，日三服之。

若已瘥，复发者。

下韭根五斤，捣，绞取汁，饮之愈。

附方

《杜壬》治胸膈痛彻背，心腹痞满，气不得通及治痰嗽。

大栝蒌去穰，取子熟炒，别研，和子皮，面糊为丸，如梧桐子大，米饮下十五丸。

治卒胃反呕宛方第三十

葛氏治卒干呕不息方。

破鸡子去白，吞中黄数枚，即愈也。

又方：捣葛根，绞取汁，服一升许。

又方：一云蔗汁，温令热，服一升，日三。一方生姜汁，服一升。

又方：灸两腕后两筋中一穴，名间使，各七壮。灸心主尺泽，亦佳。

又方：甘草、人参各二两，生姜四两。水六升，煮取二升，分为三服。

治卒呕宛又厥逆方。

用生姜半斤去皮切之，橘皮四两擘之。以水七升，煮三升，去滓。适寒温，服一升，日三服。

又方：蘡薁藤，断之当汁出，器承取，饮一升。生葛藤尤佳。

治卒宛不止方。

饮新汲井水数升，甚良。

又方：痛爪眉中央，间气也。

又方：以物刺鼻中各一分来许，皂荚纳鼻中，令嚏，瘥。

又方：但闭气仰引之。

又方：好豉二升，煮取汁，服之也。

又方：香苏浓煮汁，顿服一二升，良。

又方：粢米三升，为粉，井花水服之，良。

又方：用枇杷叶一斤，拭去毛，炙，水一斗，煮取三升。服芦根亦佳。

治食后喜呕吐者。

烧鹿角灰二两，人参一两。捣末，方寸匕，日三服。姚同。

治人忽恶心不已方。

薤白半斤，茱萸一两，豉半升，米一合，枣四枚，枳实二枚，盐如弹丸。水三升，煮取一升半，分为三服。

又方：但多嚼豆蔻子，及咬槟榔，亦佳。

治人胃反不受食，食毕辄吐出方。

大黄四两，甘草二两。水二升，煮取一升半，分为再服之。

治人食毕噫醋及醋心方。

人参一两，茱萸半斤，生姜六两，大枣十二枚。水六升，煮取二升，分为再服也。

哕不止。

半夏洗，干，末之，服一匕，则立止。

又方：干姜六分，附子四分炮。捣，苦酒丸如梧子，服三丸，日三效。

附方

《张仲景方》治反胃呕吐，大半夏汤。

半夏三升，人参三两，白蜜一升。以水一斗二升，煎扬之一百二十遍，煮下三升半，温服一升，日再。亦治膈间痰饮。

又方：主呕哕。谷不得下，眩悸，半夏加茯苓汤。半夏一升，生姜半斤，茯苓三两切。以水七升，煎取一升半，分温服之。

《千金方》治反胃，食即吐。

捣粟米作粉，和水，丸如梧子大七枚，烂煮，纳醋中，细吞之，得下便已。面亦得用之。

又方：治干哕，若手足厥冷，宜食生姜，此是呕家圣药。

治心下痞坚，不能食，胸中呕哕。

生姜八两细切，以水三升，煮取一升，半夏五合洗去滑，以水五升，煮取一升。二味合煮，取一升半，稍稍服之。

又方，主干呕。

取羊乳一杯，空心饮之。

《斗门方》治翻胃。

用附子一个_{最大者}，坐于砖上，四面着火，渐逼碎，入生姜自然汁中，又依前火逼干。复淬之，约生姜汁尽。尽半碗许，捣罗为末，用粟米饮下一钱，不过三服，瘥。

《经验方》治呕逆反胃散。

大附子一个，生姜一斤，细剉，煮，研如面糊，米饮下之。

又方：治丈夫妇人吐逆，连日不止，粥食汤药不能下者，可以应用，此候效摩丸。

五灵脂_{不夹土石，拣精好者}，不计多少，捣罗为末，研，狗胆汁和为丸，如鸡头大，每服一丸，煎热生姜酒，摩令极细，更以少生姜酒化以汤，汤药令极热，须是先做下粥，温热得所。左手与患人药吃，不得嗽口，右手急将粥与患人吃，不令太多。

又方：碧霞丹，治吐逆立效。

北来黄丹四两，筛过，用好米醋半升，同药入铫内，煎令干，却用炭火三秤。就铫内煅透红，冷，取，研细为末，用粟米饭丸，如桐子大，煎醋汤下七丸，不嚼，只一服。

《孙真人食忌》治呕吐。

以白槟榔一颗_煨，橘皮一分_炙，为末，水一盏，煎半盏服。

《广济方》治呕逆不能食。

诃梨勒皮二两_{去核，熬}，为末，蜜和丸，如梧桐子大，空心服二十丸，日二服。

《食医心镜》主脾胃气弱，食不消化，呕逆反胃，汤饮不下。

粟米半升，杵细，水和丸，如梧子大，煮令熟，点少盐，空心和汁吞下。

《金匮玉函方》治五噎心膈气滞，烦闷吐逆，不下食。

芦根五两，剉，以水三大盏，煮取二盏，去滓，不计时，温服。

《外台秘要》治反胃。昔幼年经患此疾，每服食饼及羹粥等，须臾吐出。贞观许奉御兄弟及柴、蒋等家，时称名医，奉敕令治，罄竭各人所长，竟不能疗。渐羸惫，候绝朝夕。忽有一卫士云：服驴小便极验，旦服二合，后食唯吐一半；晡时又服二合，人定时食粥，吐即便定。迄至今日午时奏之。大内中五六人患反胃，同服，一时俱瘥。此药稍有毒，服时不可过多。承取尿，及热服二合，病深七日以来，服之良。后来疗人，并瘥。

又方：治呕。

麻仁三两杵，熬，以水研，取汁，着少盐吃，立效。李谏议用，极妙。

又方：治久患咳噫，连咳四五十声者。

取生姜汁半合，蜜一匙头，煎令熟。温服，如此三服，立效。

又方：治咳噫。

生姜四两，烂捣，入兰香叶二两，椒末一钱匕，盐和面四两，裹作烧饼熟煨，空心吃，不过三两度，效。

《孙尚药方》治诸吃噫。

橘皮二两，汤浸去瓤，剉，以水一升，煎之五合，通热顿服，更加枳壳一两，去瓤炒，同煎之，服，效。

《梅师方》主胃反，朝食暮吐，旋旋吐者。

以甘蔗汁七升，生姜汁一升，二味相和，分为三服。

又方：治醋心。

槟榔四两，橘皮二两，细捣为散，空心生蜜汤下方寸匕。

《兵部手集》治醋心，每醋气上攻如酽醋。

吴茱萸一合，水三盏，煎七分，顿服，纵浓，亦须强服。近有人心如蜇破，服此方后，二十年不发。

治卒发黄疸诸黄病第三十一

治黄疸方。

芜菁子五升，捣筛，服方寸匕，日三，先后十日，愈之。

又方：烧乱发，服一钱匕，日三服。秘方，此治黄疸。

又方：捣生麦苗，水和，绞取汁，服三升，以小麦胜大麦，一服六七合，日三四，此酒疸也。

又方：取藜芦着灰中，炮之，令小变色，捣，下筛，末，服半钱匕，当小吐，不过数服，此秘方也。

又方：取小豆、秫米、鸡屎白各二分。捣筛，为末，分为三服，黄汁当出，此通治面目黄，即瘥。

疸病有五种，谓黄疸、谷疸、酒疸、女疸、劳疸也。黄汗者，身体四肢微肿，胸满不得汗，汗出如黄檗汁，由大汗出，卒入水所致方。

猪脂一斤，温令热，尽服之，日三，当下，下则稍愈。

又方：栀子十五枚，栝蒌子三枚，苦参三分。捣末，以苦酒渍鸡子二枚令软，合黄白以和药，捣丸，如梧子大，每服十丸，日五六，除热，不吐，即下，自消也。

又方：黄雌鸡一只，治之，剉生地黄三斤，纳腹中，急缚仰置铜器中，蒸令极熟，绞取汁，再服之。

又方：生茅根一把，细切，以猪肉一斤，合作羹，尽啜食之。

又方：柞树皮，烧末，服方寸匕，日三服。

又方：甘草一尺，栀子十五枚，黄檗十五分。水四升，煮取一升半，分为再服。此药亦治温病发黄。

又方：茵陈六两，水一斗二升，煮取六升，去滓，纳大黄二两，栀子十四枚，煮取三升，分为三服。

又方：麻黄一把，酒五升，煮取二升半，可尽服，汗出，瘥。

若变成疸者多死，急治之方。

土瓜根，捣取汁，顿服一升，至三服。须病汗，当小便去，不尔，更服之。

谷疸者，食毕头旋，心怫郁不安而发黄，由失饥大食，胃气冲熏所致。治之方。

茵陈四两，水一斗，煮取六升，去滓，纳大黄二两，栀子七枚，煮取二升，分三服，溺去黄汁，瘥。

又方：苦参三两，龙胆一合，末，牛胆丸如梧子，以生麦汁服五丸，日三服。

酒疸者，心懊痛，足胫满，小便黄，饮酒发赤斑黄黑，由大醉当风入水所致。治之方。

黄耆二两，木兰一两，末之，酒服方寸匕，日三服。

又方：大黄一两，枳实五枚，栀子七枚，豉六合。水六升，煮取二升，分为三服。

又方：芫花、椒目等分，烧末，服半钱，日一两遍。

女劳疸者，身目皆黄，发热恶寒，小腹满急，小便难，由大劳大热交接，交接后入水所致。治之方。

消石、矾石等分，末，以大麦粥饮服方寸匕。日三，令小汗出，小便当去黄汁也。

又方：乱发如鸡子大，猪膏半斤，煎令消尽，分二服。

附方

《外台秘要》治黄疸。

柳枝，以水一斗，煮取浓汁半升，服令尽。

又方：治阴黄，汗染衣，涕唾黄。

取蔓菁子，捣末，平旦以井花水服一匙，日再。加至两匙，以知为度。每夜小便，重浸少许帛子，各书记日，色渐退白，则瘥。不过服五升。

《图经》曰：黄疸病及狐惑病，并猪苓散主之。

猪苓、茯苓、术等分，杵末，每服方寸匕，水调下。

《食疗》云：主心急黄。

以百合蒸过，蜜和食之，作粉尤佳。红花者，名山丹，不堪食。

治黄疸。

用秦艽一大两，细锉，作两贴子，以上好酒一升，每贴半升酒，绞取汁，去滓，空腹分两服，或利便止。就中好酒人易治。凡黄有数种，伤酒曰酒黄，夜食误食鼠粪亦作黄，因劳发黄，多痰涕，目有赤脉，日益憔悴，或面赤恶心者是。崔元亮用之，及治人皆得，方极效。

秦艽须用新罗文者。

《伤寒类要》疗男子妇人黄疸病，医不愈，耳目悉黄，食饮不消。胃中胀热，生黄衣，在胃中有干屎使病尔。

用煎猪脂一小升，温热顿服之，日三。燥屎下去，乃愈。

又方：治黄百药不瘥。

煮驴头熟，以姜齑啖之，并随多少饮汁。

又方：治黄疸，身眼皆如金色。

不可使妇人鸡犬见，取东引桃根，切细如箸若钗股以下者一握，以水一大升，煎取一小升，适温，空腹顿服。后三五日，其黄离离如薄云散，唯眼最后瘥，百日方平复。身黄散后，可时时饮一盏清酒，则眼中易散。不饮则散迟。忌食热面、猪、鱼等肉。此是徐之才家秘方。

《正元广利方》疗黄，心烦热，口干，皮肉皆黄。

以秦艽十二分，牛乳一大升，同煮，取七合，去滓。分温再服，瘥。此方出于许人则。

治卒患腰胁痛诸方第三十二

葛氏，治卒腰痛诸方，不得俯仰方。

正立倚小竹，度其人足下至脐，断竹，及以度后当脊中，灸竹上头处，随年壮。毕，藏竹，勿令人得矣。

又方：鹿角长六寸，烧，捣末，酒服之。鹿茸尤佳。

又方：取鳖甲一枚，炙，捣筛，服方寸匕，食后，日三服。

又方：桂八分，牡丹四分，附子二分。捣末，酒服一刀圭，日再服。

治肾气虚衰，腰脊疼痛，或当风卧湿，为冷所中，不速治，流入腿膝，为偏枯、冷痹、缓弱，宜速治之方。

独活四分，附子一枚大者，炮，杜仲、茯苓、桂心各八分，牛膝、秦艽、防风、芎䓖、芍药六分，细辛五分，干地黄十分切。水九升，煮取三升，空腹分三服，如行八九里进一服，忌如前，顿服三剂。

治诸腰痛，或肾虚冷，腰疼痛，阴萎方。

干漆熬烟绝、巴戟天去心、杜仲、牛膝各十二分，桂心、狗脊、独活各八分，五加皮、山茱萸、干薯蓣各十分，防风六分，附子四分。炼蜜丸，如梧子大，空腹酒下二十丸，日再。加减，以知为度也，大效。

胁痛如打方。

大豆半升，熬令焦，好酒一升，煮之令沸，熟饮取醉。

又方：芫花、菊花等分，踯躅花半斤。布囊贮，蒸令热，以熨痛处，冷复易之。

又方：去穷骨上一寸，灸七壮，其左右一寸，又灸七壮。

又，积年久疢，有时发动方。

干地黄十分，甘草五分，干漆五分，白术五分，桂一尺。捣筛，酒服一匕，日三服。

又方：六七月取地肤子，阴干，末，服方寸匕，日五六服。

治反腰有血痛方。

捣杜仲三升许，以苦酒和，涂痛上，干复涂，并灸足踵白肉际，三壮。

治臂腰痛。

生葛根，嚼之，咽其汁，多多益佳。

又方：生地黄，捣，绞取汁三升，煎取二升，纳蜜一升，和一升，日三服，不瘥，则更服之。

又方：灸腰眼中，七壮。

臂腰者，犹如反腰，忽转而伡之。

治腰中常冷，如带钱方。

甘草、干姜各二两，茯苓、术各四两。水五升，煮取三升，分为三服。《小品》云：温。

治胁卒痛如打方。

以绳横度两乳中间，屈绳从乳横度，以趋痛胁下，灸绳下屈处，三十壮，便愈。此本在杂治中。

《隐居效方》腰背痛方。

杜仲一斤，切，酒二斗，渍十日，服三合。

附方

《千金方》治腰脚疼痛。

胡麻一升新者，熬令香，杵筛，日服一小升，计服一斗，即永瘥。酒饮、蜜汤、羹汁皆可服之，佳。

《续千金方》治腰膝疼痛伤败。

鹿茸不限多少，涂酥，炙紫色，为末，温酒调下一钱匕。

《经验方》治腰脚痛。

威灵仙一斤，洗，干，好酒浸七日，为末，面糊丸，桐子大，以浸药酒，下二十丸。

《经验后方》治腰疼神妙。

用破故纸，为末，温酒下三钱匕。

又方：治肾虚腰脚无力。

生栗，袋贮，悬干，每日平明吃十余颗，次吃猪肾粥。

又方：治丈夫腰膝积冷痛，或顽麻无力。

菟丝子洗，秤一两，牛膝一两。同浸于银器内，用酒过一寸，五日曝干，为末，将元浸酒，再入少醇酒作糊，搜和丸，如梧桐子大，空心酒下二十丸。

《外台秘要》疗腰痛。

取黄狗皮，炙，裹腰痛处，取暖彻为度，频即瘥也。徐伯玉方同。

《斗门方》治腰痛。

用大黄半两，更入生姜半两，同切如小豆大，于铛内炒令黄色，投水两碗，至五更初，顿服，天明取下腰间恶血物。用盆器贮，如鸡肝样，即痛止。

又方：治腰重痛。

用槟榔，为末，酒下一钱。

《梅师方》治卒腰痛，暂转不得。

鹿角一枚，长五寸，酒二升，烧鹿角令赤，纳酒中，浸一宿，饮之。

崔元亮《海上方》治腰脚冷风气。

以大黄二大两，切如棋子，和少酥炒，令酥尽入药中，切不得令黄，焦则无力，捣筛，为末，每日空腹以水大三合，入生姜两片如钱，煎十余沸，去姜，取大黄末两钱，别置碗子中，以姜汤调之，空腹顿服，如有余姜汤，徐徐呷之令尽，当下冷脓多恶物等，病即差，止。古人用毒药攻病，必随人之虚实而处置，非一切而用也。姚僧垣初仕，梁武帝因发热，欲服大黄。僧垣曰：大黄乃是快药，至尊年高，不可轻用。帝弗从，几至委顿。元帝常有心腹疾，诸医咸谓宜用平药，可渐宣通。僧垣曰：脉洪而实，此有宿食，非用大黄无瘥理。帝从而遂愈。以此言之，今医用一毒药而攻众病，其偶中病，便谓此方之神奇；其瘥误，乃不言用药之失。如此者众矣，可不戒哉！

《修真方》神仙方：

菟丝子一斗，酒一斗，浸良久，漉出暴干，又浸，以酒尽为度。每服二钱，温酒下，日二服，后吃三五匙水饭压之。至三七日加至三钱匕，服之令人光泽，三年老变为少，此药治腰膝去风，久服延年。

治虚损羸瘦不堪劳动方第三十三

治人素有劳根，苦作便发，则身百节皮肤，无处不疼痛，或热筋急方。

取白柘东南行根一尺，刮去上皮，取中间皮以烧屑，亦可细切捣之。以酒服三方寸匕，厚覆取汗，日三服。无酒，以浆服之。白柘，是柘之无刺者也。

治卒连时不得眠方。

暮以新布火炙以熨目，并蒸大豆，更番囊贮枕，枕冷复更易热，终夜常枕热豆，即立愈也。

此二条本在杂治中，并皆虚劳，患此疾，虽非乃飙急，不即治，亦渐瘵人。后方劳救，为力数倍，今故略载诸法。

凡男女因积劳虚损，或大病后不复常，若四体沉滞，骨肉疼酸，吸吸少气，行动喘惕；或小腹拘急，腰背强痛，心中虚悸，咽干唇燥，面体少色；或饮食无味，阴阳废弱，悲忧惨戚，多卧少起。久者积年，轻者才百日，渐至瘦削，五脏气竭，则难可复振。治之汤方。

甘草二两，桂三两，芍药四两，生姜五两无者，亦可用干姜，大枣二七枚。以水九升，煮取三升，去滓。纳饴八两，分三服，间日复作一剂，后可将诸丸散耳。黄耆加二两，人参二两，为佳。若患痰满及溏泄，可除饴耳。姚同。

又方：乌雌鸡一头治如食法，以生地黄一斤切，饴糖二升，纳腹内，急缚，铜器贮，甑中蒸五升米久。须臾取出，食肉，饮汁，勿啖盐，三月三度作之。姚云神良，并止盗汗。

又方：甘草一两，白术四两，麦门冬四两，牡蛎二两，大枣二十枚，胶三两。水八升，煮取二升，再服。

又方：黄耆、枸杞根白皮、生姜三两，甘草、麦门冬、桂各二两，生米三合。水九升，煮取三升，分四服。

又方：羊肾一枚切，术一升。以水一斗，煮取九升，服一升，日二三服，一日尽。冬月分二日服，日可再服。

又，有建中肾沥汤法诸丸方。

干地黄四两，茯苓、薯蓣、桂、牡丹、山茱萸各二两，附子、泽泻一两。捣，蜜丸，如梧子，服七丸，日三，加至十丸。

此是张仲景八味肾气丸方，疗虚劳不足，大伤饮水，腰痛，小腹急，小便不利。又云长服，即去附子，加五味子，治大风冷。

又方：苦参、黄连、菖蒲、车前子、悲冬，枸杞子各一升。捣，蜜丸如梧子大，服十丸，日三服。

有肾气大丸法诸散方。

术一斤，桂半斤，干地黄、泽泻、茯苓各四两。捣筛，饮服方寸匕，日三两服，佳。

又方：生地黄二斤，面一斤。捣，炒干，筛，酒服方寸匕，日三服。

附方

枸杞子酒，主补虚，长肌肉，益颜色，肥健人，能去劳热。

用生枸杞子五升，好酒二斗。研，搦，匀碎，浸七日，漉去滓，饮之。初以三合为始，后即任意饮之。《外台秘要》同。

《食疗》补虚劳，治肺劳，止渴，去热风。

用天门冬去皮心，入蜜煮之，食后服之。若曝干，入蜜丸，尤佳。亦用洗面，甚佳。

又方：雀卵白，和天雄末、菟丝子末，为丸，空心酒下五丸。主男子阴痿不起，女子带下，便溺不利，除疝瘕，决痈肿，续五脏气。

《经验方》暖精气，益元阳。

白龙骨、远志等分，为末，炼蜜丸，如梧桐子大，空心卧时，冷水下三十丸。

又方：除盗汗及阴汗。

牡蛎，为末，有汗处粉之。

《经验后方》治五劳七伤，阳气衰弱，腰脚无力，羊肾苁蓉羹法。

羊肾一对去脂膜，细切，肉苁蓉一两酒浸一宿，刮去皴皮，细切，相和作羹，葱白、盐五味等，如常法事治，空腹食之。

又方：治男子女人，五劳七伤，下元久冷，乌髭鬓，一切风病，四肢疼痛，驻颜壮气。

补骨脂一斤，酒浸一宿，放干，却用乌油麻一升，和炒，令麻子声绝，即播去，只取补骨脂为末，醋煮面糊丸，如梧桐子大，早晨温酒，盐汤下二十丸。

又方：固阳丹。

菟丝子二两酒浸十日，水淘，焙干为末，更入杜仲一两蜜炙。捣，用薯蓣末，酒煮为糊，丸如梧桐子大，空心用酒下五十丸。

《食医心镜》益丈夫，兴阳，理腿膝冷。

淫羊藿一斤，酒一斗浸，经三日，饮之，佳。

《御药院》治脚膝风湿，虚汗少力，多疼痛及阴汗。

烧矾作灰，细研末，一匙头，沸汤投之，淋洗痛处。

《外台秘要》补虚劳，益髓，长肌，悦颜色，令人肥健。

鹿角胶，炙，捣，为末，以酒服方寸匕，日三服。

又，治骨蒸。

桃仁一百二十枚去皮、双仁，留尖，杵和为丸，平旦井花水顿服令尽，服讫，量性饮酒令醉，仍须吃水，能多最精。隔日又服一剂，百日不得食肉。

又，骨蒸亦曰内蒸，所以言内者，必外寒内热附骨也，其根在五脏六腑之中，或皮燥而无光。蒸作之时，四肢渐细，足跗肿者。

石膏十分，研如乳法，和水服方寸匕，日再，以体凉为度。

崔元亮《海上方》疗骨蒸鬼气。

取童子小便五大斗澄过，青蒿五斗八月九月采，带子者最好，细剉，二物相和，纳好大釜中，以猛火煎取三大斗，去滓，净洗釜，令干，再泻汁，安釜中，以微火煎可二大斗。即取猪胆十枚，相和煎一大斗半，除火待冷，以新瓷器贮，每欲服时，取甘草二三两，熟炙，捣末，以煎和，捣一千杵为丸。空腹粥饮下二十丸，渐增至三十丸，止。

治脾胃虚弱不能饮食方第三十四

治卒得食病，似伤寒，其人但欲卧，七八日不治杀人方。

按其脊两边有陷处，正灸陷处两头，各七壮，即愈。

治食鱼鲙及生肉，住胸膈中不消化，吐之又不出，不可留，多使成癥方。

朴消如半鸡子一枚，大黄一两。凡二物，㕮咀，以酒二升，煮取一升，去滓，尽服之，立消。若无朴消者，芒消代之，皆可用。

治食生冷杂物，或寒时衣薄当风，或夜食便卧，不即消，心腹烦痛，胀急，或连日不化方。

烧地令极热，即敷薄荐莞席，向卧，覆取汗，即立愈也。

治食过饱烦闷，但欲卧而腹胀方。

熬面令微香，捣，服方寸匕。得大麦生面益佳，无面，以糜亦得。

此四条本在杂治中，皆食饮脾胃家事，令胃气充实，则永无食患。食宜先治其本，故后疏诸法。

腹中虚冷，不能饮食，食辄不消，羸瘦致之，四肢尪弱，百疾因此互生。

生地黄十斤，捣绞取汁，和好面三斤，以日曝干，更和汁，尽止。未食后，服半合，日三，稍增至三合。

又方：面半斤，麦蘖五升，豉五合，杏仁二升。皆熬令黄香，捣筛，丸如弹，服一枚，后稍增之。

又方：大黄、芍药各半斤。捣，末之，芒消半斤，以蜜三斤，于铜器中汤上煎，可丸如梧子大，服七丸至十丸。

又方：曲一斤，干姜十两，茱萸一升，盐一弹。合捣，蜜和如弹丸，日三服。

又方：术二斤，曲一斤_{熬令黄}。捣，蜜丸如梧子大，服三十丸，日三。若大冷，可加干姜三两。若患腹痛，加当归三两。羸弱，加甘草二两，并长将息，徐以曲术法。疗产后心下停水，仍须利之。

治脾胃气弱，水谷不得下，遂成不复受食方。

大麻子三升，大豆炒黄香。合捣筛，食前一二方寸匕，日四五服，佳矣。

治饱食便卧，得谷劳病，令人四肢烦重，嘿嘿欲卧，食毕辄甚方。

大麦糵一升，椒一两，并熬，干姜三两。捣末，服方寸匕，日三四服。

附方

《食医心镜》治脾胃气冷，不能下食，虚弱无力，鹘突羹。

鲫鱼半斤，细切，起作鲙，沸豉汁热投之，着胡椒、干姜、莳萝、橘皮等末，空腹食之。

《近世方》主脾胃虚冷，不下食，积久羸弱成瘵者。

温州白干姜一物，浆水煮，令透心润湿，取出焙干，捣筛，陈廪米煮粥饮，丸如桐子，一服三五十丸，汤使任用，其效如神。

《食疗》治胃气虚，风热不能食。

生姜汁半鸡子壳，生地黄汁少许，蜜一匙头，和水三合，顿服，立瘥。

《经验方》治脾元气发歇，痛不可忍者。

吴茱萸一两，桃仁一两，和炒，令茱萸焦黑，后去茱萸，取桃仁，去皮尖，研细，葱白三茎煨熟，以酒浸，温分二服。

《经验后方》治脾胃进食。

茴香二两，生姜四两，同捣令匀，净器内湿纸盖一宿，次以银石器中文武火炒令黄焦，为末，酒丸如梧子大，每服十丸至十五丸，茶酒下。

《外台秘要》治久患气胀。

乌牛尿，空心温服一升，日一服，气散即止。

治卒绝粮失食饥惫欲死方第三十五

粒食者，生人之所资，数日乏绝，便能致命。《本草》有不饥之文，而医方莫言斯术者，当以其涉在仙奇之境，非庸俗所能遵故也。遂使荒馑之岁，饿尸横路，良可哀乎！今略载其易为者云。

若脱值奔窜在无人之乡，及堕坠溪谷、空井、深冢之中，四顾迥绝，无可借口者，便须饮水服气，其服法如下：

闭口以舌料上下齿，取津液而咽之，一日得三百六十咽便佳。渐习乃可至千，自然不饥。三五日小疲极，过此便渐轻强。复有食十二时、六戊者诸法，恐危逼之地，不能晓方面及时之早晚，故不论此。若有水者，卒无器，便与左手贮。祝曰：丞掾吏之赐，真乏粮，正赤黄，行无过城下，诸医以自防。毕，三叩齿，右手指三叩左手，如此三遍，便饮之。后复有杯器贮水，尤佳。亦左手执，右手以物扣之如法。日服三升，便不复饥，即瘥。

若可得游涉之地，周行山泽间者。

但取松、柏叶，细切，水服二合。日中二三升，便佳。又，掘取白茅根，洗净，切，服之。

此三物得行曝燥，石上捣碎服，服者食方寸，辟一日。又，有大豆者，取令光明匝热。以水服，尽此则解十日。赤小豆亦佳。得熬二豆黄，末，服一二升，辟十日。草中有术、天门冬、麦门冬、黄精、葳蕤、贝母，或生或熟，皆可单食。树木上白耳及檀、榆白皮，并可辟饥也。

若遇荒年谷贵，无以充粮，应须药济命者。

取稻米一斗，淘汰之，百蒸百曝，捣，日一餐，以水。得三十日都止，则可终身不食，日行三百里。

又方：粳米一斗，酒三升，渍之，出曝之，又渍，酒尽止出，稍食之，渴饮之，辟三十日。足一斛二升，辟周年。

有守中丸药法。

其疏诸米豆者，是人间易得易作，且不乖谷气，使质力无减耳。恐肉秽之身，忽然专御药物，或非所堪。若可得频营，则自更按余所撰谷方中求也。

附方

《圣惠方》绝谷升仙不食法。

取松实，捣为膏，酒调下三钱，日三，则不饥。渴饮水，勿食他物，百日身轻，日行五百里。

《野人闲话》云：伏虎尊师炼松脂法。

十斤松脂，五度以水煮过，令苦味尽，取得后，每一斤炼了松脂入四两茯苓末，每晨水下一刀圭。即终年不食，而复延龄，身轻清爽。

《抱朴子》云：汉成帝时，猎者于终南山见一人，无衣服，身皆生黑毛，跳坑越涧如飞，乃密伺其所在，合围取得，乃是一妇人。问之，言：我是秦之宫人，关东贼至，秦王出降，惊走入山，饥无所食，洎欲饿死，有一老公教我吃松柏叶实。初时苦涩，后稍便吃，遂不复饥，冬不寒，夏不热。此女是秦人，至成帝时，三百余载也。

普济本事方（节选）

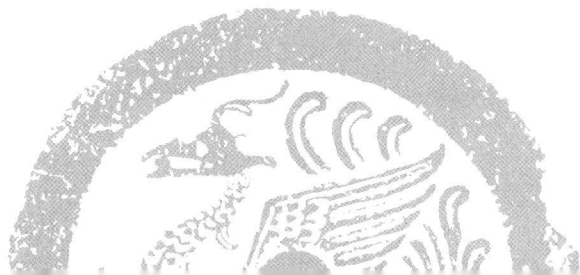

导 读

成书背景

《普济本事方》，医方著作。又名《类证普济本事方》或《本事方》。十卷。宋代许叔微撰。约刊于12世纪中期。书中按病分为中风肝胆筋骨诸风、心小肠脾胃病、肺肾经病、头痛头晕方等23类方剂。收载治疗方剂及针灸法，所选方剂约300余首，多系当时试用有效者。方剂之末附有作者的验案及论述，反映了作者的独到见解和学术思想。

《普济本事方》是宋代影响较大的一部书。该书的刊本及钞本较多，目前流传的版本主要有两种：一是日本享保二十年向井八郎刊本，1959年由上海科学技术出版社重新校印；一是清代嘉庆十八年扫叶山房藏版刊本（名《类证普济本事方》），该刊本有序言数篇。另外，还有《类证普济本事方后集》一书，疑为他人伪托，非许叔微的作品。

作者生平

许叔微，字知可，号近泉，生于北宋元丰三年（1080），真州（今江苏仪征）白沙人。元按五年（1090），因父母双亡，再加屡试不举，遂弃儒习医。南宋建炎元年（1127），真州疾疫大作，许叔微上门为百姓诊治，十活八九。后南渡居常州，又迁太湖马迹山。绍兴二年（1132）中进士，历任徽州、杭州府学教授及翰林学士，人称许学士。因不满高宗苟安江南及秦桧陷害忠良，退隐乡里，行医济人。许叔微是宋代研究《伤寒论》的大家之一，对辨证施治理论多有阐述和补充。他说："伤寒治法，先要明表里虚实。能明此四字，则仲景三百九十七法，可坐而定也。"在其学术思想中较突出的是对脾肾关系的理解。许氏认为肾是一身之根柢，脾胃乃生死之所系，二者之中又当以肾为主，补脾"常须暖补肾气"。这一见解对后世进一步研究脾肾关系和临床应用，很有启发。他一生著述颇丰，辑有《类证普济本事方》10卷、《续本事方》10卷（均收入《四库全书》）。著有《伤寒百证歌》5卷、《伤寒发微论》2卷、《伤寒九十论》（合称《许氏伤寒论著三种》）、《治法》《辨证》《翼伤寒论》《仲景脉法三十六图》等书。

学术特点

1. 主张"补脾常须暖肾""补下焦多兼补中焦"

许氏认为："有人全不进食，服补脾药皆不验……此病不可全作脾虚。盖因肾气怯弱，真元衰劣，自是不能消化饮食。譬如鼎釜之中，置诸米谷，下无火力，虽终日米不熟，其何能化?"故他立二神丸（破故纸、肉豆蔻）一方，以治脾肾虚弱，全不进食之症。此外，该书的温脾汤、实脾散等方，也往往配用桂附一类温肾药。

肾阳为一身阳气的根本，对其他脏腑均可起到温煦、生化作用。脾不运化，在补脾药中加入温肾药物，则脾阳更能受益。在临床上往往见到脾虚日久及肾，致脾肾两虚的患者，常须脾肾双补。故"补脾常须暖肾"的立论，既有理论根据，又有实践依据。后世治脾肾虚寒、五更泄泻的效方——四神丸，就是在许氏的这种论点的指导下拟制的。

许氏在补下焦肝肾的方剂中，又多配伍补中焦脾胃的药物，这是因为"精气必生于五谷"。如该书中治肝肾俱虚、精气不固的五味子丸，方中配有人参、白术等补脾药物，以谷气养精气。其遣方用药颇具匠心，师古而不泥古，善于运用前人制方法度，灵活化裁古方，创制新方，亦是许氏的主要成就之一。如他治疗肝虚受风、定魂扶正的真珠圆（丸），深受历代医家重视。该方系《金匮要略》酸枣仁汤化裁而来。《金匮要略》用酸枣仁为君，以补肝阴之虚，略加川芎调血养肝，茯苓、甘草培土生血以荣木，知母降火以除烦，这仅是平调土木之剂。而真珠圆（丸）则取真珠母、龙齿二味直入肝经以镇飞扬浮越之神魂，用枣仁、柏子仁补肝肾之阴虚，当归、地黄补血养肝，人参、茯神培土荣木，从而熔定魂与补虚于一炉，发展了前人理论，并在临床上取得了良好的效果。故清末名医张山雷在《中风诠》中亦对此方做出高度评价"近世平肝息风之法，知有珍珠母者，实自叔微此方开其端。"

临证中，许氏还能大胆细心地选用有毒药物，如生半夏、生南星、生白附之三生丸，治疗风痰瞑眩；用硫黄、水银之青金丹，治疗霍乱转筋；用砒石、豆豉之紫金丹，治疗哮喘气急等，为中医治疗急、重病症，提供了一定的经验。同时，他还重视病邪的性质，按其"喜""恶"选用药物。如治积，他提出"以所恶者攻之，以所喜者诱之，则易愈"，并列举"破砂、水银治肉积；神曲、麦糵治酒积；水蛭、虻虫治血积；木香、槟榔治气积；牵牛、甘遂治水积；雄黄、腻粉治涎积；礞石、巴豆治食积"。（《普济本事方·积聚凝滞五噎膈气》）

2. 博采众方，制药讲究

许氏本着务求效验之宗旨，勤求博采众方，而无门户之见。观《普济本事方》，除许氏经验方外，还采辑《伤寒论》《备急千金要方》《太平圣惠方》《太平惠民和剂局方》《海上方》《经效产宝》、庞安常《验方》、沈括《良方》等医籍的验方。并遍拾同朝医家用方，还注意搜集民间单验方。并将诸家验方，分隶于五脏诸病证中，每门都有方有证，有理有法，方以病汇，病有专方。

许氏十分讲究药物的道地和修治。认为治病用药"必土产之道地，炮制之精良"，否则投之不得效验，且有害于人。在《普济本事方》中专立治药制度总例，胪列一百多种药物的炮制方法，概示规范。

普济本事方序

医之道大矣！可以养生，可以全身，可以尽年，可以利天下与来世，是非浅识者所能为也。苟精此道者，通神明，夺造化，擅回生起死之功。则精神之运，必有默相于冥冥之中者，岂可谓之艺与技术为等耶？窃疑上古之时，如岐伯辅黄帝，伊尹相商王，皆有方书以瘳民瘼，迨及后世。周有和缓，秦有扁鹊，汉有仓公，魏有华佗，宋有徐文伯，唐有孙思邈，又皆神奇出人意表，肯望踵蹑，代不乏人，自兹以往，其妙不传。间有能者，仅可一二数。何古人精巧如是，而今人之不逮也？予尝思之，古人以此救人，故天畀其道，使普惠含灵。后人以此射利，故天啬其术，而不轻畀予，无足疑者。余年十一，连遭家祸，父以时疫，母以气中。百日之间，并失怙恃。痛念里无良医，束手待尽；及长成人，刻意方书，誓欲以救物为心。杳冥之中，似有所警。年运而往，今逼桑榆。谩集己试之方及所得新意，录以传远，题为《普济本事方》。孟启有《本事诗》，杨元素有《本事曲》，皆有当时事实。庶几观者见其曲折也。余既以救物为心，予而不求其报。则是方也，乌得不与众共之。

卷第一

中风肝胆筋骨诸风

真珠圆 治肝经因虚，内受风邪，卧则魂散而不守，状若惊悸。真珠母大于常珠，形状不一。

真珠母未钻真珠也，三分，研如粉，同碾 当归洗去芦，薄切，焙干后秤 熟干地黄酒洒，九蒸九曝，焙干。各一两半 人参去芦 酸枣仁微炒，去皮，研 柏子仁各一两，研 犀角镑为细末 茯神去木 沉香 龙齿各半两

上为细末，炼蜜为圆，如梧子大，辰砂为衣。每服四五十圆，金银薄荷汤下，日午夜卧服。

独活汤

独活黄色如鬼眼者，去芦，洗，焙，秤 羌活去芦 防风去钗股 人参去芦 前胡去苗，净洗 细辛华阴者，去叶 五味子拣 沙参 白茯苓去皮 半夏曲 酸枣仁微炒，去皮，研 甘草各一两，炙

上为粗末。每服四大钱，水一盏半，生姜三片，乌梅半个，同煎至八分，去滓，不拘时候。

绍兴癸丑，予待次四明。有董生者，患神气不宁，每卧则魂飞扬，觉身在床而神魂离体，惊悸多魇，通夕无寐，更数医而不效，予为诊视。询之曰："医作何病治？"董曰："众皆以为心病。"予曰："以脉言之，肝经受邪，非心病也。肝经因虚，邪气袭之，肝藏魂者也，游魂为变。平人肝不受邪，故卧则魂归于肝，神静而得寐。今肝有邪，魂不得归，是以卧则魂扬若离体也。肝主怒，故小怒则剧。"董欣然曰："前此未之闻，虽未服药，已觉沉疴去体矣，愿求药法。"予曰："公且持此说与众医议所治之方，而徐质之。"阅旬日复至，云："医遍议古今方书，无与病相对者。"故予处此二方以赠，服一月而病悉除。此方大抵以真珠母为君，龙齿佐之，真珠母入肝经为第一，龙齿与肝相类故也。龙齿虎睛，今人例作镇心药，殊不知龙齿安魂，虎睛定魄，各言类也。东方苍龙，木也，属肝而藏魂；西方白虎，金也，属肺而藏魄。龙能变化，故魂游而

不定；虎能专静，故魄止而有守。予谓治魄不宁者，宜以虎睛；治魂飞扬者，宜以龙齿。万物有成理而不说，亦在夫人达之而已。

星附散 治中风虽能言，口不喎斜，而手足𤺺曳，脉虚浮而数，风中腑也。盖风中脉则口眼喎斜；风中腑则肢体废；风中脏则性命危。凡风中腑宜汗而解。

天南星_{大者} 半夏_{二味薄切，姜汁浸透} 黑附子_{炮裂，去皮脐} 白附子_{炮微黄} 川乌_{灰火炮裂，去皮尖用} 白僵蚕_{去丝嘴，炒} 没药_{别研入药} 人参_{去芦} 白茯苓_{去皮，以上各等分}

上为粗末。每服二钱，水酒各一盏，同煎至八分，去滓，热服，二三服汗出瘥。顷在桐庐，有人患此证，三投此药得汗，手足能举。

二生散 治体虚有风，外受寒湿，身如在空中。

生附子_{去皮脐} 生天南星_{各等分}

上二味，㕮咀。每服四大钱，水一盏半，生姜十片，漫火煎至八分去滓服。戊午年予在新安有此疾，张医博士发授此方，三服愈。_{煎不熟有大毒，令人发肿增病。}

救急稀涎散 治中风忽然昏若醉，形体昏闷，四肢不收，风涎潮于上，膈气闭不通，宜用救急稀涎散。

猪牙皂角_{四挺，肥实不蛀者，去黑皮} 晋矾_{光明者，一两}

上细末研匀，轻者半钱，重者三字匕，温水调灌下，不大呕吐，但微微冷涎出一二升便得惺惺，次缓而调治，不可便大段，亦恐过伤人。孙兆方。

胜金圆 治中风同前证。

猪牙皂角_{二两，捶碎，水一升，同生薄荷一处捣取汁，漫火熬成膏} 生薄荷_{半斤} 瓜蒂末_{一两} 藜芦末_{一两} 朱砂_{半两，研}

上将朱砂末二分，与二味末研匀，用膏子搜和圆如龙眼大，以余朱为衣，温酒化一圆，甚者二圆，以吐为度，得吐即省，不省者不可治。

《必用方》论中风无吐法，引金虎碧霞为戒。且如卒暴涎生，声如引锯，牙关紧急，气闭不行，汤药不能入，命在须臾者，执以无吐法，可乎？但不当用银粉药，恐损脾坏人四肢尔。予每用此二方，每每有验。

拒风丹 治一切风。

川芎_{四两} 防风_{去钗股者，一两半} 天麻_{去芦，一两} 甘草_{一两，炙} 细辛_{去叶，三钱半} 荜茇_{半两}

上细末，炼蜜和杵，每两作一十圆，每服一粒，细嚼，荆芥汤或温酒下。

寻常些小伤风，头痛鼻塞，项强筋急，皆可服。予家常合，老幼所须之药。

世言气中者，虽不见于方书，然暴喜伤阳，暴怒伤阴，忧愁不意，气多厥逆，往往多得此疾，便觉涎潮昏塞，牙关紧急，若概作中风候，用药非止不相当，多致杀人。元祐庚午，母氏亲遭此祸，至今饮恨。母氏平时食素，气血羸弱，因先子捐馆忧恼，忽一日气厥，牙噤涎潮，有一里医便作中风，以大通圆三粒下之，大下数行，一夕而去，予常痛恨！每见此证，急化苏合香圆四五粒，灌之便醒，然后随其虚实寒热而调治之，无不愈者。经云：无故而喑，脉不至，不治自已。谓气暴逆也，气复则已。审如是，虽不服药亦可。

苏合香圆 疗传尸，骨蒸，殗殜，肺痿，痎疟，鬼气，卒心痛，霍乱吐利，时气鬼魅，瘴疟，赤白暴利，瘀血月闭，痃癖下肿，惊痫，鬼忤中人，小儿吐乳，大人狐狸等病。

苏合香油一两，入安息香膏内　白术二两　丁香二两　朱砂研，水飞，二两　木香二两　白檀剉，二两　薰陆香别研，二两　沉香二两　乌犀镑屑，二两　荜茇二两　安息香二两，别为末，用无灰酒一升熬膏　香附子去毛，二两　诃藜勒煨，去核，二两　龙脑研，一两　麝香研，二两

上为细末，入研药匀，用安息香膏并炼白蜜和剂。每服旋圆如梧桐子大，早朝取井华水，温冷任意，化服四圆，老人小儿可服一圆，温酒化服亦得，并空心服之，用蜡纸裹一圆如弹子大，绯绢袋盛，当心带之，一切邪神不敢近。去龙脑，名麝香苏合圆，治一切冷气胸膈噎塞，肠中虚鸣，宿饮不消，余证并同。

范子默记：崇宁中凡两中风，始则口眼㖞斜，次则涎潮闭塞，左右共灸十二穴得气通，十二穴者，谓听会、颊车、地仓、百会、肩髃、曲池、风市、足三里、绝骨、发际、大椎、风池也。依而用之，无不立效。

灸中风十二穴

听会二穴，在耳微前陷者中，张口有穴，耳前陷中动脉宛宛中，侧卧张口取之。治耳聋，耳中状如蝉声，牙车脱臼。日可灸五壮至三七壮止，十日报灸即愈，忌动风、生冷、猪鱼等物。《灸经》云：日灸五壮至七壮止，可经十日许，还依前灸之。慎冷食。

颊车二穴，在耳下曲颊端陷中，侧卧张口取之。治牙关不开，口噤不语，失音，牙车疼痛，颔颊肿，颈强不得回顾。日灸七壮至七七壮止，灸如大麦，忌如常法。

地仓二穴，挟口吻傍四分外，如近下有脉微微动，跷脉手阳明之交。若久

患风，其脉亦有不动者。治偏风口㖞，目不得开，失音不语，饮食不收，水浆漏落，眼睛动不止。病左治右，病右治左，日灸二七壮，重者七七壮。艾炷如粗钗脚大，若炷太大，口转㖞，却灸承浆七七壮即愈。面并热食、房事等忌如常。

百会穴，在头顶中宛宛陷中。治小儿脱肛久不瘥、风痫、中风角弓反张、口吐涎沫。可灸七壮至七七壮。头顶皮肤浅薄，凡灸不过七七壮。

肩髃穴，在肩端两骨间陷者宛宛中，举臂取之。治偏风半身不遂，热风瘾疹，手臂挛急，捉物不得，挽弓不开，臂细无力，筋骨酸疼。可七壮至二七壮。若偏风不遂，可七七壮止。

曲池二穴，臂相连处，以手拱胸取之，纹尽处是穴。治偏风半身不遂，刺风瘾疹，筋缓捉物不得，挽弓不开，屈伸难。可灸三壮。《针灸经》云：日灸七壮至二百壮且停，十余日更下火，还至二百壮罢。云云。

风市即中渎，二穴，在髀骨外膝上五寸分肉间陷中。治寒气客于分肉之间，痛攻上下，筋痹不仁。可灸五壮。

三里二穴，在膝下三寸䯒外廉两筋间，举足取之。治胃中寒，心腹胀满，胃气不足，闻食臭肠鸣，腹痛食不化，此穴诸病皆治，及疗食气水气，蛊毒痃癖，四肢肿满，膝胻酸痛，目不明，五劳七伤，胸中瘀血，乳痈。可灸三壮，人年三十以上，皆宜灸此穴。日灸七壮至一百壮止。

绝骨一穴，在足外踝上四寸。治风痹不仁，膝胻酸痛。可灸三壮。

发际，即神庭穴，在直鼻上额入发际五分。治癫疾风痫，戴目上下不识人，及头风目眩，鼻出清涕不止，惊悸不得安寝。可灸二七壮至七七壮止。凡疗风，灸多即伤，惟宜七壮至三七壮，针即发狂。

大椎一穴，在项后第一椎上陷中。治五劳七伤，颈项强不得回顾，风劳食气。灸以年为壮。或曰日灸七壮至七七壮。

风池二穴，在脑后入发际陷中。治颈项痛不得回顾，腰伛偻引项，筋无力不收，可灸七壮。

元府中一宗人得疾，逾年不瘥，谒医于王思和，绎思和具脉状云：病因惊恐，肝脏为邪，邪来乘阳明之经，即胃是也；邪盛不畏胜我者，又来乘肺，肺缘久病气弱，全无能，受肝凌侮，其病时复头眩，瘛疭搐搦，心胞伏涎，久之，则害脾气，要当平肝气使归经，则脾不受克；脾为中州土，主四肢一体之事，脾气正则土生金，金旺则肺安矣。今疾欲作时，觉气上冲者，是肝侮肺，肺不受侮，故有此上冲；肝胜则复受金克，故搐搦也。以热药治之，则风愈甚；以冷药治，则气已虚。肺属金，金为清化，便觉脏腑不调，今用中和温药，抑肝补脾，渐可安愈。今心忪，非心忪也，胃之大络，名曰虚里，络胸膈及两乳间，虚而有痰则动，更须时发一阵热者，是其候也。服下三方，一月而愈。思和名医，寓仪真时，人少知者，后至都下，声名籍甚，为医官，政和中度为黄冠，终蕊珠侍宸。

续断汤

续断洗，剉，焙干　杜仲剉如豆，炒令黑　肉桂去粗皮，不见火　防风去钗股　甘草炙　牛膝洗净，剉，焙，酒浸一宿，再焙　白茯苓去皮　细辛去叶　人参去芦　当归洗，去芦，薄切，焙干　白芍药各一两　川芎洗　秦艽去芦，洗　川独活黄色如鬼眼者，去芦，洗，焙，秤　熟地黄酒洒，九蒸九曝，焙干，秤。各三两

上为细末。每服二钱，水一盏，生姜三片，枣一个，同煎至七分，空心食前稍热服。

山蓣圆

山蓣　人参去芦　沙参洗　远志去心，剉，洗，炒黄色　防风去钗股　真珠母未钻真珠，研如粉　紫石英研，水飞　茯神去木　虎骨各一两。酥涂炙焦黄，酒或羊脂亦可　虎睛一对，酒浸，切，焙　龙齿粘舌者　五味子拣　丹参洗　石菖蒲去须，洗　华阴细辛去叶。各一分

上为细末，炼蜜为圆，梧子大。每服三十圆至五十圆，金银薄荷汤下，食后临卧。

独活散

川独活黄色如鬼眼者，去芦，洗，焙，秤　白术　白茯苓去皮　秦艽洗，去芦　葳蕤洗　柏子仁研　甘草炙。各一两　犀角镑　川椒去目并合口，微火炒地上出汗　熟干地黄酒洒，九蒸九曝，焙干，秤　枳实汤浸，洗去瓤，薄切，麸炒　白芷不见火　官桂去粗皮，不见火。各半两　人参去芦，一分

上为细末。每服二钱，水一盏，生姜三片，枣一个，同煎至七分，不拘时候服。

地黄酒　治风在肝脾，语謇脚弱，大便多秘。

熟干地黄酒洒，九蒸九曝，焙干，秤，四两　附子炮去皮尖　茵芋去梗，剉，炒用　羌活去芦　防风去钗股　芎劳各一两　石斛洗去根，二两　丹参二两半　牛蒡根二两半　牛膝酒浸，水洗，焙　杜仲去皮，剉如豆，炒令黑　桂枝不见火。各一两半　大麻子去皮，一升

上细剉，入绢袋盛宽贮之，用无灰酒一斛五升，封渍七日，逾日空心食前饮一盏，常醺勿令吐。

防风汤 治中风内虚，脚弱语謇。

石斛洗，去根，一两半　熟干地黄酒洒，九蒸九曝，焙干，秤　杜仲去皮，剉，如豆，炒令黑　丹参各一两一分　防风去钗股　川芎洗　麦门冬用水浥，去心　桂枝不见火　川独活黄色如鬼眼者，去芦，洗，焙，秤。各一两

上为粗末。每服五钱，水一大盏半，枣二枚，同煎八分，去滓温服。

竹沥汤 治中风入脾肝，经年四肢不遂，舌强语謇。

威灵仙去苗，洗　附子炮制，去皮脐　桔梗炒　防风去钗股　蔓荆子拣　枳壳去穰，细切，麸炒黄　川芎洗　当归洗去芦，薄切，焙，秤。各等分

上为粗末。每服四钱，水一盏，竹沥半盏，生姜三片，同煎至八分，去滓温服，日三四。忌茗。

防己汤 治久风邪入肝脾二经，言语不传。

汉防己　防风去钗股　桂心不见火　附子炮裂，去皮脐。各半两　威灵仙去苗，洗，三分　麻黄半两，去节

上为粗末。每服四钱，水一盏，引子半盏，煎至七分，去滓温服，日三四。引子用竹沥、荆沥、地黄汁各一盏，姜汁半盏，和匀用。

上四方庞先生传。

木瓜煎 治筋急项强不可转侧。

宣州木瓜二个，取盖去穰　没药二两，研　乳香一分，乳钵坐水盆中，研

上二味，纳木瓜中，用盖子合了，竹签定之，饭上蒸三四次，烂研成膏子。每服三五匙，地黄酒化下，生地黄汁半盏，无灰上醅二盏和之，用八分一盏，热暖化膏。

有人患此病，自午后发，黄昏时定。予曰："此患必先从足起。《经》言：十二经络，各有筋，惟足少阴之筋，自足至顶，大抵筋者肝之合也。日中至黄昏，天之阳，阳中之阴也。又曰：阳中之阴，肺也，自离至兑，阴旺阳弱之时。故《灵宝毕法》云：离至乾，肾气绝而肝气弱，肝肾二脏受阴气，故发于是时。"予授此方，三服而愈。

同官歙丞张德操，常言其内子昔患筋挛，脚不能屈伸者逾年，动则令人持抱求医于泗水杨吉老。吉老云：此筋病也，宜服下三方，服一年而愈。

地黄圆春夏服之　治筋极，养血。

熟干地黄酒洒，九蒸九曝，焙干，秤，十分　顽荆一分　山茱萸五分，连核　地肤子　黑狗脊炙，去毛净，剉，焙　白术　干漆炒令烟出　蛴螬干炒　天雄炮，去皮　车前子各三分　萆薢　山芋　泽泻　牛膝酒浸，水洗，焙干。各一两

上为细末，炼蜜和杵，圆如梧子大。每服五十圆，温酒下，空心夜卧服。

羚羊角汤秋服之　治筋痹肢节束痛。

羚羊角镑　肉桂不见火　附子炮，去皮脐　独活黄色如鬼眼者，去芦，洗，焙，秤。各一两三钱半　白芍药　防风去钗股，炙　芎劳各一两

上为粗末。每服三大钱，水一盏半，生姜三片，同煎至八分，取清汁服，日可二三服。

乌头汤冬服之　治寒冷湿痹，留于筋脉，挛缩不得转侧。

大乌头炮，去皮脐　细辛去叶　川椒去目并合口，微炒，地上出汗　甘草炙　秦艽洗，去芦　附子炮，去皮脐　官桂不见火　白芍药各等分　干姜炮　白茯苓　去皮　防风去钗股，炙　当归去芦，薄切，焙干。各一两　川独活黄色如鬼眼者，去芦，洗，焙，秤，一两三钱半

上为粗末。每服三钱，水一盏半，枣二个，同煎至八分，去滓，空心食前服。

凡中风用续命、排风、风引、竹沥诸汤，及神精丹、茵芋酒之类，更加以灸，无不愈者。然此疾积习之久，非一日所能致，皆大剂久而取效。《唐书》载王太后中风，暗默不语，医者蒸黄耆数斛以熏之得瘥，盖此类也。今人服三五盏，便求效责医也，亦速矣。孟子曰：七年之病，三年之艾。久而后知尔。

小续命汤并增损法

附子半两，炮，去皮脐　防风一两半，去钗股　黄芩去皮　麻黄去根节　桂去皮，生用　甘草炙　人参去芦　防己　白芍药　芎劳　杏仁浸汤，去皮尖，以上各一两

上为粗散。每服五钱，水二盏，姜五片，煎一盏，去滓，非时温服。若骨节烦痛有热者，去附子，倍芍药；精神恍惚者，加茯苓、远志各一两；烦心多惊者，加犀角半两；骨间冷痛者，倍用桂附；呕逆腹胀者，倍人参，加半夏一两；躁闷大便涩者，去附子，倍芍药，入竹沥一合煎；若脏寒下利者，去防己、黄芩，倍附子合前成一两，加白术一两。

排风汤

白鲜皮去心，洗，焙，秤　芍药洗，焙　桂去皮，不见火　防风去钗股　当归洗，焙　川芎洗，焙　甘草炙　杏仁浸汤去皮尖及双仁者，麸炒令黄　白术各二两　茯神

去皮、木　麻黄去根节　独活去芦，洗，焙，秤，以上各一两

上件同为末。每服三钱，水一盏半，姜三片，煎至八分，去滓，非时温服。

小风引汤

防风去钗股　独活去芦，洗，焙，秤　细辛去叶　川芎洗，焙　五味子拣　白茯苓去皮　人参去芦　白芍药　白术　甘草炙

上一十味，等分为末。每服三钱，水一盏，姜三片，杏仁五个去尖拍碎同煎等分，非时，去滓温服，如加麻黄、苁蓉、附子、当归、羚羊角五物等分，即**大风引汤**也。

《千金方》竹沥汤

竹沥二升　生葛汁一升　生姜汁三合

上三味，相和温暖，分三服，平旦、日晡、夜各一服。

《必用方》竹沥汤

秦艽去土，剉　独活黄色如鬼眼者，去芦，洗，焙，秤　防风洗，剉　附子炮，去皮脐，剉如指大。各一两

上四味，以水四盏，煎至二盏，入生地黄汁、淡竹沥各半盏，煎至四五沸，去滓。分四服，适温热服，空心日午临卧服。病势去，即以他药扶持，未愈再作。近世贵人用之，多有神效。

增损茵芋酒

茵芋叶　川乌炮，去皮　石楠叶　防风去钗股　川椒去目，微炒出汗　女萎　附子炮，去皮脐　细辛去叶　独活黄色如鬼眼者，去芦，洗，焙，秤　卷柏去根　肉桂去皮　天雄炮，去皮脐　秦艽去土　防己以上各一两　踯躅花二两　当归去芦，洗，酒浸，切，焙，二两　生干地黄二两　芍药一两

上一十八味，㕮咀，酒二斗渍之。冬七日，夏三日，春秋各五日，初服一合，渐增之，以知为度，令酒气相续。

太一神精丹　治客忤霍乱，腹痛胀满，尸疰恶风，癫狂鬼语，蛊毒妖魅，癥瘕积聚，温疟积久，百方不瘥，但是一切恶毒，无所不治。

丹砂元州、麻阳大块有墙壁者　雌黄柳州叶子者　雄黄武都水窟通明如鸡冠者，先油煎九日九夜，三味以酽醋浸之　曾青潼川飞乌如蚯蚓屎、如黄连者佳，用好酒铜器渍，纸密封，曝百日，急用五日亦可，无日以火暖之　磁石各四两　金牙二两半

上六味，各捣罗如粉。以酽醋拌，使干湿得所，内土釜中，六一泥固济勿令泄气，候干，用铁三脚子用泥作三个柱子亦妙，随釜之大小，高不过一尺五寸，

其下置火约三斤，以渐益之，常及五斤，只在合底，不得过口，以五日火不绝为度。火尽，极冷水浸干泥令透，然后出之。药飞凝釜上，白如雪者为最，五色者佳，三色者次，下者一色。药飞不尽，与火如前。以雄鸡翼随多少扫取研匀，枣膏圆如黍粒，平旦空腹浆饮下一圆，病甚加至二圆。口噤者以物斡开，不可开者，琢去两齿，药下即治。男左女右，绛囊带九刀圭，小儿系头上，辟瘴毒恶时气射工。小儿患，苦酒和之，涂方寸纸着儿心腹上。

土釜，捣好甘土，绢筛，水和，纸筋作泥，随药多少为釜，阴三十日，曝三十日，日夕番转，内釜糠中，四向土栏拥之，令糠周遍釜上下各七寸，从下焚之五日夜，去灰待冷，取拭令净，醋和黄丹如稀粥，扫其中厚一分，始入药，诸大丹皆用此釜，一具数十回用，不动。

或用瓦盆两枚，随其大小，用六一泥涂之。六一泥用赤石脂、牡蛎、滑石、矾石、黄矾各二两，取酸醋以足为度，先作甘土泥，各别裹五药作团，令勿泄气，火烧三日，出火破团各捣筛，然后与蚯蚓屎、卤土各二两，以醋和如稠粥，涂瓦盆中。无卤土以盐代之。《指迷方》中六一泥法，亦可参用。

铁弹圆 治一切瘫痪风。

乳香以乳钵坐水盆中研　没药各一两　五灵脂拣如鼠屎者，四两

上先将乳香、没药于阴凉处，当风细研，更用研了麝香一钱，将下一味为细末，然后同前二味再碾令匀，滴水为圆如弹子大。瓷合收，每服一粒，薄荷酒磨下，日三服。

黑神圆

草乌头不去皮，生用　五灵脂拣如鼠屎者。各等分

上为末，六月六日滴水为圆，如弹子大。四十岁以下分六服，病甚一圆分二服，薄荷酒磨下，觉微麻为度。

定风饼子 治风客阳经，邪伤腠理，背脊强直，口眼㖞斜，体热恶寒，痰厥头痛，肉瞤筋惕，辛颊鼻渊，及酒饮过多，呕吐涎沫，头目眩晕，如坐车船。常服解五邪伤寒，辟雾露瘴气，爽慧神志，诸风不生。

天麻　川乌去皮尖　南星　半夏　川姜　川芎　白茯苓　甘草各等分，并生

上细末，生姜汁为圆，如龙眼大，作饼子，生朱为衣。每服一饼，细嚼，热生姜汤下，不拘时候，熙丰间王丞相常服，预防风疾神验。

茯神散 治胆虚冷，目眩头疼，心神恐畏，不能独处，胸中满闷。

茯神一两，去木　远志去心　防风去钗股　细辛去叶　白术　前胡去苗，洗

人参去芦　桂心不见火　甘菊花去萼梗　熟干地黄酒洒九蒸九曝，焙干，秤。各三分　枳壳半两，去穰，麸炒黄

上为细末。每服三钱，水一盏，生姜三片，同煎至六分，温服，不拘老幼皆宜服。

鳖甲圆　治胆虚不得眠，四肢无力。

鳖甲淡醋煮，去裙膜，洗，酸醋炙黄，秤　酸枣仁微炒，去皮，研　羌活去芦　黄芪蜜水涂，炙　牛膝浸酒，水洗，焙干　人参去芦　五味子拣。各等分

上为细末，炼蜜杵，圆如梧子大。每服三四十圆，温酒下。

补胆防风汤　治胆虚目暗，喉痛唾数，眼目眩冒，五色所障，梦见被人讼，恐惧，面色变青。

防风十分，去钗股　人参六分，去芦　细辛五分去叶　芎藭　甘草炙　茯神去木　独活黄色如鬼眼者，去芦，洗，焙，秤　前胡各八分，去苗，净洗

上为粗末。每服四大钱，水一盏半，枣二个，煎至八分去滓，食前服。

人参散　治胆虚常多畏恐，不能独卧，如人捕状，头目不利。

人参去芦　枳壳去穰，细切，麸炒黄　五味子拣　桂心不见火。各三分　柏子仁研　熟干地黄酒洒，九蒸九曝，焙干。各一两　山茱萸连核　甘菊花去萼梗　茯神去木　枸杞子各三分

上为细末。每服二钱，温酒调服。

醒后头虚晕发热方　治肝厥状如痫疾，不醒，呕吐。

麻黄去根节　钩藤取皮　石膏雪白硬者，不煅　干葛　半夏曲　柴胡去苗，洗　甘草炙　枳壳去穰，麸炒黄　甘菊花去萼梗。各等分

上为粗末。每服四钱，水一盏半，生姜三片，枣一个，同煎至八分，去滓温服。

卷外

灸中风口眼㖞斜不正者。家藏方

上于耳垂下麦粒大灸三壮，左引右灸，右引左灸。

防风散　治头目不清，神志不爽，常服去风明目。

防风去芦头　川芎　香白芷　甘菊花　甘草炙

上各等分，为细末。每服二钱，荆芥汤调下，食后。

乌香散 治阳虚上攻，头项俱痛不可忍者。

细辛_{去叶土} 新茶芽_炒 草乌头_{大者，去皮尖，炮裂，切如麻豆大，碎，盐炒。各}等分

上件咬咀。每服二钱，入麝香末半钱，水一盏半，煎至八分，去滓温服，不拘时候。《海上方》茶芽四两，细辛、草乌各二两，或为细末，每服一大钱，茶清调下，临卧或食后。

卷第二

心小肠脾胃病

宜远志圆 治因惊语言颠错，不能服温药。

远志<small>去心，洗，剉，炒令黄色</small> 南星 白附子<small>炮，微黄</small> 白茯苓<small>去皮</small> 人参<small>去芦</small> 酸枣仁<small>微炒，去皮研。各半两</small> 金箔<small>五片</small> 朱砂<small>水飞，半两，入麝香少许同研</small>

上为细末，炼蜜圆如梧子大，朱砂为衣。每服三十圆，薄荷汤下，食后临卧服。

茯神散

茯神<small>去木</small> 熟干地黄<small>酒洒，九蒸九曝，焙干，秤</small> 白芍药 川芎 当归<small>洗，去芦，薄切，焙干</small> 白茯苓<small>去皮</small> 桔梗<small>炒</small> 远志<small>去心，洗，剉，炒令黄色</small> 人参<small>去芦，以上各一两</small>

上为细末。每服二钱，水一盏，灯心、枣同煎至七分，不拘时候。

宋明远教授母，七十四岁。因戎马惊疾如上证，服此二方得力。

宁志膏

人参<small>去芦，一两</small> 酸枣仁<small>微炒，去皮，研，一两</small> 辰砂<small>水飞，半两</small> 乳香<small>一分，以乳钵坐水盆中，研</small>

上为细末，炼蜜和杵，圆如弹子大。每服一粒，薄荷汤化下。

予族弟妇，缘兵火失心，制此方与之，服二十粒愈。亲识多传去，服之皆验。

惊气圆 治惊忧积气，心受风邪，发则牙关紧急，涎潮昏塞，醒则精神若痴。

附子<small>炮，去皮脐</small> 南木香 白僵蚕<small>去丝嘴，炒</small> 花蛇<small>酒浸，去皮、骨，炙</small> 橘红 天麻<small>去芦</small> 麻黄<small>去根节。各半两</small> 干蝎<small>一两，去毒</small> 紫苏子<small>一两，淘洗</small> 天南星<small>洗浸，薄切片，姜汁浸一夕，半两</small> 朱砂<small>水飞一分，留少许作衣</small>

上为末，入研脑麝少许，同研极匀，炼蜜杵，圆如龙眼大。每服一粒，金银薄荷汤化下，温酒亦得。

此予家秘方也。戊申年，军中一人犯法，褫衣将受刃，得释，神失如痴，予与一粒，服讫而寐，及觉，病已失矣。江东提辖张载扬，其妻因避寇，失心已数年，予授此方，不终剂而愈。又黄山沃巡检彦，其妻狂厥者逾年，更十余医而不验，予授此方，去附子加铁粉，亦不终剂而愈。铁粉非但化涎镇心，至如摧抑肝邪特异若多恚怒，肝邪太盛，铁粉能制伏之。《素问》言：阳厥狂怒，治以铁落饮。金制木之意也，此亦前人未尝论及。

辰砂远志圆　安神镇心，治惊悸，消风痰，止头眩。

石菖蒲去须，洗　远志去心，洗，剉，炒令黄色　人参去芦　茯神去木　川芎　山芋　铁粉　麦门冬水浸去心　天麻　半夏曲　南星剉，骰子大，麸炒黄　白附子生。各一两　细辛去叶　辰砂水飞。各半两

上为细末，生姜五两，取汁，入水煮糊，圆如绿豆大，别以朱砂为衣，干之。每服三五十粒，夜卧生姜汤送下，小儿减圆服。

茯苓圆

辰砂水飞　石菖蒲去须，洗　人参去芦　远志去心，洗，剉，炒令黄色　茯神去木　白茯苓去木　真铁粉　半夏曲　南星羊胆制。各等分

上为细末，生姜四两，取汁，和水煮糊，圆如梧子大，别用朱砂为衣，干之。每服十粒，加至三十粒，夜卧生姜汤下。上二方，医官都君予常用以疗心疾，良验。

火府丹　治心经热，小便涩，及治五淋。

生干地黄二两　木通削去粗皮，剉，研细末，秤入　黄芩去皮。各一两

上为细末，炼蜜杵，圆梧子大。每服三十粒，木通煎汤下。此药治淋涩脐下满痛。

壬戌年，一卒病渴，日饮斛水，不食者三月，心中烦闷，时已十月，予谓必心经有伏热，与此丹数服，五十粒，温水下。越二日，不觉来谢，云：“当日三服渴止，又次日三服，饮食如故。”此本治淋，用以治渴，信知用药要在变通也。

七珍散　开胃养气进食。

人参去芦　白术　黄芪蜜水涂，炙　山芋　白茯苓去皮　粟米微炒　甘草各一两，炙

上为细末。每服二钱，水一盏，姜枣同煎，至七分。如大故不思饮食，加白扁豆一两蒸用，名八珍散。

予制此方，温平不热，每有伤寒疟疾中暑，得差之后，用此以调脾胃，日三四服，十日外饮食倍常。

曲术圆 治脾元久虚，不进饮食，停饮胁痛。

神曲十两，微炒　白术五两　干姜炮　官桂去粗皮，不见火。各三两　吴茱萸汤浸七次，焙　川椒去目并合口，微炒，地上出汗。各二两

上为细末，薄糊圆如梧子大。每服三五十圆，生姜汤下，食前稍空腹。有饮，加半夏曲二两。癸亥中，予作数剂自服，饮食倍进。

白术汤 和气调中进食。

白术　厚朴去粗皮，生姜汁炙　桂心不见火　桔梗炒　干姜炮　人参去芦　当归洗，去芦，薄切，焙干　茯苓去皮　甘草炙。以上各等分

上为粗末。每服四钱，水一盏半，枣二个，同煎至八分去滓，不拘时候。庞老方。

二神圆 治脾肾虚弱，全不进食。

破故纸四两，炒香　肉豆蔻二两，生

上为细末，用大肥枣四十九个，生姜四两，切片同煮，枣烂去姜，取枣剥去皮核用肉，研为膏，入药和杵，圆如梧子大。每服三十圆，盐汤下。

有人全不进食，服补脾药皆不验，予授此方，服之欣然能食。此病不可全作脾虚。盖因肾气怯弱，真元衰劣，自是不能消化饮食，譬如鼎釜之中，置诸米谷，下无火力，虽终日米不熟，其何能化？黄鲁直尝记服菟丝子，净淘酒浸曝干，日抄数匙以酒下，十日外饮啖如汤沃雪，亦知此理也。

温脾散

舶上茴香炒香　青皮去皮　陈艾　缩砂仁　桔梗炒　香白芷不见火　厚朴去粗皮，生姜汁炙。各一两　木香　白术　香附麸炒，舂去皮。各半两　甘草一两半，炙　红豆　良姜　麦蘖　干葛各三两

上为细末。每服一钱，水一盏半，枣一个，煎至七分，食前温服。

肺肾经病

枣膏圆 肺之积名曰息贲，在右胁下大如杯，令人洒淅寒热，喘嗽，发痈疽。

葶苈去芦，隔纸炒香　陈橘皮去白　桔梗炒。各等分

上先以下二味为末，入葶苈研匀，煮肥枣肉和圆，如梧子大。每服五七圆，饮下。予尝患停饮，久积肺经，食已必嚏，渐喘觉肺系急，服此良验。

五味子圆 平肺气补虚消饮。

五味子拣，二两　桂心不见火　大杏仁北来者，去皮尖，微炒　青皮去白　细辛去叶　人参去芦　槟榔煨。各一两　干姜炮　附子炮，去皮脐。各半两

上为细末，炼蜜圆如梧子大。每服三四十圆，酒或汤下，空心食前日三服。

葶苈圆 定喘急肺积。

苦葶苈一两一分，隔纸炒香　当归洗去芦，薄切，焙干　肉桂去粗皮，不见火　白蒺藜去角炒　干姜炮　川乌头炮去皮尖　吴茱萸汤浸，焙七次　大杏仁去皮尖，微炒　鳖甲淡醋煮去裙膜，净洗，酸醋炙黄　茯苓去皮　人参去芦。各半两　槟榔一两

上为细末，煮枣肉和杵，圆如梧子大。每服二三十圆，姜枣汤下，日三四服，不拘时候。

紫金丹 治多年肺气喘急，响嗽晨夕不得眠。

信砒一钱半，研，飞如粉　豆豉好者，一两半，水略润少时，以纸浥干，研成膏

上用膏子和砒同杵极匀，圆如麻子大。每服十五圆，小儿量大小与之，并用腊茶清极冷吞下，临卧以知为度。

有一亲表妇人，患十年，遍求医者皆不效，忽有一道人货此药，谩赠一服，是夜减半。数服顿愈，遂多金丐得此方。予屡用以救人，恃为神异。

细辛汤 治肺虚实不调，鼻塞多涕，咽中有涎而喘，项强筋急或痛。

细辛去叶　半夏曲　茯苓去皮　桔梗炒。各四钱　桂枝去皮，不见火，三钱　甘草二钱，炙

上为粗末。每服四钱，水二盏，生姜四片，蜜半匙，同煎至七分，温服，日三服。

升麻汤 治肺痈吐脓血作臭气，胸乳皆痛。

川升麻　桔梗炒　薏苡仁　地榆　牡丹皮　芍药　子芩刮去皮。各半两　甘草三分，炙

上细剉粗末，每服一两，水一升半，煎至五合去滓，日二三服。

五灵圆 治肺喘久而成息贲。

五灵脂拣如鼠屎者，二两半　木香半两　马兜铃去壳，炒，一分　葶苈苦者，隔纸炒香，一分

上为细末，枣肉和圆如梧子大。每服二十圆，生姜汤下，日三服。

脾恶湿，肾恶燥，如硫黄附子钟乳炼丹之类，皆刚剂，用之人以助阳补接真气则可，若云补肾，则正肾所恶者。古人制方益肾，皆滋润之药。故仲景八味圆，本谓之肾气圆，以地黄为主，又如肾沥汤之类，皆正补肾经也。近世盛行香茸圆可补肾经，亦有数方具于后，肾沥汤具下版。

道人深师增损肾沥汤 治风虚劳损挟毒，脚弱疼痹或不随；下焦虚冷，胸中微有客热，心虚惊悸，不得眠，食少失气味，日夜数过，心烦迫不得卧，小便不利又时复下，病似此者，服无不瘥，随宜增损之方。

黄芪蜜炙 肉苁蓉洗，酒浸，焙干，秤 赤石脂 地骨白皮去心 磁石火煅，醋淬八九次 枳实去穰，麸炒，剉 防风去钗股 龙骨粘舌者 芍药 麦门冬水浥去心，焙，秤 人参去芦 熟干地黄九蒸九曝干，秤 茯神去木 当归水洗，酒浸一宿，切，焙 甘草炙 远志去心，洗，剉，炒黄色。各一两 桂心去皮，不见火 芎劳各二两 生姜四两 五味子拣，三合 半夏一升，汤洗七次，去滑 白羊肾一具 大枣三十枚，去核，《胡洽方》无黄芪以下八味并半夏，有黄芩为十五味

上二十三味，咬咀。以水二斛煮羊肾，取汁一斛二升，纳诸药煮取四升，分为五服。不利下者，除龙骨、赤石脂；小便涩，以赤茯苓代茯神，加白术三两；多热，加黄芩一两；遗溺，加桑螵蛸二十枚。

蔡太师所服香茸圆

鹿茸酥炙黄，燎去毛 熟干地黄酒洒，九蒸九曝，焙干，秤。各二两 肉苁蓉酒浸，水洗，焙干 破故纸炒香 附子炮，去皮脐 当归洗去芦，薄切，焙干，秤。各一两 麝香一钱 沉香半两

上为末，入麝研匀，炼蜜杵，圆如梧子大。每服三五十圆，空心用盐汤下。

又方

鹿茸二两，酥炙黄，燎去毛 沉香 白芍药 人参去芦 熟干地黄酒洒，九蒸九曝，焙干，秤 苁蓉酒浸，水洗，焙干 牛膝酒浸，水洗，焙干 泽泻 大附子炮，去皮脐 当归洗去芦，薄切，焙干，秤。各一两 生干地黄一两 麝香一钱

上为细末，酒糊圆如梧子大。每服五十圆，盐酒盐汤下。

又方

熟干地黄酒洒，九蒸九曝，焙干，秤，五两 菟丝子四两，酒浸，曝干，用纸条子同碾，别末 鹿茸三两，酥炙黄，燎去毛 附子二两，炮，去皮脐 沉香一两

上为细末，入麝香半钱，炼蜜杵，圆如梧子大。每服三十圆至五十圆，盐酒或盐汤下。

椒附散

治肾气上攻，项背不能转侧。

大附子一枚，六钱以上者，炮，去皮脐，末之

上每末二大钱，好川椒二十粒，用白面填满，水一盏半，生姜七片，同煎至七分，去椒入盐，通口空心服。

一亲患项筋痛，连及背胛不可转，服诸风药皆不效。予尝忆千金髓有肾气攻背项强一证，予处此方与之，两服顿差。自尔与人皆有验。盖肾气自腰夹脊上至曹谿穴，然后入泥丸宫。曹谿一穴，非精于般运者不能透，今逆行至此不得通，用椒以引归经则安矣。萧气上达，椒下达。诗言："椒聊且"，"贻我握椒"。皆此意也。

曹谿穴，即风府穴是也，在项发际上一寸大筋内宛宛中。治头痛颈项急，不得回顾，针入三分，禁不可灸，不幸使人失音。道家般运有夹脊双关图，令精气逆流，朝会于泥丸宫，泥丸即顶心是也，名百会穴，是第一。

麋茸圆 治肾经虚，腰不能转侧。

麋茸一两，酥炙黄，燎去毛，无即以鹿茸代　舶上茴香半两，炒香　菟丝子酒浸，曝干，用纸条子同碾，取末，一两

上为末，以羊肾二对，法酒煮烂去膜，研如泥，和圆如梧子大，阴干，如肾膏少，入酒糊佐之。每服三五十圆，温酒盐汤下。

戊戌年八月，淮南大水，城下浸灌者连月，予忽脏腑不调，腹中如水吼数日，调治得愈。自此腰痛不可屈折，虽颊面亦相妨，服遍药不效，如是凡三月。予后思之，此必水气阴盛，肾经感此而得，乃灸肾腧三七壮，服此药瘥。

肾腧二穴，在第十四椎下两傍相去各一寸五分，与脐平。治虚劳羸瘦，耳聋，肾虚，水脏久冷，心腹膨胀，两胁满引，少腹急痛，目视𥉂𥉂，少气溺血，小便浊出精，阴中疼，五劳七伤虚惫，脚膝拘急，足寒如冰，头重身热振栗，腰中四肢淫泺，洞泄食不化，身肿如水，灸以年为壮。《针灸经》云：针入三分，留七呼，灸三壮。

地黄圆 治肾虚或时脚肿，兼治脾元。

熟地黄酒洒，九蒸九曝，焙干，秤，二两半　肉苁蓉酒浸，水洗，焙干　白茯苓去皮　泽泻各三两　桂枝不见火　附子炮，去皮脐。各半两　五味子三两，拣　黄芪独茎者，蜜水涂，炙，一两

上为细末，炼蜜杵，圆如梧子大。每服四十圆至五十圆，空心酒下，食

前再服。

青盐圆 治肾虚及足膝无力。

茴香三两，炒香　菟丝子四两　干山药二两　青盐一两

上将菟丝子洗淘，无灰酒浸，日中煎七日，冬天近火煨之，曝干别末，将余药末和匀，酒糊圆如梧子大。每服三五十圆，盐酒盐汤下。予顷常服数年，壮力进食。有一妇人足軃曳，因服此药，久之履地如故。

补益虚劳方

五味子圆 治肝肾俱虚，收敛精气，补真戢阳，充悦肌肤，进美饮食。

五味子拣　川巴戟酒浸，去心　肉苁蓉酒浸，水洗，焙干　人参去芦　菟丝子酒浸，曝干，用纸条子同碾，为末　熟地黄酒洒，九蒸九曝，焙干，秤　覆盆子　白术　益智仁炒　土茴香炒香　骨碎补洗去毛　白龙骨　牡蛎盐泥固济干，火烧通赤，去泥用，以上各等分

上为细末，炼蜜杵，圆如梧子大，焙干。每服三十圆，空心食前米饮下，日二三服。

人参圆 此药补精气止汗。平补五脏虚羸，六腑怯弱，充肌肤进饮食。

人参去芦　山芋　白术　白茯苓去皮　石斛去根，净，洗，细剉，酒炒　黄芪蜜水涂，炙，取头末　五味子拣。各一两

上为细末，炼蜜圆如梧子大。每服三十圆，空心食前饮下，久服不热，尤宜少年。

双和散 补血益气，治虚劳少力。

黄芪蜜涂，炙　熟地黄酒洒，九蒸九曝，焙干，秤　当归洗去芦，薄切，焙干　川芎各一两　白芍药二两半　官桂去粗皮，不见火　甘草炙。各三分

上为粗末。每服四大钱，水一盏半，生姜三片，肥枣一个，煎至八分，去滓服。予制此方，只是建中四物二方而已，每伤寒疟疾中暑大疾之后，虚劳气乏者，以此调治皆验，不热不冷，温而有补。

黑锡圆 此丹阳慈济真方。

黑铅　硫黄各三两

谓如硫黄与黑铅各用三两，即以黑铅约八两，铫内镕化，去滓且净尽，倾净地上，再于铫内熔以皮纸五重，撮四角如箱模样，倾黑铅在内，揉取细者于

绢上，罗过大抵即损绢，须连纸放地上，令稍温，纸焦易之，下者居上，将粗铅再熔再揉再罗，取细者尽为度，秤重三两，即以好硫黄三两研细拌铅沙令匀，于铫内用铁匙不住搅，须文武火不紧不漫，俟相乳入倾在净砖上。

舶上茴香炒香　附子炮去皮脐　胡芦巴微炒　破故纸炒香　川楝肉去核微炒　肉豆蔻各一两　巴戟去心　木香　沉香各半两

上将砂子研细，余药末研匀入碾，自朝至暮，以黑光色为度，酒糊圆如梧子大，阴干，布袋内揉令光莹。如丈夫元脏虚冷，真阳不固，三焦不和，上热下冷，夜梦鬼交，觉来盗汗，面无精光，肌体燥涩，耳内虚鸣，腰背疼痛，心气虚乏，精神不宁，饮食无味，日渐瘦悴，膀胱久冷，夜多小便；妇人月事愆期，血海久冷，恶露不止，赤白带下，及阴毒伤寒，面青舌卷，阴缩难言，四肢厥冷，不省人事，急用枣汤吞一二百圆，即便回阳，命无不活。俱是一切冷疾，盐酒盐汤空心吞下三四十圆，妇人艾醋汤下。此药大能调治荣卫，升降阴阳，安和五脏，洒陈六腑，补损益虚，回阳返阴，功验神圣。

石斛散　治虚劳羸瘦乏力可食，倦怠多惊畏。

石斛四钱，去根，净洗，细剉，酒炒　牛膝酒浸，水洗，焙干　柏子仁去皮，研　五味子拣　远志去心苗，洗，剉，炒黄色　木香　杏仁去皮尖，炒令香熟　肉苁蓉酒浸，水洗，焙干　诃子肉炮　青橘皮去白　柴胡去苗，净洗　人参去芦　熟地黄酒洒，九蒸九曝，焙干，秤。各三钱　茯苓四钱，去皮　甘草二钱，炙　干姜一钱，半炮　神曲碎，炒　麦蘖各六钱

上为细末。每服二钱，米饮调下，食前，日二三服。

八仙丹　治虚损，补精髓，壮筋骨，益心智，安魂魄，令人悦泽，驻颜轻身，延年益寿，闭固天癸。

伏火朱砂　真磁石　赤石脂　代赭石　石中黄　禹余粮五味并火煅醋淬　乳香乳钵坐水盆中，研　没药各一两

上为细末，匀研极细，糯米浓饮圆如梧子大，或如豆大。每服一粒，空心盐汤下。有人年几七旬，梦漏羸弱，气惙惙然，虚损，得此方服之，顿尔强壮，精气闭固，饮食如旧。予常制自服，良验。

头痛头晕方

川芎散　治风眩头晕。

山茱萸_{一两}　山蓣　甘菊花_{去萼梗}　人参_{去芦}　茯神_{去木}　小川芎_{各半两}

上细末。每服二钱，酒调下，不拘时候，日三服，不可误用野菊。_{庞先生方}

钩藤散　治肝厥头晕，清头目。

钩藤　陈皮_{去白}　半夏_{汤浸洗七遍，薄切，焙干}　麦门冬_{略用水浥去心}　茯苓_{去皮}　茯神_{去木}　人参_{去芦}　甘菊花_{去萼梗}　防风_{去钗股。各半两}　甘草_{一分，炙}　石膏_{一两，生}

上为粗末。每服四钱，水一盏半，生姜七片，煎八分，去滓，温服。

宜玉真圆　治肾气不足，气逆上行，头痛不可忍，谓之肾厥，其脉举之则弦，按之石坚。

硫黄_{二两}　石膏_{硬者不煅，研}　半夏_{汤浸七次。各一两}　硝石_{一分，研}

上为细末，研匀，生姜汁糊圆如梧子大，阴干。每服三十圆，姜汤或米饮下，更灸关元穴百壮，《良方》中硫黄圆亦佳。

关元穴　在脐下三寸，小肠之募，脾经肝经肾经三阴之会，又名下纪。治脐下疠痛，小便赤涩，不觉遗沥，或小便处痛如散火状，或溺血暴疝痛，脐下结血，状如覆杯，转胞不得尿，妇人带下瘕聚，因产恶露不止，月脉断绝，下经冷，可灸三百壮。

硫黄圆_{沈存中方}　治头痛。

硫黄_{二两，研细}　硝石_{一两}

上，水圆如指头大。空心腊茶嚼下。

予中表兄，病头风二十余年，每发头痛如破，数日不食，百方不能疗。医田滋见之，曰：老母病此数十年，得一药遂愈。就求之，得十圆，日服一枚。十余日，滋复来，云：头痛平日食何物即发？答云：最苦饮酒食鱼。滋取鱼酒令恣食。云：服此药十枚，岂复有头痛耶？如其言食之，竟不发，自此遂差。予与滋相识数岁，临别以此方见遗。陈州怀医有此药圆，如梧桐子大，每服十五圆，着腊懵冒者冰冷水服，下咽即豁然清爽，伤冷即以沸艾汤下。

《素问》云："头痛巅疾，下虚上实，过在足少阴巨阳，甚则入肾。徇蒙招摇，目瞑耳聋；下实上虚，过在足少阳厥阴，甚则入肝。"下虚者肾虚也。故肾厥则头痛；上虚者肝虚也，故肝虚则头晕。徇蒙者，如以物蒙其首，招摇不定，目眩耳聋，皆晕之状也。故肝厥头晕，肾厥巅痛不同如此，治肝厥，钩藤散在前。

治气虚头疼方

大附子一个，剜去心，全蝎二个，入在内，以取附子末，同钟乳一分，面少许，水和裹炮熟，都碾为末，以焦黄为度，葱茶调下一钱或半钱。甚效。

又方

大川芎二个，剉作四片　大附子一个，和皮生为末

上以水和附子末如面剂，裹芎作四处，如附子末少，入面少许，裹毕，以针穿数孔子，用真脑麝熏有穴处，内香再捻合穴子，如未觉内有香，即再熏一炷，细罗灰，用铫子内热灰炮熟末之。每服半钱，葱茶调下，不拘时候。右泗医杨吉老二方，神良。

又方

好川芎半两为末，每服二钱，腊茶清调下，甚捷。曾有妇人产后头痛，一服愈。

白芷圆　治气虚头晕。

白芷不见火　石斛去根，净洗，细剉，酒炒　干姜炮。各一两半　细辛去叶　五味子拣　厚朴姜汁炙　茯苓去皮　肉桂去粗皮，不见火　防风去钗股　甘草炙　陈皮各一两，去白　白术一两一分

上为细末，炼蜜圆如梧子大。每服三十圆，清米饮下，不饥不饱服。

乡人邵致远，年八十有三，有此疾，得此方，数服即愈。渠云杨吉老传。

白附子散　治风寒客于头中，偏痛无时，久之牵引两目，遂致失明。

白附子一两，炮　麻黄不去节　川乌炮去皮尖　南星各半两，炮　全蝎五个，去毒　干姜炮　朱砂水飞　麝香各一分

上为细末。酒调一字服之，去枕少时，此方见《必用方》。

庚寅年，一族人患头痛不可忍，一服即差。

羚羊角散　治一切头旋，本因体虚风邪乘于阳经，上注于头面，遂入于脑，亦因痰水在于胸膈之上，犯大寒使阳气不行，痰水结聚，上冲于头目，令头旋。

羚羊角镑　茯神去木。各一两　芎䓖　防风去钗股　半夏汤洗七次　白芷不见火　甘草炙。各半两　枳壳去穰，细剉，麸炒　附子炮，去皮脐。各三分

上为粗末。每服四钱，水一盏半，生姜半分，漫火煎至七分，去滓，不拘时候温服。

养正丹　治虚风头旋，吐涎不已。

黑铅　水银　舶上硫黄水飞　朱砂各一两，水飞

上用建盏一只，火上熔铅成汁，次下水银，用柳枝子打匀，取下放少时，下二味末打匀令冷，取下研为粉，用米饮圆或用枣肉圆，如梧子大。每服三十

粒，盐汤下。此药升降阴阳，补接真气，非止头旋而已。

黑龙圆 治一切中风头疼。

天南星　川乌各半斤，黑豆熏三次　石膏半斤　麻黄去根节　干薄荷各四两藁本去芦，洗　白芷不见火。各二两　京墨一两半

上为细末，炼蜜杵，圆如弹子大。每服一圆，薄荷茶汤嚼下。

卷第三

风寒湿痹白虎历节走注诸病

续断圆 治风湿四肢浮肿，肌肉麻痹，甚则手足无力，筋脉缓急。宜续断圆。都君予方。

川续断洗，椎去节，剉，焙　萆薢　当归洗，去芦，薄切，微炒　附子焙，去皮脐　防风去钗股　天麻各一两　乳香乳钵坐水盆中，研　没药各半两　川芎三分

上为细末，炼蜜圆如梧桐子大。每服三四十圆，酒或饮下，空心食前。

增损续断圆 治荣卫涩少，寒湿从之，痹滞关节不利而痛者。杨吉老方。

川续断洗，推去筋，剉，焙　薏苡仁　牡丹皮　山芋　桂心不见火　白茯苓去皮　黄芪蜜炙　山茱萸连核　石斛去根，净洗，细剉，酒炒　麦门冬用水泡去心。各一两　干地黄九蒸九曝，焙干，秤，三两　人参去芦　防风去钗股，炙　白术炮　鹿角胶各七钱

上为细末，炼蜜圆如梧子大。每服三四十圆，温酒下，空心食前。

川乌粥法 治风寒湿痹，麻木不仁。

川乌生，去皮尖，为末

上用香熟白米作粥半碗，药末四钱，同米用漫火熬熟，稀薄，不要稠，下姜汁一茶脚许，蜜三大匙，搅匀，空腹啜之，温为佳。如是中湿，更入薏苡仁末二钱，增米作一中碗服。

此粥大治手足四肢不随，痛重不能举者，有此证预服防之。左氏云："风淫末疾。"谓四肢为四末也，脾主四肢，风邪客于肝则淫脾，脾为肝克，故疾在末。谷气引风湿之药，径入脾经，故四肢得安，此阳剂极有力。予常制此方以授人，服者良验。

薏苡仁散 治湿伤肾，肾不养肝，肝自生风，遂成风湿，流注四肢筋骨，或入在肩髃，肌肉疾痛，渐入在指中。

薏苡仁一两　当归洗去芦，薄切，焙干　小川芎　干姜炮　甘草炙　官桂去粗皮，不见火　川乌炮，去皮尖　防风去钗股　茵芋去梗，剉，炒用　人参去芦　羌活

去芦　白术　麻黄去根节　独活黄色如鬼眼者，洗去芦，焙，秤。各半两

上为细末。每服二钱，空心临卧酒调下，日三服。

芎附散　治五种痹，腿并臂间发作不定，此脾胃虚，卫气不温分肉，为风寒湿所着。

小川芎　附子炮，去皮脐　黄芪蜜炙　白术　防风去钗股　当归洗去芦，薄切，焙干　熟干地黄酒洒，九蒸九曝，焙，秤　桂心不见火　柴胡去苗，净洗　甘草炙。各等分

上为粗末。每服四钱，水一盏半，生姜三片，枣一个，同煎至七分，去滓，食前日三服。常服不生壅热，兼消积冷。

麝香圆　治白虎历节，诸风疼痛，游走无定，状如虫啮，昼静夜剧，及一切手足不测疼痛。

川乌大八角者三个，生　全蝎二十一个，生　黑豆二十一粒，生　地龙半两，生

上为细末，入麝香半字，同研匀，糯米糊为圆，如绿豆大。每服七圆，甚者十圆，夜卧令膈空，温酒下，微出冷汗一身，便差。

予得此方，凡是历节及不测疼痛，一二服便差。在歙川日，有一贵家妇人，遍身走注疼痛，至夜则发，如虫啮其肌，多作鬼邪治。予曰：此正历节病也，三服愈。

麻黄散　历节宜发汗。

麻黄一两一分，去根节　羌活一两，去芦　黄芩三分，去皮　细辛真华阴者去叶　黄芪各半两，蜜炙

上为粗末。每服五钱，水二盏，煎至八分，去滓温服，接续三四服，有汗畏风。

茵芋圆　治历节肿满疼痛。

茵芋去梗，剉用　朱砂水飞　薏苡仁各一分　牵牛子一两半　郁李仁半两，去皮尖，微炒

上为细末，炼蜜杵，圆如梧子大，轻粉衮为衣。每服十圆至十五圆至二十圆，五更初温水下，到晚未利，可再一二服，快利为度，白粥将息。

牛蒡子散　治风热成历节，攻手指，作赤肿麻木，甚则攻肩背两膝，遇暑热或大便秘即作。

牛蒡子三两，隔纸炒　新豆豉炒　羌活各一两，去芦　干生地黄二两半　黄芪一两半，蜜炙

上为细末。汤调二钱服，空心食前，日三服。此病多胸膈生痰，久则赤肿，附着肢节，久而不退，遂成厉风，此孙真人所预戒也，宜早治之。厉风，即怒厉贼风伤于五脏也。《千金方》第八卷贼风第三篇中载：皆云五脏虚寒，厉风所损，随其病状，各有灸治甚详。

蓖麻法　治厉风手指挛曲，节间疼不可忍，渐至断落。

蓖麻去皮　黄连剉，如豆。各一两

上以小瓶子入水一升同浸，春夏三日，秋冬五日，后取蓖麻子一粒，擘破，面东以浸药水吞下，平旦服，渐加至四五粒，微利不妨，水少更添，忌动风物，累用得效神良。

柏叶散　治厉风。

柏叶　麻黄去根节　山栀子去皮　枳壳去穰，剉，麸炒　羌活去芦　羊肝石白蒺藜炒，去角　升麻　子芩去皮　防风去钗股　牛蒡子隔纸炒　荆芥穗　茺蔚子大黄湿纸裹，甑上蒸。各半两　苦参一两　乌蛇一条酒浸，去皮骨，焙干

上为细末。每服二钱，温水调下，日七八服。庞老方。

绿灵散　治肺毒疮，如大风疾。

用桑叶洗熟蒸日干为末。水调二钱服，日四五，无时。出《经验方》。

趁痛圆　治走注历节，诸风软痛，卒中倒地，跌扑伤损。

草乌头三两，不去皮尖　熟地黄酒洒，九蒸九曝，焙干　南星炮　半夏曲　白僵蚕去丝、嘴　乌药各半两，并日干

上为细末，酒糊圆如梧子大，日干。每服五七粒，空心夜卧温酒下。如跌扑痛，用姜汁和酒研十数粒搽之；如卒中倒地，姜汁茶清研五六圆，灌下立醒。大知禅师方。

乌头圆　治宿患风癣，遍身黑色，肌体如木，皮肤粗涩及四肢麻痹，宜服乌头圆。

草乌头一斤，入竹笋子内以水浸，用瓦子于笋内，就水中泷洗，如打菱角法，直候泷洗去大皮及尖，控起令干，用麻油四两，盐四两，入铫内炒令深黄色，倾出油，只留盐并乌头，再炒令黑色，烟出为度，取一枚劈破，心内如米一点白恰好也，如白多再炒，趁热杵罗为末，用醋糊圆如梧子大，干之。每服三十圆，空心晚食前，温酒下。

真州资福文雅白老，元祐间有此疾，服数年，肌体黑黵顿除，脚力强健，视听不衰。有一宗人，遍身紫癜风，身如墨，服逾年，体悦泽，教予服之，亦

得一年许，诸风疹疮皆除，然性差热，虽制去毒，要之五七日作乌豆粥啜之为佳。

乌豆粥载《豫章集》十九卷中

大乌豆一升，隔宿洗净用七升水浸，明日入油一升，炭火煅至晚，当糜烂，可煮三升米，极熟下豆，入白糖一斤和匀，入生姜棋子四两，啜之。

风痰停饮痰癖嗽

化痰圆 治停痰宿饮。

半夏汤洗七次，别末 人参去芦 白茯苓去皮 白术 桔梗切作小块，姜汁浸。各一两 枳实去穰，麸炒 香附子麸炒，舂去皮 前胡去苗，净洗 甘草炙。各半两

上细末，用半夏姜汁煮糊圆如梧子大。每服三四十圆，姜汤下。

三生圆 治中脘风涎痰饮，眩瞑呕吐酸水，头疼恶心。

半夏二两 南星 白附子各一两

上并生为末，滴水圆如梧子大，以生面衮衣，阴干。每服十圆至二十圆，生姜汤下。

旋覆花汤 治心腹中脘痰水冷气，心下汪洋嘈杂，肠鸣多唾，口中清水自出，胁肋急胀，痛不欲食，此胃气虚冷所致。其脉沉弦细迟。

旋覆花拣去梗 细辛去叶 橘皮去白 桂心不见火 人参去芦 甘草炙 桔梗炒 白芍药 半夏汤洗七次。各半两 赤茯苓三分，去皮

上为粗末。每服四钱，水一盏半，生姜七片，煎至八分，去滓温服。

槟榔圆 治心下停饮冷痰，头目晕眩，睡卧口中多涎。

槟榔三分 丁香一分，不见火 半夏汤洗七次，一两 细辛去叶 干姜炮 人参各半两，去芦

上为细末，姜汁煮糊圆如梧子大。每服二三十圆，姜汤下，日三服。

干姜圆《圣惠方》 治酒癖停饮吐酸水。

干姜炮 葛根 枳壳去穰，剉，麸炒 橘红 前胡去苗，净洗。各半两 白术夏曲各一两 甘草炙 茱萸汤泡七次，焙。各一分

上为细末，炼蜜圆如梧子大。每服三十圆，用饮下。甲寅年服上二方有验。

芫花圆 治积聚停饮，痰水生虫，久则成反胃，及变为胃痈，其说在《灵枢》及《巢氏病源》。

芫花醋制干，秤，一两　干漆炒令烟尽　狼牙根　桔梗炒黄　藜芦炒　槟榔各半两　巴豆十个，炒微黑黄

上为细末，醋糊圆如赤豆大。每服二三圆，加至五七圆，食前姜汤下。

第六卷《病能论》云：黄帝问曰：人病胃脘痈者，诊当何如？岐伯对曰：诊此者当得胃脉，其脉当沉细。沉细者气逆，逆者人迎甚盛，甚盛则热。人迎者，胃脉也。逆而盛，则热聚于胃口而不行，故胃脘为痈也。

此方常服化痰消坚杀虫。予患饮癖三十年，暮年多嘈杂，痰饮来潮即吐，有时急饮半杯即止，盖合此证也。因读《巢氏病源论》酒癖云：饮酒多而食谷少，积久渐瘦，其病常思酒，不得酒则吐，多睡不复能食。是胃中有虫使然，名为酒癖。此药治之，要之须禁酒即易治，不禁无益也。

《巢氏病源论》第十九卷《论积聚癥瘕》中载：人之积聚癥瘕，皆由饮食不节，脏腑虚弱而生，久则成形云。

昔曾有人共奴俱患鳖瘕，奴死后腹中得一白鳖，有人乘白马来看此鳖，白马遗尿，随落鳖上，鳖即缩头及脚，寻以马尿灌之，即化为水。其主曰：吾将差矣。即服之，果得瘥。

予平生有二疾，一则脏腑下血，二则膈中停饮，下血有时而止，停饮则无时。始因年少时夜坐为文，左向伏几案，是以饮食多坠向左边，中夜以后稍困乏，必饮两三杯，既卧就枕，又向左边侧睡，气壮盛时，殊不觉。三五年后，觉酒止从左边下，漉漉有声，胁痛，饮食殊减，十数日必呕数升酸苦水，暑月只是右边身有汗，漐漐常润，左边病处绝燥，遍访名医及海上方服之，少有验。间或中病，只得月余复作，其补则如天雄、附子、矾石，其利则如牵牛、甘遂、大戟，备尝之矣。予后揣度之，已成癖囊，如潦水之有科臼，不盈科不行，水盈科而行也，清者可行，浊者依前渟滀，盖下无路以决之也。是以积之五七日必呕而去，稍宽数日复作。脾，土也，恶湿，而水则流湿，莫若燥脾以胜湿，崇土以填科臼，则疾当去矣。于是悉屏诸药，一味服苍术，三月而疾除。自此一向服数年，不吐不呕，胸膈宽，饮啖如故，暑月汗周身而身凉，饮亦当中下。前此饮渍其肝，目亦多昏眩，其后灯下能书细字，皆苍术之力也。其法苍术一斤，去皮切末之，用生油麻半两，水二盏，研滤取汁，大枣十五枚，烂煮去皮核研，以麻汁匀研成稀膏，搜和入臼熟杵，圆梧子大，干之。每日空腹用盐汤吞下五十圆，增至一百圆、二百圆，忌桃李雀鸽。初服时必膈微燥，且以茅术制之，觉燥甚，进山栀散一服，久之不燥矣。予服半年以后，只用燥烈味极辛

者，削去皮不浸极有力，亦自然不燥也。山栀散用山栀子一味，干之为末，沸汤点服。故知久坐不可伏向一边，时或运动，亦消息之法。

紫苏散 治肺感风寒作嗽。

紫苏叶　桑白皮洗净，蜜涂，炙黄　青皮去白　五味子拣　杏仁去皮尖，炒麻黄去节　甘草炙。各等分

上细末。每服二钱，水一盏，煎至七分，温服。

诃子汤 利膈去涎，思食止嗽。

诃子煨，去核　青皮去白　麦门冬水泡去心。各半两　槟榔四个　半夏三分，汤浸七次　甘草一分，炙

上为粗末。每服四钱，水二盏，生姜七片，同煎至七分，去滓温服，日二三服。

贝母汤 治诸嗽久不瘥。

贝母一两，去心，姜制半日，焙　黄芩生去皮　干姜生。各一两　陈皮去白　五味子各一两，拣　桑白皮洗净，蜜炙黄　半夏汤浸七次　柴胡去苗，净洗　桂心不见火。各半两　木香一分　甘草一分，炙

上为粗末。每服五钱，水一盏半，杏仁七个，去皮尖碎之，生姜七片，同煎至七分，去滓热服。黄师文云：戊申冬有姓蒋者，其妻积年嗽，制此方授之，一服差。以此治诸嗽，悉皆愈。

卷第四

反胃呕吐霍乱

附子散　治翻胃。

附子一枚极大者，坐于砖上，四面着火，渐渐逼热，淬入生姜自然汁中，再用火逼，再淬，约尽姜汁半碗，焙干末之，每服二钱，水一盏，粟米少许，同煎七分，不过三服。

鲫鱼散　治同上。

大鲫鱼一个，去肠留胆，纳绿矾末，填满缝口，以炭火炙令黄干，为末，每服一钱，陈米饮调下，日三服。

枇杷叶散　定呕吐利膈。

枇杷叶去毛　人参去芦。各一分　茯苓去皮，半两　茅根二分　半夏三分，汤浸七次

上细剉。每服四钱，水一盏半，生姜七片，漫火煎至七分去滓，入槟榔末半钱，和匀服之。庞老方。

白术散　食后多吐，欲作翻胃。

泽泻　白术　茯苓去皮。各等分

上为细末，每服一钱，汤调温服。

竹茹汤　治胃热呕吐。

干葛三两　甘草三分，炙　半夏三分，姜汁半盏，浆水一升煮，耗半

上粗末。每服五钱，水二盏，生姜三片，竹茹一弹大，枣一个，同煎至一盏，去滓温服。

胃热者，手足心热。政和中一宗人病伤寒，得汗身凉，数日忽呕吐，药与饮食俱不下，医者皆进丁香、藿香、滑石等药，下咽即吐。予曰：此正汗后余热留胃脘，孙兆竹茹汤政相当尔。亟治药与之，即时愈。《良方》槐花散亦相类。

槐花散　治热吐。

皂角去皮，烧令烟绝　　白矾熬　　槐花炒黄黑色　　甘草炙

上四味等分，为末。每服二钱，白汤调下。喜与李使君曾病呕，每食讫辄吐，如此两月，服反胃药愈甚，或谓有痰饮，投半夏旋覆之类，亦皆不验，幕下药判官授此方，服之即差。又有一老青衣久病呕，与服之又差。大凡吐多是膈热，热且生涎，此药能化胃膈热涎，特有殊效。

青金丹　治霍乱吐泻不止及转筋，诸药不效者，一粒治一人。

硫黄一两，研　　水银八钱

上二味，铫子内炒，柳木篦子不住搅匀，更以柳枝蘸冷醋频频洒，候如铁色，法如青金块方成，刮下再研如粉，留少半为散，余以粽子尖三个，醋约半盏，研稀稠得所，成膏和圆，如鸡头大，朱砂为衣。每服一圆，煎丁香汤磨化下，热服，如服散子，丁香汤调下一钱。伤寒阴阳乘伏，用龙脑冷水磨下，日二三服。

香灵圆　治呕吐不止。

丁香　　好辰砂研飞。各六钱　　五灵脂拣如鼠屎者，淘去沙石，日干，四钱

上香脂先细末，后入砂，再研匀，狗胆或猪胆为圆，如鸡头大，每服一圆，生姜橘皮汤磨下。

脏腑泄滑及诸痢

鞠荖圆　治脾胃中风湿，脏腑泄滑。

芎荖　　神曲碎炒　　白术　　附子炮，去皮脐。各等分

上为细末，用糊圆如梧子大。每服三五十圆，米饮下。

左氏述，楚子围萧，萧将溃，申叔展告还无社，曰：有麦曲乎？有山鞠荖乎？鞠荖，芎荖也。意欲令逃水中以避祸，是知芎荖能除湿。予尝加术附以制方，治脾湿而泄者，万无不中。此药亦治飧泄。《素问》曰：春伤于风，夏必飧泄，飧泄者，食谷不化。盖春木旺时，肝生风邪，淫于脾经，至夏饮冷当风，故多飧泄。此药尤宜。

陈曲圆　磨积止泄痢，治心腹冷痛。

陈曲一两半　　干姜炮　　官桂不见火　　白术　　厚朴去粗皮，姜汁炙　　人参去芦　　当归去芦，薄切，焙干　　甘草炙，各半两

上细末，炼蜜圆如梧子大。每服三四十圆，酒或淡醋汤下，空心食前，日

二服，发时不时增数。

木香圆　治冷气下泻。

木香半两　川乌生，去皮尖，一两

上细末，醋糊圆如梧子大。陈皮醋汤下三五十圆。

温脾汤　治痼冷在肠胃间，连年腹痛泄泻，休作无时，服诸热药不效，宜先取去，然后调治易差，不可畏虚以养病也。

厚朴去粗皮，姜制　干姜炮　甘草　桂心去皮，不见火　附子生，去皮脐。各半两　大黄生，四钱，碎切，汤一盏渍半日，搦去滓煎汤，时和滓下

上细剉，水二升半，煎八合后，下大黄汁再煎六合，去滓，澄去脚，不要晚食，分三服温服，自夜至晓令尽，不快，食前更以干姜圆佐之。

干姜圆

干姜炮　巴豆去心，炒黄，研　大黄湿纸裹，甑上蒸　人参各一钱，去芦

上除巴豆，余为末，同研，炼蜜圆如梧子大。服前汤时，用汤吞下一圆，米饮亦得。

有人因忧愁中伤，食结积在肠胃，故发吐利，自后至暑月，稍伤则发，暴下数日不已。《玉函》云：下利至隔年月日不期而发者，此为有积，宜下之。只用温脾汤尤佳，如难取，可佐以干姜圆，后服白术散。

白术散

白术　木香　附子炮，去皮脐　人参去芦。各等分

上细末。每服二钱，水一盏，生姜三片，枣一个，煎六分，温服。

灵砂丹　治积痢。

硇砂一分　朱砂一分，并研极细

上用黄蜡半两，巴豆三七粒，去壳皮膜，同于银石器内，重汤煮一伏时，候巴豆紫色为度，去二七粒，只将一七粒与前来二味同再研极匀，再熔蜡匮药，每旋圆绿豆大。每服三圆至五圆，水泻生姜汤下，白痢艾汤，赤白痢乌梅汤，服时须极空腹。服毕一时，方可吃食，临卧尤佳，次食淡粥一日。疟疾，乳香汤面东服，不发日晚间服。

此药不动气，服之泻者止，痢者断，疼者愈，有积者内化，亦不动脏腑。大凡痢有沉积者，不先去其积，虽安，暂安后必为害。尝记陈侍郎泾仲，庚戌秋过仪真求诊。初不觉有疾，及诊视，则肝脉沉弦，附骨取则牢。予曰：病在左胁有血积，必发痛。陈曰：诚如是。前此守九江被召，冒暑涉长江，暨抵行

朝，血痢已数日矣。急欲登对，医者以刚剂燥之，虽得止数日，脐下一块大如杯，不旬日如碗大，发则不可忍。故急请官祠以归，为之奈何？予曰：积痢不可强止，故血结于脐胁下，非抵当圆不可。渠疑而不肯服，次年竟以此终。抵当圆在第九卷中。

木香散 治诸痢。

木香半两，用黄连半两各剉，同炒用　甘草一两，炙　罂粟壳二两，生姜半两，碎，同炒

上细末，入麝少许研匀，陈米饮下二钱。佛智和尚传云：在关中尝合以济人，治血痢尤奇。

五味子散 治肾泄。

五味子二两，拣　吴茱萸半两，细粒绿色者

上二味同炒香熟为度，细末。每服二钱，陈米饮下。

顷年有一亲识，每五更初欲晓时，必溏痢一次，如是数月。有人云：此名肾泄，肾感阴气而然，得此方服之而愈。

诃子圆 治脾胃不和，泄泻不止，诸药不效。

诃子去核　川姜炮　肉豆蔻　龙骨　木香　赤石脂　附子炮，去皮脐

上并等分为细末，糊圆如梧子大。每服四十圆，米饮下。

卷第五

衄血劳瘵吐血咯血

茜梅圆　治衄血无时。

茜草根　艾叶各一两　乌梅肉焙干，半两

上细末，炼蜜圆如梧子大。乌梅汤下三十圆。

经云：天暑地热，经水沸溢。盖血妄行，阳胜阴也。鞠运若茂之尝苦此疾，予授此方令服，后愈。三黄散亦得。

三黄散

大黄一两，湿纸裹，甑上蒸　黄连半两，去须　黄芩去皮，半两

上细末，每服二钱，新水调下，蜜水亦得。

山栀子散

山栀子不拘多少，烧存性，末之，搐入鼻中，立愈。

蔡子渥传云：同官无锡监酒赵无疵，其兄衄血甚，已死，入殓血尚未止。偶一道人过门，闻其家哭，询问其由。道人云：是曾服丹或烧炼药，予有药用之。即括囊间出此药半钱匕，吹入鼻中立止，良久得活，并传此方。

治鼻衄过多，昏冒欲死方梅师方

用香墨浓研。点入鼻中。

天门冬圆　润肺安血止嗽。治吐血咯血。

天门冬一两，水浸去心　甘草炙　杏仁去皮尖，炒熟　贝母去心炒　白茯苓去皮　阿胶碎之，蛤粉炒成珠子。各半两

上细末。炼蜜圆如弹子大，含化一圆咽津，日夜可十圆。不拘时候。

黄芪散　因嗽咯血成劳，眼睛疼，四肢倦怠，脚无力。

黄芪蜜炙　麦门冬水浸，去心　熟地黄酒洒，九蒸九曝，焙，秤　桔梗炒。各半两　甘草一分，炙　白芍药半两

上粗末，每服四钱，水一盏半，姜三片，煎七分去滓，温服，日三服。

白扁豆散　治久嗽咯血成肺痿，多吐白涎，胸膈满闷不食。

白扁豆饭上蒸　生姜各半两　枇杷叶去毛　半夏汤浸七次　人参去芦　白术各一分　白茅根三分

上细剉，水三升，煎至一升。去滓。下槟榔末一钱，和匀分四服，不拘时候。

神传剪草膏　治劳瘵吐血损肺及血妄行。

剪草一斤，婺台州皆有，惟婺州者可用，状如茜草，又如细辛。每用一斤，洗净为末，入生蜜一斤，和为膏，以器盛之，不得犯铁，九蒸九曝，日一蒸曝。病人五更起，面东坐，不得语，用匙抄药和粥服，美服四匙，良久，用稀粟米饮压之。药冷服，粥饮亦不可太热，或吐或下，皆不妨。如久病肺损咯血，只一服愈，寻常咳嗽，血妄行，每服一匙可也。

有一贵人，其国封病瘵，其尊人尝以此方畀之，九日而药成。前一夕，病者梦人戒令翌日勿乱服药，次日将服之，为屋土坠器中不可服。再合既成，又将服，为猫覆器，又不可食。又再作未就，而是人卒矣。此药之异如此。若小小血妄行，一啜而愈。或云是陆农师夫人乡人艾孚先尝亲说此事，渠后作《大观本草》亦收入集中，但人未识，不若信尔。

眼目头面口齿鼻舌唇耳诸疾

羊肝圆　镇肝明目。

羖羊肝一具，新瓦盆中煿干，更焙之，肝若大只用一半　甘菊花去蕚梗　柏子仁研　羌活去芦　细辛去叶　官桂不见火　白术　五味子拣。各半两　黄连三分，去须

上细末，炼蜜圆如梧子大，空心食前，温水下三四十圆。

又方

白羖羊肝只用子肝一片，薄切，新瓦上煿干　熟地黄酒洒，九蒸九曝，焙干，秤一两半　车前子　麦门冬水浥去心　菟丝子酒浸，曝干，用纸条子同碾为末　蕤仁　决明子　泽泻　地肤子去壳　防风去钗股　黄芩刮净　白茯苓去皮　五味子拣　枸杞子　茺蔚子　杏仁大者，去皮尖，炒　细辛华阴者，去叶　苦葶苈炒令香　桂心不见火　青箱子以上各一两

上细末，炼蜜圆如梧子大，每服三四十圆，温水下，日三服，不拘时候。

张台卿尝苦目暗，京师医者，令灸肝俞，遂转不见物，因得此方服之遂明。有一男子内障，医治无效，因以余剂遗之，一夕灯下语其家曰：适偶有所见，如隔门缝见火者。及旦视之，眼中翳膜且裂如线。张云：此药灵，勿妄与人，

忽之无验。予隘之，且欲广其传也。

楮叶散

羌活去芦　川芎洗　旋覆花去梗，净　防风去钗股。各半两　甘草炙　苍术泔浸一夕，去皮，日干，不见火　楮叶自采不生楮子者　桑叶并八月采，阴干，秤，以上各一两　甘菊花　楮实　蝉退去头足　木贼各一分

上木臼中治为末，茶清调下二钱，早晚食后临卧各一服。

暴赤眼亦治，赤眼忌湿面及酒。楮叶须真无实者，余不堪。不尔，诸药悉无效，合时不得焙及犯铁器。予观此方，取楮叶必无实者，盖阴阳二物相匹配尔，有实者阳也，无实取叶者阴也。所以不得其真，诸药悉无效。

菊花散　治肝肾风毒热气上冲眼痛。

甘菊花　牛蒡子炒熟。各八两　防风三两，去钗股　白蒺藜一两，去刺　甘草一两半，炙

上细末，每服二钱，熟水调下，食后临卧服。

地黄圆　《素问》云：久视伤血。血主肝，故勤书则伤肝。主目昏，肝伤则自生风。热气上凑目，其昏亦甚。不可专服补药，须服益血镇肝明目药。

熟干地黄酒洒九蒸九曝，焙干，秤一两半　黄连一两，去须　决明子一两　没药别研　甘菊花　防风去钗股　羌活去苗　桂心不见火　光明朱砂各半两，水飞

上细末，炼蜜圆如梧子大，每服三十圆，熟水下，食后，日三服。

读书之苦，伤肝损目，诚然。晋范宁尝苦目痛，就张湛求方。湛戏之曰：古方宋阳子少得其术，以授鲁东门伯，次授左丘明，世世相传，以及汉杜子夏，晋左太冲，凡此诸贤，并有目疾，得此方云：用损读书一，减思虑二，专内视三，简外观四，旦晚起五，夜早眠六。凡六物，熬以神火，下以气筛，蕴于胸中。七日然后纳诸方寸，修之一时，近能数其目睫，远视尺箠之余，长服不已，洞见墙壁之外，非但明目，乃亦延年。审如是而行之，非可谓之嘲戏，亦奇方也。

治头风冷泪　庞安常二方。

甘菊　决明子各三分　白术　羌活去芦　川芎洗　细辛去叶　白芷不见火　荆芥穗各半两

上细末，每服一钱，温汤调下，食后，日三服。

又方

川芎洗　甘菊　细辛去叶　白术　白芷各一分，不见火

上细末，蜡圆如黍米大，夜卧纳二圆目中，一时辰换一圆。

荀牧仲顷年尝谓予曰：有一人视一物为两，医者作肝气有余，故见一为二，教服补肝药，皆不验，此何疾也？予曰：孙真人云，目之系上属于脑，后出于脑中。邪中于颈，因逢身之虚，其入深，则随目系入于脑。入于脑则转，转则目系急，急则目眩以转。邪中其睛，所中者不相比，则睛散，睛散则歧，故见两物也。令服驱风入脑药得愈。

犀角升麻汤 王检正希皋，昔患鼻额间痛，或麻痹不仁，如是者数年。忽一日连口唇颊车发际皆痛，不可开口，虽言语饮食亦相妨，左额与颊上常如糊急，手触之则痛。予作足阳明经络受风毒，传入经络，血凝滞而不行，故有此证。或者以排风、小续命、透冰丹之类与之，皆不效。予制此汤赠之，服数日而愈。

上等犀角镑，一两一分　真川升麻一两　防风去钗股　羌活去芦。各三分　白芷不见火　黄芩去皮　川芎洗　白附子炮。各半两　甘草炙，一分

上粗末，每服四大钱，水一盏半。煎至八分，去滓。通口服，食后临卧，日三四服。

足阳明胃也。经云：肠胃为市。又云：阳明多血多气。胃之中，腥膻五味，无所不纳，如市廛无所不有也。六经之中，血气俱多，腐熟饮食，故食之毒聚于胃，故此方以犀角为主，解饮食之毒也。阳明经络环唇挟口，起于鼻交頞中，循颊车上耳前，过客主人循发际至额颅。故王公所患，皆此一经络也。故以升麻佐之，余药皆涤除风热，升麻黄芩专入胃经，稍通医者，自能晓。

治鼻塞清涕出，脑冷所致方

通草　辛夷各半两　细辛去叶　甘遂　芎藭　桂心不见火　附子各一两，炮，去皮脐

上细末，蜜圆绵裹内鼻中，密封塞，勿令气泄，圆如大麻子，稍如微觉小痛，捣姜为圆，即愈。

此《千金》方也，治脑冷所致。此疾亦有脑热者，亦有肺寒者。《素问》云：胆移热于脑。则辛頞鼻渊。又曰：泣涕者脑也，脑渗为涕。又曰：肺之液为涕。其来各有由矣，当审详之。鼻渊者，浊涕下不止，清浊亦自异。

治肺风鼻赤酒渣方

老山栀为末，溶黄蜡等分，和为圆弹子大，空心茶酒嚼下。半月效。忌酒炙煿。

又方

用枇杷叶去毛，焙干末之，茶调下一二钱。日三服。

治心脾壅热，生木舌肿胀方

玄参　升麻　大黄湿纸裹，甑上蒸　犀角镑。各三分　甘草半两，炙

上细末，每服三钱，水一盏，煎至五分，温服，不拘时候。

治口生疮方

升麻一两一分　黄连三分，去须

上细末，绵裹含汁咽。

治食诸鱼骨鲠久不出方

皂角末少许吹鼻中，得鲠出，多秘此方。

玄参散　治悬痈肿痛不下食。

玄参一两　升麻　射干　大黄湿纸裹，甑上蒸。各半两　甘草一分，炙

上细末，每服三钱，水一盏，煎至七分，放温，时时含咽良验。

红绵散　治聤耳出脓。

白矾煅成白灰，每用一钱，入胭脂一字，研匀，用绵杖子缠去耳中脓及黄水尽，即别用绵杖子引药入耳中令到底，掺之即干。如壮盛之人，积热上攻，耳出脓水差。用无忧散、雄黄圆，泻三五行即差。

黄芪圆　治肾虚耳鸣。夜间睡着如打战鼓，觉耳内风吹，更四肢抽掣痛。

黄芪独茎者，去芦，一两，蜜炙　白蒺藜炒，瓦擦扬去细碎刺　羌活去芦。各半两　黑附子大者一个，炮，去皮脐　羖羊肾一对，焙干

上细末，酒糊圆如梧子大，每服三四十圆，空心晚食前，煨葱盐汤下。

地黄汤　治男子二十岁因疮毒后肾经热，右耳听事不真。每心中不意，则转觉重，虚鸣疼痛。

生干地黄二两半　桑白皮洗净，蜜炙黄，一两　磁石捣碎，水淘二三十次，去尽赤汁为度，二两　枳壳去瓤，细切，麸炒黄　羌活去芦　防风去钗股　黄芩去皮　木通去粗皮　甘草各半两，炙

上粗末，每服四钱，水一盏半，煎七分，去滓，日二三服，不拘时候。

黄芪汤　治口干烦躁生津液，不思食。

黄芪蜜炙　熟干地黄酒洒，九蒸九曝，焙干，秤　白芍药　五味子拣　麦门冬各三分，水浸去心　白茯苓一分，去皮　甘草炙，半两

上粗末，每服三钱，水一盏半，姜、枣、乌梅同煎，去滓服。

万病散，一名无忧散　此药凡病皆治，若诸风疾，生疮肿、疥癣，宣转三五行自愈。脏腑积冷壅滞，结为风劳，膀胱宿冷，脏腑衰败，面色萎黄，腹内

有癥癖气块，并有痔虫、蛔虫攻心腹俱痛，忽中伤寒脑痛，状似山岚时气瘟疫之疾，并须急服此药，宣转三五行自差，或中风口喝，不限时节下药，不问丈夫女人，语多謇滞，唾后口中涎出，但十日一服，不过三服永差。又患腰膝疼痛，拜跪艰难，久坐不得，吃食无味，但服一二服见功效。小儿疳痢脱肛者，量儿大小与半服已下，宣转三五行自差，丈夫女人久泄气痢，状似休息者，但服一服，搜出冷脓一二升，当日见效。此药不问春夏秋冬，老少冷热，疾患悉皆治之，任便别服诸药，无不效者。服药后全不似吃宣转药，并不困倦，不妨出入行步，服药后一两日便觉身轻目明，腰下如减十斤重物，顿思饮食，倍于常时，盖缘搜出脏腑中积滞蛊脓故也。无孕妇人久患血劳，萎黄无力者，亦可依方服食，功效不可具载。如有孕妇人，或过废晦，即不可服食，若疾未除，将息三二日后，再服取功效。

黄芪蜜炙　木通去粗皮，剉　桑白皮净洗，蜜炙黄　陈橘皮净洗　吴白术五物。各一两　木香半两，不见火　胡椒半两，以上七味并秤，同为细末，别作一贴　牵牛子五两，微炒，以不通手即止，勿令过热，杵罗取一两，头末别作一贴，余滓弃之

上每服用黄芪散二钱，牵牛子末二钱，拌合令匀。候天色晴明，三更初，以生姜一块拍碎，水一盏煎汤，先用小盏子调药顿服，后更以生姜汤送下。至平明时快宣转三两行，若有蛊脓下多不妨。应脏腑百病、诸风冷滞，悉皆出尽。宜后一日内吃白粥且补。

解毒雄黄圆　解毒，治缠喉风及急喉痹，或然倒仆，失音不语，或牙关紧急，不省人事。

雄黄水飞，一分　郁金一分　巴豆去皮、膜、心、油，二七粒

上为末，醋煮面糊为圆，如绿豆大，用热茶清下七圆，吐出顽涎，立便苏醒，未吐再服。如至死者心头犹热，灌药不下，即以刀尺铁匙斡开口灌之，但药下喉咙，无有不活。吐泻些小无妨。又治上膈壅热，痰涎不利，咽喉肿痛，赤眼痛肿。一切毒热，并宜服之。如小儿患喉咽赤肿，及惊热痰涎壅塞，服二圆或三圆，量儿大小加减。

卷外

治重舌方
五灵脂一两，去砂石，为末，用米醋一大碗同煎，遂旋漱之。

卷第六

诸嗽虚汗消渴

杏酥散 治嗽。

杏仁去皮、尖　款冬花　前胡　半夏汤浸七次，薄切，焙　五味子拣　麻黄去根节　柴胡去苗，洗　桑白皮蜜炙黄　人参去芦　桔梗炒。各等分

上细末，每服三钱，水一盏半，生姜五片，同煎七分，通口服。

柏子仁圆 戢阳气，止盗汗，进饮食，退经络热。

新柏子仁研　半夏曲各二两　牡蛎坩埚子内火煅，用醋淬七次，焙　人参去芦　麻黄根漫火炙，拭去汗　吴白术　五味子拣。各一两　净麸半两，漫火炒

上八味为末，枣肉圆如梧子大，空心米饮下三五十圆，日二服，得效减一服，好愈即住。作散调亦可。

牡蛎散 治虚劳盗汗不止。

牡蛎坩埚子内煅，醋淬七次，焙　麻黄根漫火炙，拭去汗　黄芪蜜炙，等分

上细末，每服二钱，水一盏，煎至七分，温服。

防风汤 治风虚多汗恶风。

防风五分，去钗股　泽泻　牡蛎炒　桂枝不见火。各三分

上细末，每服二钱，食后酒调下。

又方

白术　防风去钗股。各一两　牡蛎三分，炒如粉

上细末，酒调二钱服。恶风加防风一倍，气加术，面肿加牡蛎。

治消渴方

浮石　舶上青黛各等分　麝少许

上细末，每服一钱，温汤调下。

神效散 治渴疾饮水不止。

白浮石　蛤粉　蝉壳去头、足。各等分

上细末，用鲫鱼胆七个，调三钱服，不拘时候，神效。

《古方验录论》：消渴有三种：一者渴而饮水多，小便数，脂似麸片甜者，消渴病也；二者吃食多，不甚渴，小便少，似有油而数者，消中病也；三者渴饮水不能多，但腿肿，脚先瘦小，阴痿弱，小便数，此肾消病也。特忌房劳。

肾气圆 《千金》云：消渴病所忌者有三：一饮酒，二房室，三咸食及面。能忌此，虽不服药，亦自可，消渴之人，愈与未愈，常须虑患大痈，必于骨节间忽发痈疽而卒。予亲见友人邵任道，患渴数年，果以痈疽而死。唐祠部李郎中论：消渴者，肾虚所致，每发则小便甜，医者多不知其疾。故古今亦阙而不言。《洪范》言：稼穑作甘。以物理推之，淋饧醋酒作脯法，须臾即皆能甜也，足明人食之后，滋味皆甜，流在膀胱，若腰肾气盛，是为真火，上蒸脾胃，变化饮食，分流水谷从二阴出，精气入骨髓，合营卫，行血脉，营养一身。其次以为脂膏，其次以为血肉也，其余则为小便。故小便色黄，血之余也。臊气者，五脏之气。咸润者，则下味也。腰肾既虚冷，则不能蒸于谷气，而尽下为小便，故味甘不变其色，清冷则肌肤枯槁也。犹如乳母谷气上泄，皆为乳汁。消渴病者，下泄为小便。皆精气不实于内，则小便数，瘦弱也。又肺为五脏华盖，若下有暖气蒸则肺润。若下冷极，则阳气不能升，故肺干则渴。《易》于否卦，乾上坤下，阳无阴而不降，阴无阳而不升，上下不交，故成否也。譬如釜中有水，以火暖之，其釜若以板覆之，则暖气上腾，故板能润也。若无火力，水气不能上，此板则终不得润也。火力者，则是腰肾强盛也。常须暖补肾气，饮食得火力，则润上而易消，亦免干渴也。故张仲景云：宜服肾气八味圆。此疾与脚气，虽同为肾虚所致，其脚气始发于二三月，盛于五六月，衰于七八月。凡消渴始发于七八月，盛于十一月、十二月，衰于二三月，其故何也？夫脚气，壅疾也；消渴，宣疾也。春夏阳气上，故壅疾发，则宣疾愈；秋冬阳气下，故宣疾发，则壅疾愈也。审此二者，疾可理也。犹如善为政者，宽以济猛，猛以济宽，随事制度尔。仲景云：足太阳者，是膀胱之经也，膀胱者，肾之腑。小便数，此为气盛，气盛则消谷，大便硬，衰则为消渴也。男子消渴，饮一斗，小便亦得一斗，宜八味肾气圆。

八味肾气圆

干地黄酒洒，九蒸九曝，焙，秤半斤　山药四两　茯苓去皮　牡丹皮　附子炮，去皮脐　桂心不见火，各三两　泽泻四两　山茱萸连核，五两

上细末，炼蜜圆如梧子大，酒下二三十圆。忌猪肉、冷水、芜荑、胡荽。《千金》生地黄煎亦佳，在中部心热中。

生地黄煎 治脉热极则血气脱，色白干燥不泽，食饮不为肌肤，生地黄煎。消热极强胃气方。此方制度分两，尚须临时斟酌。

生地黄汁　赤蜜各一斤　人参去芦　茯苓去皮　芍药　白术各三两　甘草二两　生麦门冬一斤　石膏六两　生葳蕤四两　干地黄三两　远志二两　豉心一斤

上十三味，㕮咀，水一斗二升，煮十一味，取二升七合，去滓，下地黄、蜜更煎，取三升五合，分四服。

三消圆 治消渴。

好黄连去须，细末，不计多少，到冬瓜肉研裂自然汁和成饼子，阴干，再为末。再用汁浸和，如是七次。即用冬瓜汁为圆，梧子大。每服三四十圆，以冬瓜汁煎大麦仁汤送下。寻常渴，止一服。

金疮痈疽打扑诸疮破伤风

地黄散 治金疮止血，除疼痛，避风，续筋骨，生肌肉。

地黄苗　地菘　青蒿　苍耳苗　赤芍药各五两，入水取汁　石灰三升　生艾汁三两

上五月五、七月七，午时修合。以前药汁拌石灰阴干，入黄丹三两，更杵罗细。凡有金疮伤折出血，用药封裹，勿令动着，十日差，不肿不脓。

刘寄奴散 敛金疮口，止疼痛。

刘寄奴一味为末，掺金疮口，裹。

宋高祖刘裕微时伐荻，见大蛇长数丈，射之伤。明日复至，闻有杵臼声，往觇之，见有青衣童子数人于榛中捣药，问其故。答曰：我王为刘寄奴所射，药敷之。帝曰：吾神何不杀？答曰：寄奴，王者，不死，不可杀。帝叱之，皆散，收药而反。每遇金疮，敷之良验。寄奴，高祖小字也。此药非止治金疮，治汤火疮至妙。《经验方》云：刘寄奴为末，先以糯米浆鸡翎扫伤着处，后掺末药在上，并不痛，亦无痕。大凡伤着，急用盐末掺之，护肉不坏，然后药敷之。

芸苔散 治从高堕下坠损，恶血在骨节，疼痛。

荆芥穗　藕节各二两，阴干　芸苔子　川芒硝　马齿苋各一两，阴干

上细末，用苏枋木半两，酒一大盏，煎至七分，调下二钱服，不拘时候。

梦龟散 治腕折伤筋损骨，疼痛不可忍。

生地黄一斤，切　藏瓜姜糟一斤　生姜四两，切

上都炒令匀热，以布裹罨伤折处，冷则易之。曾有人伤折，宜用生龟。寻捕一龟将杀，患人忽梦见龟告言曰：勿相害，吾有奇方可疗，于梦中授此方。

水仙散　治打扑坠损，恶血攻心，闷乱疼痛。

未展荷叶阴干，一味为末。食前，以童子热小便一小盏，调下三钱，以利下恶物为度。一方用大干荷叶五片，烧令烟尽，细研作一服，如上服之。

槟榔散　长肉，止痛，生肌。

槟榔　黄连去须　木香各等分

上为细末，薄贴疮上，神效。

地黄膏　治打扑伤损，及一切痈肿未破。令肉消方

生地黄研如泥　木香细末

上以地黄膏，随肿大小摊于纸上，掺木香末一层，又再摊地黄贴肿上，不过三五度即愈。

元祐中，宗人许元公，纳省试卷，过兴国寺桥，值微雨地滑，坠马，右臂臼脱。路中一人云：急与揍入臼中，血渍臼中即难治也。仆者如其说。神已昏，亦不觉痛也。遂僦卧轿舁至景德，须臾，亲旧集议所医者，或云：非录事巷田马骑不能分此疾。急鞭马召至，则已日暮矣。田秉烛视其面色，云尚可治，此疾料理费力，先议所酬，方敢用药。此公去省试只旬日，又是右臂，正妨作字，今须作两等商量。如旬日内，安痊如旧，不妨就试，作一等价；如至期未能就试，则减数别作一等价，悉如其说。遂用药封其肿黯处，至中夜方省，达旦已痛止矣。翌日至，悉去其封药，损处已白，其瘀血青黯已移在臂臼之上。如是数日易之，其肿黯直至肩背。于是用药下之，泻黑血一二升，三五日如旧，臂亦不痛，遂得赴试。可谓妙医矣。元公云：若在外方遭此厄，微田生，吾终作折臂鬼矣。故知堕损手足臼脱，急须揍入，不尔终成芦节也。

宣和中有一国医，忽承快行宣押就一佛刹医内人，限日今便行。鞭马至，则寂未有人。须臾，卧轿中扶下一内人；又一快行送至奉旨取军令状，限日下安痊。医诊视之，已昏死矣。问其从人，皆不知病之由，惶恐无地。良久，有二三老内人至，下轿环而泣之，方得其实。云：因蹴秋千，自空而下坠死。医者云：打扑伤损自属外科，欲申明，又恐后时参差不测，再视之，微觉有气。忽忆药篚中有苏合香丸，急取半两，于火上焙去脑麝，用酒半升研化，灌之。至三更方呻吟，五更下恶血数升，调理数日得痊。予谓正当下苏合香圆。盖从

高坠下，必挟惊悸，血气错乱，此药非特逐瘀血，而又醒气。医偶用之，遂见功。此药居家不可阙。如气厥、鬼邪、瘫痪、传尸、心痛时疾之类皆治。《良方》载之甚详，须自合为佳耳。见第一卷。

王蘧《发背方·序》云："元祐三年夏四月，官京师。疽发于背，召国医治之，逾月势益甚。得徐州萧县人张生，以艾火加疮上，自旦及暮，凡一百五十壮，知痛乃已。明日镊去黑茄，脓血尽溃，肤理皆红，亦不复痛。始别以药敷之，日一易焉，易时剪去黑烂恶肉，月许，疮乃平。是岁秋夏间，京师士大夫病疽者七人，余独生。此虽司命事，然固有料理，不知其方，遂至不幸者。以人意论之，可谓慨然。于是撰次前后所得方，摸版以施。庶几古人济众之意。绍圣三年三月日题。"

柞木散　治诸般痈肿发背。

柞木叶四两，干　干荷叶　金樱根萱草也　甘草节　地榆各一两

上同剉，捣为煮散，每服半两，水二碗，煎至一碗。分两服，早晚各一，并滓再煎一服。脓血者自干，未成者自消。忌饮食毒。

敛疮内消方

黄明胶一两，水半升消了，入黄丹一两，再煮三五沸，又放温冷。以鸡毛扫在疮口上。如未成，即涂肿处，自消。

七宝散　治痈疽止痛拔毒。

干荷叶心当中如钱片，不计多少，为粗末。每用三匙，水二碗，漫火煎至一碗半，放温，淋洗，揩干，以太白膏敷。

沈遇明一方

荷叶一两，藁本半两，为末，如前用。

太白膏

寒水石水飞过，用腊月猪脂调成膏，随疮大小，用薄纸摊贴之。

国老膏

横纹甘草一斤，擘开椎碎，用水一斗，浸两宿，夏浸一宿，捼细夹绢滤去滓，入银石器内，漫火熬成膏，分作三服，每发以温酒半升调下。更量年齿老少，分作数服。

黄芪散　令发背自溃。

绵黄芪细者，洗，焙，一两　甘草炙，半两　皂角刺择红紫者，剉，麸炒黄，一两

上细末，每服一大钱，酒一盏，乳香一块，煎七分去滓，温服。加当归、

赤芍药各半两尤效速。

生犀散 托里排脓。

皂角刺不计多少，粗大紫色者

上藏瓶中，盐泥固济，炭火烧过存性，放冷，出碾为细末。每服一钱，薄酒微温调下，暑月用陈米饮下。

黄芪圆 清心内固。

绵黄芪蜜炙　人参去芦。各一两

上细末，入真生龙脑一钱，研细，用生藕汁和圆绿豆大，每服三十圆，温熟水下。加至四十圆，日三服。

内托散 治一切疮毒。

绿豆粉一两，细研　通明乳香一分，漫火于银石器中炒，手指搅，使干可捻，急倾出在纸上，用扇扇冷，便研令极细用

上同研匀，凡一切恶疮，难名痈肿，每用二钱至三钱，食后临卧浓煎甘草汤调下。如打扑及诸般内损，用温酒调下，食后空心服些少，即内消，大损则败血从大便出矣。

治发背痈疽方

车螯壳一两个，泥固济，火煅为末，栝蒌一枚，灯心五十茎，蜜一大匙，用酒一升，煎下三味，微熟。调末二大钱服，不过二服。止痛去毒。

治痈疽已有疮眼，未出脓，痛不可忍。用此**药纴即脓出方**

巴豆一个，去皮膜，不去心油，盐豉十四个，口中含去皮令软，同研烂，入真麝少许。如难圆，入少许稀糊，捏作饼子，或如鼠粪尖，或圆子。临时看疮口纴之，只以纸捻子送入药，便不用纸捻子。须臾必痛，忍之，良久脓出。

治发背方

草决明生用一升，捣碎，生甘草一两，亦碎，水三升，煮取一升，温分二服。大抵血滞则生疮，肝为宿血之脏，而决明和肝气，不损元气也。

玉真散 治破伤风及打扑伤损。

天南星汤洗七次　防风去钗股。各等分

上细末，如破伤以药敷贴疮口，然后以温酒调下一钱。如牙关急紧，角弓反张，用药二钱，童子小便调下。或因斗伤相打，内有伤损之人，以药二钱，温酒调下。打伤至死，但心头微温，以童子小便调下二钱，并三服，可救二人性命。

卷第八

伤寒时疫上

桂枝汤 治太阳中风，阳脉浮，阴脉弱，发热汗出恶寒，鼻鸣干呕。今伤风，古方谓之中风。

桂枝去皮，不见火　芍药各一两半　甘草一两，炙

上粗末，抄五钱，水一盏半，生姜三片，枣一个，同煎至八分，去滓温服。若二三月病温，宜阳旦汤。

麻黄汤 治太阳病头痛发热，身疼恶风，无汗而喘。

麻黄去节，百沸汤泡，去黄汁，焙干，一两半　杏仁三十五枚，去皮尖　桂枝去皮，不见火，一两　甘草半两，炙

上粗末，每服五钱。水一盏半，煎至八分，去滓温服，覆取微汗，不须啜粥。

加减法：伤寒热病，药性须凉，不可大温。夏至后麻黄汤须加知母半两、石膏一两、黄芩一分。盖麻黄汤性热，夏月服之，有发黄斑出之失；唯冬及春，与病人素虚寒者，乃用正方，不有加减。

仲景论治伤寒一则桂枝，二则麻黄，三则大青龙。桂枝治中风，麻黄治伤寒，大青龙治中风见寒脉、伤寒见风脉。三者如鼎立，人皆能言之，而不晓前人处方用药之意，故医者多不用，无足怪也。且脉浮而缓者，中风也，故啬啬恶寒，淅淅恶风，翕翕发热，仲景以桂枝对之；浮紧而涩者，伤寒也，故头痛发热，身疼腰痛，骨节疼痛，恶寒无汗而喘，仲景以麻黄对之；至于中风脉浮紧，伤寒脉浮缓，仲景皆以大青龙对之，何也？予尝深究三者，若证候与脉相对，用之无不应手而愈，何以言之？风伤卫，卫，气也；寒伤荣，荣，血也。荣行脉中，卫行脉外。

风伤卫，则风邪干阳气，阳气不固，发越而为汗，是以自汗而表虚，故仲景用桂枝以发其邪，芍药以和其血。盖中风则病在脉之外，其病稍轻，虽同曰发汗，特解肌之药耳，故仲景于桂枝证云：令遍身**漐漐**，微似有汗者佳，不可

如水淋漓，病必不除。是知中风不可大发汗，汗过则反动荣血，邪气乘虚而袭之，故病不除也。

寒伤荣，则寒邪入阴血，而荣行脉中者也。寒邪居脉中，非特荣受病，邪自内作，则并与卫气犯之，久则浸淫及骨，是以汗不出而热，齿干以烦冤。仲景以麻黄发其汗，又以桂枝甘草助其发散，欲涤除内外之邪，荣卫之病尔。大抵二药皆发汗，以桂枝则发其卫之邪，麻黄并荣卫治之，亦自有深浅也。何以验之？仲景桂枝第十九证云：病常自汗出者，此为荣气和，荣气和者外不谐，以卫气不共荣气和谐故尔。以荣行脉中，卫行脉外，复发其汗，荣卫和则愈，宜桂枝汤。又第四十七证云：发热汗出者，此为荣弱卫强，故使汗出，欲散邪风者，宜桂枝汤。是知中风汗出者，荣和而卫不和。又第一卷云：寸口脉浮而紧，浮则为风，紧则为寒；风则伤卫，寒则伤荣；荣卫俱病，骨节烦疼，当发其汗。是知伤寒脉浮紧者，荣卫俱病也。麻黄汤中并用桂枝，此仲景之意也。至于大青龙虽治伤风见寒脉，伤寒见风脉之病，然仲景云：汗出恶风者，不可服之，服之厥逆，便有筋惕肉𥆧之证，故大青龙一证尤难用，须是形证谛当，然后可行。故王寔大夫证治，只用桂枝麻黄各半汤，盖审之也。

大青龙汤

麻黄三两，去节，汤泡，去黄汁，焙干，秤　桂枝去皮，不见火，一两　杏仁二十枚，去皮、尖　大枣五枚　生姜一两半，切碎　甘草一两，炙　石膏如半鸡子大，碎

上到如麻豆大，每服五钱，水一盏半，煮至八分，去滓温服，取汗为度。若汗周身润，止后服；未周身润，可停待相次服尽。不欲汗多，恐亡阳故也。若汗多不止，用温粉扑之。

温粉方

白术　藁本去苗，净洗　川芎　白芷不见火

上细末，每服一两，入米粉三两和匀，粉扑周身以止汗。无藁本亦得。若汗已出，尽剂服必汗多亡阳，厥逆恶风，烦躁不得眠也。

桂枝加附子汤

桂枝去皮，不见火　芍药各一两半　甘草一两，炙　附子半两，炮，去皮脐

上粗末，抄五钱，水一盏半，生姜三片，枣一个，同煎至八分，去滓温服。

有一士人，得太阳证，因发汗，汗不止，恶风，小便涩，足挛曲而不伸。予诊其脉浮而大，浮为风，大为虚。予曰：在仲景方中有两证，大同而小异，一则小便难，一则小便数。用药稍差，有千里之失。仲景第七证云：太阳病，

发汗遂漏不止，其人恶风，小便难，四肢微急，难以屈伸者，桂枝加附子汤。第十六证云：伤寒脉浮，自汗出，小便数，心烦，微恶寒，脚挛急，反与桂枝汤欲攻其表，此误也。得之便厥，咽中干，烦燥吐逆。一则漏风小便难，一则自汗小便数，或恶风，或恶寒，病各不同也。予用第七证桂枝加附子汤，三啜而汗止，佐以甘草芍药汤，足便得伸。其十六证治法见本方。

桂枝加厚朴杏子汤

桂枝去皮，不见火　芍药各一两　甘草六钱三字，炙　厚朴六钱三字，去粗皮，姜汁炙　杏仁去皮尖，十七个

上剉如麻豆大，抄五大钱，水一盏半，生姜五片，肥枣二枚，擘破，煎至八分，温服，覆取微汗。

戊申正月，有一武臣为寇所执，置舟中艎板下，数日得脱，乘饥恣食，良久，解衣扪虱，次日遂作伤寒，自汗而膈不利。一医作伤食而下之，一医作解衣中邪而汗之，杂治数日，渐觉昏困，上喘息高。医者怆惶失措。予诊之曰：太阳病下之，表未解，微喘者，桂枝加厚朴杏子汤。此仲景之法也。指令医者急治药，一啜喘定，再啜漐漐微汗，至晚身凉而脉已和矣。医曰：某平生不曾用仲景方，不知其神捷如此。予曰：仲景之法，岂诳后人也哉？人自寡学，无以发明耳。

大柴胡汤

柴胡二两，去苗洗　黄芩去皮　芍药各三两　半夏六钱二字，汤浸七次　枳实二枚，去穰，麸炒　大黄半两。《伊尹汤液论》大柴胡同姜枣共八味，今监本无，脱之也

上粗末，抄五钱，水一盏半，生姜五片，肥枣一个，擘破，煎至八分，去滓温服，以利为度，未利再服。

尝记有人病伤寒，心烦喜呕，往来寒热。医以小柴胡与之，不除。予曰：脉洪大而实，热结在里，小柴胡安能去之？仲景云：伤寒十余日，热结在里，复往来寒热者，与大柴胡汤。三服而病除。大黄荡涤蕴热，伤寒中要药。王叔和云：若不用大黄，恐不名大柴胡。大黄须是酒洗生用为有力。昔后周姚僧垣，名医也。帝因发热，欲服大黄药。僧垣曰：大黄乃是快药，至尊年高，不可轻用。帝不从，服之遂至不起。及元帝有疾，诸医皆谓至尊至贵不可轻服，宜用平药。僧垣曰：脉洪而实，必有宿食，不用大黄，必无差理。元帝从之，果下宿食乃愈。合用与不用，必心下明得谛当，然后可。又记有人患伤寒，身热目痛鼻干，不得卧，大便不通，尺寸脉俱大已数日。一夕汗出。予谓速以大柴胡

下之。医骇曰：阳明自汗，津液已漏，法当行蜜兑，何若须用大黄药？予谓曰：子只知抱稳，若用大柴胡，此仲景不传之妙，公安能知之？予力争，竟用大柴胡，二服而愈。仲景论阳明之病，多汗者急下之。人多谓已是自汗，若更下之，岂不表里俱虚？又如论少阴证云：少阴病一二日，口干燥者，急下之。人多谓病发于阴，得之日浅，但见干燥，若更下之，岂不阴气愈盛？举斯二者，则其他疑惑处，不可胜数。此仲景之书，世人罕读也，予以为不然。仲景称急下之者，亦犹急当救表，急当救里。凡称急者，有三处。谓才觉汗多，未至津液干燥，便速下之，则为径捷，免致用蜜兑也。若胸中识得了了，方无可疑。若未能了了，误用之，反不若蜜兑为稳也。

又记一乡人伤寒身热，大便不通，烦渴郁冒。医者用巴豆药下之，虽得溏利，病宛然如旧。予视之，阳明热结在里，非大柴胡、承气等不可。巴豆只去积，安能荡涤邪热蕴毒耶？亟进大柴胡等三服，得汗而解。尝谓：仲景百一十三方，为圆者有五：理中、陷胸、抵当、乌梅、麻仁。是以理中、陷胸、抵当皆大如弹子，煮化而服，与汤散无异；至于麻仁治脾约、乌梅治温䘌，皆用小圆以达下部。其他逐邪毒，破坚癖，导瘀血，润燥屎之类，皆凭汤剂，未闻用巴豆小圆药以下邪气也。既下而病不除，不免重以大黄、芒硝下之，安能无损也哉？《局方》云：若身体疼痛，是表证未解，不可服之。

白虎加苍术汤 治湿温多汗。

知母六两　甘草炙，二合　石膏一斤　苍术三两，米泔浸　粳米三两

上剉如麻豆大，每服四大钱，水一盏半，煎至八分，去滓，取六分清汁，温服。

癸丑年，故人王彦龙作毗陵仓官，季夏得疾。胸项多汗，两足逆冷，谵语。医者不晓，杂进药已经旬日。予诊之，其脉关前濡，关后数。予曰：当作湿温治。盖先受暑后受湿，暑湿相抟，是名湿温。先以白虎加人参汤，次以白虎加苍术汤，头痛渐退，足渐温，汗渐止，三日愈。此病名贼邪，误用药有死之理。有医难曰：何名贼邪？予曰：《难经》论五邪，有实邪、虚邪、正邪、微邪、贼邪。从后来者为虚邪，从前来者为实邪，从所不胜来者为贼邪，从所胜来者为微邪，自病者为正邪。又曰：假令心病中暑为正邪，中湿得之为贼邪，今心先受暑而湿邪胜之，水克火，从所不胜，斯谓之贼邪，此五邪之中最逆也。《难经》又云：湿温之脉，阳濡而弱，阴小而急。濡弱见于阳部，湿气抟暑也，小急见于阴部，暑气蒸湿也。故《经》曰：暑湿相抟，名曰湿温，是谓贼邪也。

不特此也，予素有停饮之疾，每至暑月，两足汗漐漐，未尝干。每服此药二三盏，即便愈。

黄芪建中加当归汤

黄芪_{蜜炙} 当归_{洗，去芦，薄切，焙干，秤。各一两半} 白芍药_{三两} 桂_{一两一分，去粗皮，不见火} 甘草_{一两，炙}

上粗末，每服五钱，生姜三片，枣一个，水一盏半，同煎至八分，去滓，取七分清汁，日三服，夜二服，尺脉尚迟，再作一剂。

昔有乡人丘生者病伤寒。予为诊视，发热头疼烦渴，脉虽浮数而无力，尺以下迟而弱。予曰：虽属麻黄证，而尺迟弱。仲景云：尺中迟者，荣气不足，血气微少，未可发汗。予与建中汤加当归、黄芪令饮，翌日脉尚尔，其家煎迫，日夜督发汗药，言几不逊矣。予忍之，但只用建中调荣而已。至五日尺部方应，遂投麻黄汤。啜第二服，发狂，须臾稍定，略睡已得汗矣。信知此事是难是难。仲景虽云不避晨夜，即宜便治。医者亦须顾其表里虚实，待其时日，若不循次第，暂时得安，亏损五脏，以促寿限，何足贵也。《南史》记范云初为梁武帝属官，武帝将有九锡之命，有旦夕矣。云忽感伤寒之疾，恐不得预庆事，召徐文伯诊视，以实恳之曰：可便得愈乎？文伯曰：便差甚易，政恐二年后不复起矣。云曰：朝闻道，夕死犹可，况二年乎！文伯以火烧地，布桃叶，设席，置云于上，顷刻汗解，扑以温粉，翌日果愈，云甚喜。文伯曰：不足喜也。后二年果卒。夫取汗先期，尚促寿限。况不顾表里，不待时日，便欲速效乎？每见病家不耐，病未三四日，昼夜促汗，医者随情顺意，鲜不败事！故予书此为医者之戒。

蜜兑法

蜜四两，铜器中文武火煎之，稍凝如饴状，搅之勿令焦，候可圆，即取出捻作梃，如指许长二寸，当热时急作，令头锐，纳谷道中，以手急抱定。欲大便时乃去之，未利再作。

有一士人家病者二人，皆旬日矣。一则身热无汗，大便不通，小便如经，神昏多睡，诊其脉长大而虚，予用承气汤下之而愈。一则阳明自汗，大便不通，小便利，津液少口干燥，其脉亦大而虚。予作蜜兑三易之，下燥屎，得溏利而解。其家问曰：皆阳明大便不通，何治之异？予曰：二症虽相似，然自汗小便利者，不可荡涤五脏，为无津液也，然则伤寒大证相似，余症稍有不同，要在变通仔细斟酌。正如格局看命，年、月、日、时皆同，而贵贱穷通不相侔者。

于一时之中又有浅深，故知不可不谨。

破阴丹 治阴中伏阳。

硫黄舶上者 水银各一两 陈皮去白 青皮去白。各半两，末

上先将硫黄铫子内熔，次下水银，用铁杖子打匀，令无星，倾入黑茶盏内，研细，入二味匀研，用厚面糊圆如桐子大，每服三十圆。如烦躁，冷盐汤下。如阴证，冷艾汤下。

顷年乡人李信道得疾，六脉沉不见，深按至骨，则沉紧有力。头疼身温烦躁，指末皆冷，中满恶心。更两医矣，医者不识，只供调气药。予因诊视曰：此阴中伏阳也。仲景法中无此证，世人患此者多，若用热药以助之，则为阴邪隔绝，不能导引真阳，反生客热；用冷药，则所伏真火愈见消烁；须用破散阴气、导达真火之药，使火升水降，然后得汗而解。予授此药二百粒，作一服，冷盐汤下，不半时烦躁狂热，手足躁扰，其家大惊。予曰：俗所谓换阳也，须臾稍定，略睡已得汗，自昏达旦方止，身凉而病除。

小柴胡加地黄汤 治妇人室女伤寒发热，或发寒热，经水适来或适断，昼则明了，夜则谵语，如见鬼状。亦治产后恶露方来，忽尔断绝。

柴胡一两一分，去苗，洗净 人参去芦 半夏汤洗七次 黄芩去皮 甘草炙 生干地黄各半两

上粗末，每服五钱，水二盏，生姜五片，枣二个，同煎至八分，去滓温服。

辛亥中，寓居毗陵。学官王仲礼，其妹病伤寒，发寒热，遇夜则如有鬼物所凭。六七日忽昏塞，涎响如引锯，牙关紧急，瞑目不知人，疾势极危。召予视。予曰：得病之初，曾值月经来否？其家云：月经方来，病作而经遂止，得一二日，发寒热，昼虽静，夜则有鬼祟。从昨日来涎生，不省人事。予曰：此热入血室证也。仲景云：妇人中风，发热恶寒，经水适来，昼则明了，暮则谵语，如见鬼状，发作有时，此名热入血室。医者不晓，以刚剂与之，遂致胸膈不利，涎潮上脘，喘急息高，昏冒不知人。当先化其涎，后除其热。予急以一呷散投之，两时顷，涎下得睡省人事，次授以小柴胡加地黄汤，三服而热除，不汗而自解矣。一呷散附卷末。

又记一妇人患热入血室证，医者不识，用补血调气药，涵养数日，遂成血结胸，或劝用前药。予曰：小柴胡用已迟，不可行也。无已，则有一焉，刺期门穴斯可矣。但予不能针，请善针者治之，如言而愈。或问曰：热入血室，何为而成结胸也？予曰：邪气传入经络，与正气相搏，上下流行，或遇经水适来

适断，邪气乘虚而入血室。血为邪迫，上入肝经，肝受邪则谵语而见鬼。复入膻中，则血结于胸也。何以言之？妇人平居，水当养于木，血当养于肝也。方未受孕则下行之以为月水，既妊娠则中蓄之以养胎，及已产则上壅以为乳，皆血也。今邪逐血并归肝经，聚于膻中，结于乳下。故手触之则痛，非汤剂可及。故当刺期门也。《活人书》海蛤散治血结胸。今具于后。

期门二穴，直两乳第二肋间，是穴肝经、脾经、阴维之会。妇人伤寒，过经不解，当针期门使经不传，可针四分。又治胸中烦热，奔狁上下，霍乱泄利，腹坚硬，喘不得卧，胁下积气，产后余疾，饮食不下，胸胁支满，心中切痛，可灸五壮。

海蛤散 妇人伤寒血结胸膈，揉而痛不可抚近。

海蛤 滑石 甘草炙。各一两 芒硝半两

上为末，每服二钱，鸡子清调下。

小肠通利，则胸膈血散；膻中血聚，则小肠壅。小肠壅膻中血不流行，宜此方。若小便血数行，更宜桂枝红花汤，发其汗则愈。《活人书》云：此方疑非仲景方，然其言颇有理，姑存之。桂枝红花汤只桂枝汤中加红花一捻。

真武汤 治太阳病汗过不解，头眩筋惕肉瞤。

茯苓去皮 芍药各三分 附子一枚，炮，去皮脐，用四之一 白术半两

上粗末，抄五钱，生姜五片，水一盏半，煎八分，去滓温服。若小便利者去茯苓；下利者去芍药，加干姜二分；呕者去附子，加生姜二两；咳者加五味子六钱一字、细辛一分、干姜一分。日三服。

乡里有姓京者，以鬻绳为业。子年三十，初得病身微汗，脉弱恶风。医以麻黄药与之，汗遂不止，发热，心多惊悸，夜不得眠，谵语不识人，筋惕肉瞤，振振动摇。医者又进惊风药。予曰：此强汗之过也。仲景云：脉微弱，汗出恶风，不可服青龙汤。服之则筋惕肉瞤，此为逆也。惟真武汤可救，进此三服，佐以清心圆、竹叶汤，数日愈。

清心圆 退余热，生津液，止烦渴。

地骨皮去心 黄芩去皮 麦门冬用水浸去心 青黛 车前子 乌梅肉 蒲黄炒 香附子炒，去毛。各等分

上为末，炼蜜圆如弹子，非时含化一圆，或熟水化服。

竹叶石膏汤 治大病后虚羸少气，呕逆欲吐。

石膏四两，杵碎 半夏七钱半，汤洗七次 人参半两，去芦 麦门冬二两，用水

渑去心　淡竹叶半把　甘草半两，炙

上剉如麻豆大，每服五钱，水一盏半，粳米一百余粒，煮至八分，米熟汤成，去滓温服。呕者加生姜一两半。

白虎加人参汤

石膏四两，杵碎，绵裹　知母一两半　甘草二两半，炙　粳米一合半　人参半两，去芦

上剉如麻豆大，每服五钱，水一盏半，煮至八分，米熟为度，去滓温服。《局方》云：食后服此药，立夏后、立秋前可服，春时及立秋后并亡血虚家并不可服。

有人病初呕吐，俄为医者下之，已七八日，而内外发热。予诊之曰：当用白虎加人参汤。或曰：既吐复下，且重虚矣，白虎可用乎？予曰：仲景云：若吐下后，七八日不解，热结在里，表里俱热者，白虎加人参汤。此正相当也。盖始吐者，热在胃脘而脉实；今虚而大，三投汤而愈。仲景既称伤寒若吐下后，七八日不解，热结在里，表里俱热者，白虎加人参汤主之。又云：伤寒脉浮，发热无汗，其表不解，不可与白虎汤。又云：伤寒脉浮滑，此以表有热里有寒，白虎汤主之。国朝林亿校正，谓仲景于此表里自差矣，予谓不然。大抵白虎能除伤寒中暍，表里发热。故前后二证，或云表里俱热，或云表热里寒，皆可服之。中一种脉浮无汗，其表不解，全是麻黄与葛根证，安可行白虎也？林亿见所称表里不同，便谓之差互，是亦不思之过也。

肉豆蔻汤　治伤寒汗后吃噫。

肉豆蔻一个　石莲肉去心，炒　茴香各一分，炒　丁香半分，不见火　枇杷叶五片，拭去毛，炙　人参半两，去芦

上剉细，用水四盏，生姜十片，煎二盏，去滓，空心温服，分二服。

良姜汤

橘皮去白　良姜切，炒　桂枝去皮，不见火　当归洗，去芦，薄切，焙干，秤。各一分　麻黄去节，百沸汤泡，去黄汁，焙干，半两　槟榔三个，别末　甘草一分，炙　杏仁二十枚，去皮、尖

上粗末，用水四盏，姜十片，枣三个，同煎至二盏，去滓，下槟榔末，再煎三沸，通口服一盏，未已再作一剂。

庞老云：伤寒吃噫不止，是阴阳气升降，欲作汗，升之不上，降之不下，故胃气上逆，为吃噫无休止。宜此方。

吃噫又方

枳壳半两，去穰，麸炒黄　木香一钱

上细末，每服一钱，白汤调下，未知，再与。

滑石圆　治伤寒衄血。

滑石末，不拘多少，饭圆如桐子大，每服十圆，微嚼破，新水咽下立止，只用药末一大钱，饭少许同嚼下亦得。老幼皆可服。

汤晦叔云：鼻衄者，当汗不汗所致，其血青黑时，不以多少，勿得止。宜服温和药以调其荣卫。才见鲜血，急以此药止之。

桂枝汤方在前

有人病发热恶寒自汗，脉浮而微弱，三服此汤而愈。此方在仲景一百十三方内，独冠其首，今人全不用，苦哉？仲景云：太阳中风，阳浮而阴弱，阳浮者热自发，阴弱者汗自出，啬啬恶寒，淅淅恶风，翕翕发热，宜桂枝汤。此脉与证，仲景说得甚分明，只后人看不透，所以不敢用。仲景云：假令寸口脉微，名曰阳不足，阴气上入阳中则洒淅恶寒也。尺脉弱，名曰阴不足，阳气下陷入阴中则发热也。此谓元受病者而然也。又曰：阳微则恶寒，阴弱则发热。医发其汗，使阳气微，又大下之，令阴气弱，此谓医所病而然也。大抵阴不足，阳往从之，故内陷而发热；阳不足，阴往乘之，故阴上入阳中则恶寒。举此二端，明白如此，何惮而不用桂枝哉。

茵陈蒿汤　治胃中有热、有湿、有宿谷相搏，发黄。

茵陈蒿嫩者，一两半　大黄三分，以湿纸裹甑上蒸　栀子小者十枚，去皮

上粗末，每服一钱，水一盏半，煎至八分去滓，调五苓散二钱服，以知为度。

五苓散　治伤寒温热病表里未解，头痛发热，口燥咽干，烦渴饮水，或水入即吐，或小便不利，及汗出表解烦渴不止者宜服。又治霍乱吐泻，燥渴引饮。

猪苓去黑皮，一两半　泽泻二两半　白术一两半　白茯苓去皮，一两半　桂一两，去粗皮，不见火

上件各事持捣为散，拌匀，每服三钱，白汤调下，不计时候，服讫多饮热汤，汗出即愈。又治瘀热在里，身发黄疸，浓煎茵陈蒿汤下，食前服。疸病发渴及中暑引饮，亦可用水调服。《局方》云：小儿加白术末少许服之，若发虚加黄芪、人参末服之。

瓜蒂散　治头中寒湿，发黄疸。

瓜蒂二七个　赤小豆　秫米各二七粒

上细末，水法圆如大豆大，一枚许纳鼻中，缩鼻令入，当出黄水，切不可吹入。

庚戌年避地维扬界，有一家病伤寒七八日，身体洞黄，鼻目皆痛，两髀及项颈腰脊强急，大便涩，小便如金。予曰：脉紧且数，脾元受湿，暑热蕴蓄于太阳之经，宿谷相搏，郁蒸而不散，故使头面有汗，至颈以下无之。若鼻中气冷，寸口近掌无脉，则不疗。急用茵陈汤调五苓散与之，数服差。

又记一家病身痛，面黄喘满，头痛，自能饮食，大小便如经。予诊之，脉大而虚，鼻塞且烦。予曰：非湿热、宿谷相搏，此乃头中寒湿。茵陈五苓不可行也。仲景云：湿家病身疼痛，发热面黄而喘，头痛鼻塞而烦，其脉大，自能饮食，中和无病，病在头中寒湿，故鼻塞。纳药鼻中则愈。仲景无药方，此方见《外台》《删繁》，证云：治天行热毒，通贯脏腑，沉鼓骨髓之间，或为黄疸，宜瓜蒂散。盖此方也。

又记一舟梢病伤寒发黄，鼻内酸痛，身与目如金，小便赤而数，大便如经。或者欲用茵陈五苓。予曰：非其治也。小便和大便如常，则知病不在脏腑。今眼睛疼，鼻颊痛，是病在清道中。清道者，华盖肺之经也。若下大黄，则必腹胀为逆，亦用瓜蒂散。先含水，次揞之，鼻中黄水尽乃愈。

一呷散　即《九籥卫生方》驱风妙应散。疗危恶诸风，角弓反张，失音不语，牙关紧急，涎潮发搐，目瞪直视，精神昏塞。呷，迄甲切，吸呷也。

大天南星不拘多少

上选腊辰日，以河水露星宿下浸四十九日，浸毕取出，用米泔水洗去滑，焙干为细末。每服大人用一钱，小儿一字，并生姜薄荷汤调服。如牙关紧急，口紧不开，即斡开口。先以此药末先揞牙，须臾口开，即温温灌之。

卷第九

伤寒时疫下

治结胸灸法 阴毒伤寒，关格不通、腹胀喘促、四肢逆冷亦依此灸之，气通可治。

巴豆十四枚 黄连七寸，和皮用

上捣细，用津唾和成膏，填入脐心，以艾灸其上。腹中有声，其病去矣。不拘壮数，病去为度。才灸了，便以温汤浸手帕拭之，恐生疮也。

鹊石散 治伤寒发狂，或弃衣奔走，逾墙上屋。

黄连去须 寒水石各等分

上细末，每服二钱，浓煎甘草汤，放冷调服。

桂枝麻黄各半汤在前。

尝记一亲戚病伤寒，身热头疼无汗，大便不通已四五日。予讯问之，见医者治大黄、朴硝等欲下之。予曰：子姑少待。予为视之，脉浮缓，卧密室中，自称其恶风。予曰：表证如此。虽大便不通数日，腹又不胀，别无所苦，何遽便下？大抵仲景法须表证罢方可下。不尔，邪乘虚入，不为结胸，必为热利也。予作桂枝麻黄各半汤，继以小柴胡，**漐漐**汗出，大便亦通而解。仲景云：凡伤寒之病，多从风寒得之，始表中风寒，入里则不消矣。拟欲攻之，当先解表，乃可下之。若表已解，而内不消，大满大实坚，有燥屎自可除下之，虽四五日，不能为祸也。若不宜下而便攻之，内虚热入，协热遂利，烦躁诸变，不可胜数。轻者困笃，重者必死矣。元本正文重叠难晓，予删正，此段其理甚明。大抵风寒入里不消，必有燥屎，或大便坚秘。须是脉不浮，不恶风，表证罢乃可下。大便不通，虽四五日不能为害。若不顾表而便下，遂为协热利也。

抵当圆 治瘀血。

水蛭五枚，炙 虻虫五枚，去翅、足，炒 桃仁六枚，去皮、尖 大黄去皮，湿纸裹，甑上蒸，三分

上为末，炼蜜和作一圆，以水一盏，煎至七分，顿服。晬时当下血，不下，再作之。

有人病伤寒七八日，脉微而沉，身黄发狂，小腹胀满，脐下冷，小便利。予曰：仲景云：太阳病身黄，脉沉结，小腹硬，小便不利者，为无血也。小便自利，其人如狂者，血证谛也。投以抵当圆下黑血数升，狂止得汗解。经云：血在上则忘，在下则狂。太阳膀胱随经而蓄于膀胱，故脐下膨胀。由阑门渗入大肠，若大便黑者，此其证也。

大肠小肠会为阑门。《难经》七冲门：唇为飞门，齿为户门，会厌为吸门，胃为贲门，太仓下口为幽门，大肠小肠会为阑门，下极为魄门。

破阴丹在前。

有人初得病，四肢逆冷，脐下筑痛，身疼如被杖，盖阴证也。急服金液、破阴、来复丹等，其脉遂沉而滑。沉者阴也，滑者阳也，病虽阴而见阳脉，有可生之理。仲景所谓阴病见阳脉者生也。仍灸气海、丹田百壮，手足温阳回，得汗而解。或问滑脉之状，如何便有生理？予曰：仲景云：翕奄沉名曰滑。何谓也？沉为纯阴，翕为正阳，阴阳和合故令脉滑。古人论滑脉，虽云往来前却流利度转，替替然与数相似。仲景三语便足也。此三字极难晓，翕，合也，言张而复合也，故曰翕，为正阳；沉，言忽降而下也，故曰沉，为纯阴，方翕而合，俄降而下；奄，谓奄忽之间。仲景论滑脉可谓谛当矣，然其言皆有法，故读者难晓。

金液丹

硫黄十两，先飞炼去沙石，秤，研为细末，用磁合子盛，以水和赤石脂封口，以盐泥固济晛干。地下先埋一小罐子，盛水令满，安合子在上，用泥固济了，慢火养七日七夜，候足，加顶火一煅，候冷取出。研极细为末，药末一两用蒸饼，一两汤浸，握去水脉，圆如梧桐子大。每服三十圆，多至百圆，空心温米饮下。此药固真气、暖丹田、坚筋骨、壮阳道，除久寒痼冷，补劳伤虚损。治男子腰肾久冷，心腹积聚，胁下冷癖，腹中诸虫，失精遗溺，行羸气劣，脚膝疼弱，冷风顽痹，上气衄血，咳逆寒热，霍乱转筋，虚滑下痢。又治痔瘘湿蟨生疮，下血不止，及妇人血结寒热，阴蚀疽痔。又治伤寒阴证，身冷脉微，手足厥逆，或吐或利，或自汗不止，或小便不禁。不拘圆数，宜并服之。得身热脉出为度。

来复丹本方不用玄精石，其效尤速。

硝石一两，同硫黄细末入定镙内，微火漫炒，柳篦子不住手搅，令阴阳气相入，不可火太过，恐伤药力，再研极细。各二炁末　舶上硫黄一两，透明不夹石者　五灵脂二两，须择五台山者，用水澄去砂石，日干，净研　**太阴玄精石**一两，研细，水飞　**陈橘皮**二两，去白　**青橘皮**二两，去白

上用五灵脂、二橘皮为细末，次入玄精石末及前二炁末拌匀，以好滴醋打糊圆如豌豆大，每服三十粒，空心粥饮下。甚者五十粒。小儿三五粒，新生婴儿一粒。小儿慢惊风或吐利不止，变成虚风搐搦者，非风也，胃气欲绝故也，用五粒研碎米饮送下。老人伏热迷闷，紫苏汤下。妇人产后，血逆上抢闷绝，并恶露不止，及赤白带下，并用醋汤下。此药治荣卫不交养，心肾不升降，上实下虚，气闷痰厥，心腹冷痛，脏腑虚滑。不问男女老幼危急之证，但有胃气，无不获安。补损扶虚，救阴助阳，为效殊胜。常服和阴阳益神，散腰肾阴湿，止腹胁冷疼，立见神效。应诸疾不辨阴阳证者，并宜服之。中暑昏乱、烦躁、垂死，急用新汲水调五苓散下五十粒，立活。

气海　气海一穴，道家名曰丹田，在脐下一寸五分，任脉气所发。治脐下冷气上冲，心下气结成块，妇人月事不调，崩中带下，因产恶露不止，绕脐痛。针入八分，灸可百壮。此男子生气之海也。脏气虚惫，真气不足，一切气疾，悉可灸之。阴证伤寒，不限壮数，更于关元穴灸之，以手和暖为度。关元穴在第二卷十九板。

补脾汤　治伤寒汗后，脾胃伤冷物，胸膈不快，寻常血气不和。宜服补脾汤。此即治中汤也。

人参去芦　**干姜**炮　**白术**　**甘草**炙　**陈皮**去白　**青皮**去白，等分

上细末，每服三钱，水一盏，煎数沸，热服，入盐点亦得。

记有人患伤寒得汗数日，忽身热自汗，脉弦数，心不得宁，真劳复也。予诊曰：劳心之所致，神之所舍，未复其初，而又劳伤其神，荣卫失度。当补其子，益其脾，解发其劳，庶几得愈，授以补脾汤，佐以小柴胡，得解。或者难曰：虚则补其母，今补其子何也？予曰：子不知虚劳之异乎？《难经》曰：虚则补其母，实则泻其子。此虚当补其母，人所共知也。《千金》曰：心劳甚者，补脾气以益之。脾旺则感于心矣。此劳则当补其子，人所未闻也。盖母生我者也，子继我而助我者也。方治其虚，则补其生者。《锦囊》所谓本体得气，遗体受荫同义。方治其劳，则补其助我者，荀子所谓未有子富而父贫同义。此治虚与劳所以异也。

白虎汤　治中暍。

知母一两半　**甘草**半两，炙　**石膏**四两，碎，绵裹　**粳米**一合半

上剉如麻豆大，每服五钱，水一盏，煮至八分，去滓温服。

有人头疼身热，心烦躁渴，诊其脉大而虚。予授以白虎汤数服愈。仲景云：脉虚身热，得之伤暑。又云：其脉弦细芤迟何也？《素问》云：寒伤形，热伤气。盖伤气不伤形，则气消而脉虚弱，所谓弦细芤迟者，皆虚脉也，仲景以弦为阴，朱肱亦曰：中暑脉微弱，则皆虚脉可知。

麻黄汤 见第八卷第一板，方在前。

有人病伤寒。身热头痛。予诊之曰：邪在表，此表实证也，当汗之以麻黄汤。或人问曰：伤寒大抵因虚，故邪得以入之。今邪在表，何以言表实也？予曰：古人称邪之所凑，其气必虚，留而不去，其病则实。盖邪之入人也，始因虚，及邪居中，则反为实矣。大抵调治伤寒，先要明表里虚实，能明此四字，则仲景三百九十七法，可坐而定也。何以言之？有表实，有表虚，有里实，有里虚，有表里俱实，有表里俱虚。予于表里虚实歌中，常论其事矣。仲景麻黄汤之类，为表实而设也；桂枝汤之类，为表虚而设也；里实，则承气之类是也；里虚，则四逆之类是也；表里俱实，所谓阳盛阴虚，下之则愈也；表里俱虚，所谓阳虚阴盛，汗之则愈也。尝读《华佗传》，有府吏倪寻、李延共止，俱头痛身热，所苦正同，佗曰：寻当下之，延当发汗，或难其异。佗曰：寻内实，延外实，故治之异。

小柴胡汤

柴胡二两，去苗，净洗　黄芩去皮　人参去芦　甘草各三分，炙　半夏六钱一字，汤洗七次

上粗末，每服五钱，水一盏半，生姜五片，枣二个，同煎至八分，去滓温服，日三服。若胸中烦而不呕者，去半夏、人参，加栝楼实四分之一以一枚为率；若渴，去半夏，加人参合前成一两一钱，栝楼根一两；若腹中痛者，去黄芩，加芍药三分。若胁下痞硬，去大枣，加牡蛎一两；若心下悸，小便不利，去黄芩，加茯苓一两；若不渴，外有微热者，去人参，加桂三分，温覆微汗愈；若咳者，去人参、大枣、生姜，加五味子六钱一字，干姜二分。

记有人患伤寒五六日，头汗出，自颈以下无汗，手足冷，心下痞闷，大便秘结，或者见四肢冷，又汗出满闷，以为阴证。予诊其脉沉而紧，予曰：此证诚可疑，然大便结，非虚结也，安得为阴？脉虽沉紧为少阴证，然多是自利，未有秘结者。予谓此正半在里半在表，投以小柴胡得愈。仲景称伤寒五六日，头汗出，微恶寒，手足冷，心下满，口不欲食，大便硬，脉细者，此为阳微结。

必有表复有里，脉沉亦有里也。汗出为阳微，假令纯阴结，不得复有外证，悉入在里，此为半在外半在里也。脉虽沉紧，不得为少阴。所以然者，阴不得有汗。今头汗出，故知非少阴也。可与小柴胡汤。设不了了者，得屎而解。此疾证候同，故得屎而解也。有人难曰：仲景云，病人脉阴阳俱紧，反汗出者，亡阳也，此属少阴。今云阴不得有汗何也？今头汗出者，故知非少阴，何以头汗出，便知非少阴证？予曰：此一段正是仲景议论处。意谓四肢冷，脉沉紧，腹满，全是少阴，然大便硬，头汗出，不得为少阴。盖头者，三阳同聚，若三阴至胸而还，有头汗者，自是阳虚。故曰：汗出为阳微，是阴不得有汗也。若少阴，头有汗则死矣。故仲景《平脉法》云：心者，火也，名少阴，其头无汗者，可治。有汗者，死。心为手少阴，肾为足少阴，相与为上下。惟以意逆者，斯可得之。

麻黄汤 治太阳阳明合病。见第八卷第一板，方在前。

有人病伤寒脉浮而长，喘而胸满，身热头痛，腰脊强，鼻干不得眠。予曰：太阳阳明合病证。仲景法中有三证：下利者，葛根汤；不下利呕逆者，加半夏；喘而胸满者，麻黄汤也。治以麻黄得解。有人问：伤寒传入之序，自太阳、阳明、少阳、太阴、少阴、厥阴，所传有次第，何哉？予曰：仲景本论无说，古今亦无言者，惟庞安常谓阳主生，故太阳水传足阳明土，土传足少阳木，为微邪；阴主杀，故足少阳木传足太阴土，土传足少阴水，水传足厥阴木，为贼邪。予以为不然，足少阴水传足厥阴木，安得为贼邪？盖牵强附会，失之穿凿。胡不观《素问·阴阳离合论》云：太阳根起于至阴，结于命门，名曰阴中之阳。阳明根起于厉兑，名曰阴中之阳。少阳根起于窍阴，名曰阴中之少阳。太阴根起于隐白，名曰阴中之阴。少阴根起于涌泉，名曰阴中之少阴。厥阴根起于大敦，阴之绝阳，名曰阴之绝阴。故其次序，正与此合。大抵伤寒始因中风寒，得之于阴。是以只传足经者，皆阴中之阳，阴中之阴也。不特此也。以六气在天者考之，厥阴为初之气，少阴为二之气，太阴为三之气，少阳为四之气，阳明为五之气，太阳为终之气，此顺也。逆而言之，太阳而后阳明，阳明而后少阳，少阳而后太阴，太阴而后少阴，少阴而后厥阴，伤寒为病逆而非顺，故以是为序也。

小承气汤

大黄一两，去皮　厚朴半两，去皮，姜汁涂，炙　枳实二片，去穰，麸炒

上三味，剉如麻豆大，每服三钱，水一盏，煮至三分，去滓温服。以利为

度。初服须更衣者，止后服，未利再服。法当先炒厚朴、枳壳三大钱匕，水一盏半煮至一盏，又入大黄二钱，再煮一沸，去滓热服。

有人病伤寒八九日，身热无汗，时时谵语，时因下利，大便不通三日矣。非烦非躁，非寒非痛，终夜不得卧，但心中无晓会处。或时发一声，如叹息之状，医者不晓是何证。予诊之曰：此懊侬怫郁，二证俱作也。胃中有燥屎者，服承气汤。下燥屎二十余枚，得利而解。仲景云：阳明病下之，心下懊侬微烦，胃中有燥屎者，可攻之。又云：病者小便不利，大便乍难乍易，时有微热，怫郁不得卧者，有燥屎也，承气汤主之。《素问》云：胃不和则卧不安，此夜所以不得眠也。仲景云：胃中燥，大便艰者，必谵语。此所以有时谵语也。非躁非烦，非寒非热，所谓心中懊侬也。声如叹息而时发一声者，所谓外气怫郁也。燥屎得除，大便通利，胃中安和，故其病悉去也。

又有人病伤寒，大便不利，日晡发潮热，手循衣缝，两手撮空，直视喘急。更数医矣，见之皆走。予曰：此诚恶候，得之者十中九死。仲景虽有证而无治法。但云脉弦者生，涩者死。况已经吐下，难于用药，漫且救之。若大便得通而脉弦者，庶可治也。与小承气汤一服，而大便利，诸疾渐退，脉且微弦，半月愈。或人问曰：下之而脉弦者生，此何意也？予曰：《金匮玉函》云，循衣妄撮，怵惕不安，微喘直视，脉弦者生，涩者死，微者，但发热谵语，承气汤主之。予尝观钱仲阳《小儿直诀》云：手循衣领及捻物者，肝热也。此证在《玉函》列于阳明部。盖阳明胃也，肝有热邪，淫于胃经。故以承气泻之，且得弦脉。则肝平而胃不受克，此所以有生之理。读仲景论，不能博通诸医书，以发明其隐奥，专守一书者，吾未见其能也。

又记有人病伤寒，下利身热，神昏多困，谵语不得眠。或者见下利，便以谵语为郑声，为阴虚证。予曰：此小承气证。众骇然曰：下利而服小承气，仲景之法乎？予曰：此仲景之法也。仲景云：下利而谵语者，有燥屎也。属小承气汤而得解。予尝读《素问》云：微者逆之，甚者从之，逆者正治，从者反治。从少从多，观其事也。帝曰：反治何谓？岐伯曰：塞因塞用，通因通用。王冰注云：大热内结，注泻不止，热宜寒疗，结复须除，以寒下之，结散则止，此则通因通用也。正合于此。

葛根汤 治项背强。

葛根一两　麻黄三分，去节　桂枝去皮，不见火　甘草炙　芍药各半两

上粗末，每服五钱，水一盏半，煎至八分，去滓温服，覆汗为度。

有人患伤寒，无汗恶风，项背既屈而且强。予曰：项强几几，葛根汤证。或问曰：何谓几几？予曰：几几者，如足疾屈而强也。谢复古谓病人羸弱，须凭几而起，误也。盖仲景论中极有难晓处：振振欲擗地，心中懊忱，外气怫郁，郁冒不仁，膈内拒痛。如此之类甚多。

阴毒形证诀

熙宁中邠守宋迪，因其犹子感伤寒之初，不能辨其病证。见其烦渴而汗多，以凉药解治之。至于再三，遂成阴毒，六日卒。迪痛悼之，遂著《阴毒形证诀》三篇。

始得阴毒候　夫阴毒，本因肾气虚寒，因欲事或食冷物后伤风。内既伏阴，外又感寒，或先感外寒而后伏内阴，内外皆阴，则阳气不守。遂发头痛，腰重腹痛，眼睛疼，身体倦怠而不甚热，四肢逆冷，额上及手背冷汗不止。或多烦渴，精神恍惚，如有所失，三二日间，或可起行，不甚觉重。诊之则六脉俱沉细而疾，尺部短小，寸口或大。六脉俱浮大或沉取之大，而不甚疾者，非阴证也。若服凉药过多，则阳转甚，躁转急。有此病证者，急服还阳、退阴二药即安。惟补虚和气而已，宜服正元散、退阴散、五胜散。阴证不宜发汗，如气正脉大，身热而未差，用药出汗无妨。

正元散　治伤寒，如觉伤寒吹着四肢头目，百骨节疼痛，急煎此药服。如人行五里再服。或连进三服，出汗立差。若患阴毒伤寒，入退阴散半钱，同煎。或伤冷伤食，头昏气满，及心腹诸疾，服之无有不见效。

麻黄去节，秤　陈皮去白　大黄生　甘草炙　干姜炮　肉桂去粗皮，不见火　芍药　附子炮，去皮脐　茱萸拣净，汤泡十次，焙　半夏汤洗七次。各等分

上麻黄加一半，茱萸减一半，同为末，每服一大钱，水一盏，生姜三片，枣一个，煎至七分，热呷。如出汗，以衣被盖覆，切须候汗干，去衣被。如是阴毒，不可用麻黄，免更出汗。秋末至春初，大黄减半。

退阴散　治阴毒伤寒，手足逆冷，脉沉细，头痛腰重。连进三服。小小伤冷，每服一字，入正元散内同煎，入盐一捻。阴毒伤寒咳逆，煎一服，细细热呷，便止。

川乌炮，去皮尖　干姜炮。各等分

上为粗末，炒令转色，放冷再捣为细末，每服一钱，水一盏，盐一捻，煎半盏，去滓温服。

五胜散　治伤寒，头痛壮热，骨节疼痛，昏沉困倦，咳嗽鼻塞，不思饮食。

兼治伤寒夹冷气，并慢阴毒神效方。

白术　甘草炙　五味子拣　石膏各四两　干姜三两半，炮

上为末，每服二钱，水八分盏，入盐少许，同煎至六分，通口服。如冷气相夹入姜枣煎。或治阴毒病，入艾少许同煎。

阴毒渐深候　积阴感于下，则微阳消于上，故其候沉重。四肢逆冷，腹痛转甚，或咽喉不利，或心下胀满结硬，躁渴，虚汗不止，或时狂言，指甲、面色青黑，六脉沉细，而一息七至以来，有此证者，速宜于气海、关元二穴，灸三二百壮，以手足和暖为效。仍服金液丹、来苏丹、玉女散、还阳散、退阴散。

玉女散　治阴毒气攻上，腹痛，四肢逆冷，恶候并治之。

川乌去皮脐，冷水浸七日后，薄切，曝干，纸袋盛。有患者取碾末一大钱，入盐一小钱，水一盏半，煎至七分，通口服，压下阴毒，所往如猪血相似。未已，良久再进一服。

还阳散　治阴毒面色青，四肢逆冷，心燥腹痛。

用硫黄末，新汲水调下二钱，良久，或寒一起，或热一起，更看紧慢，再服，汗出差。

阴毒沉困候　沉困之候与前渐深之候皆同，而更加困重。六脉附骨取之方有，按之即无，一息八至以上，或不可数也。至此，则药饵难为工矣。俱于脐中灼艾，如半枣大，三百壮以来，手足不和暖者，不可治也。偶复和暖，则以前硫黄及热药助之。若阴气散，阳气来，即渐减热药而和治之，以取差矣。

辨少阴紧脉证　记有人患伤寒六七日，心烦昏睡，多吐，小便白色，自汗。予诊之，寸口、尺中俱紧。予曰：寒中少阴之经，是以脉紧。仲景云：病人脉紧而汗出者，亡阳也，属少阴，法当咽痛而复下利。盖谓此也。有难之曰：《脉诀》紧脉属七表，仲景以紧脉属少阴，紧脉属阳耶？属阴耶？予曰：仲景云：寸口脉俱紧者，清邪中于上焦，浊邪中于下焦。又云：阴阳俱紧者，口中气出，唇口干燥，蜷卧足冷，鼻中涕出，舌上滑苔，勿妄治也。又云：紧则为寒。又云：诸紧为寒。又云：曾为人所难，紧脉从何而来？师云：假令已汗若吐，以肺里寒，故令脉紧。假令咳者，坐饮冷水，故令脉紧。假令下利，以胃虚，故令脉紧。又云：寸口脉微，尺脉紧，其人虚损多汗。由是观之，则寒邪之气，入人经络所致，皆虚寒之脉也。其在阳经则浮而紧，在阴经则沉而紧。故仲景云：浮紧者，名为伤寒。又曰：阳明脉浮而紧者，必潮热。此在阳则浮而紧也，在阴则沉而紧。故仲景云：寸口脉微，尺脉紧，其人虚损多汗，则阴常在，绝

不见阳。又云：少阴脉紧，至七八日自下利，脉暴微，手足反温，脉紧反去者，此欲解也。此在阴则沉而紧也。仲景云：浮为在表，沉为在里，数为在腑，迟为在脏。欲知表里脏腑，先以浮沉迟数为定，然后兼于脉，而别阴阳也。故论伤寒，当以仲景脉法为准。伤寒必本仲景，犹兵家之本孙吴，葬书之本郭氏，三命之本珞琭，壬课之本心镜。舍之而之他，是犹舍规矩而求方圆，舍律吕而合五音，必乖谬矣。予尝作《伤寒歌百篇》，其首篇曰：伤寒脉证总论篇第一，皆本仲景，今漫录于后。

浮大数动滑阳脉，阴病见阳生可得。沉涩弦微弱属阴，阳病见阴终死厄。仲景云：脉大浮数动滑，此名阳也。脉沉涩弱弦弱，此名阴也。阴病见阳脉者生，阳病见阴脉者死。阴阳交互最难明，轻重斟量当别白。脉须有阴阳，须看轻重，以分表里，在下文。

轻手脉浮为在表，表实浮而兼有力，但浮无力表中虚，自汗恶风常渐渐。伤寒先要辨表里虚实，此四者为急。仲景浮为在表，沉为在里。然表证有虚有实。浮而有力者，表实也，故无汗不恶风。浮而无力者，表虚也，故自汗恶风。

重手脉沉为在里，里令实脉来亦实，重手无力大而虚，此是里虚理审的。里证亦有虚实。脉沉而有力者，里实也，故腹满大便不通。沉而无力者，里虚也，或泄痢，或阴证之类。此八句，辨表里虚实尽矣。

风则虚浮寒牢坚，水停水滀必沉潜。动则为痛数为热，支饮应须脉急弦。大过之脉为可怪，不及之脉亦如然。仲景云：风则虚浮，寒则牢坚，沉潜水滀，支饮急弦，动则为痛，数则热烦，太过可怪，不及亦然。邪不空见，中必有奸。

荣卫太盛名高章，高章相搏名曰纲。荣卫微时名卑慄，卑慄相搏损名扬。荣卫既和名缓迟，缓迟名沉此最良。九种脉中辨疾证，长沙之脉妙难量。仲景云：寸口卫气盛，名曰高。荣气盛，名曰章。高章相搏，名曰纲。卫气弱，名曰慄。荣气弱，名曰卑。慄卑相搏，名曰损。卫气和名曰缓，荣气和名曰迟。迟缓相搏，名曰沉。大抵仲景论伤寒，自是一家。

瞥瞥有如羹上肥，此脉定知阳气微。萦萦来者蛛丝细，却是体中阴气衰。脉如泻漆之绝者，病人亡血更何疑。仲景云：脉瞥瞥如羹上肥者，阳气微也。脉萦萦如蛛丝细者，阳气衰也。脉绵绵如泻漆之绝者，亡血也。阳气衰，《千金》作阴气衰。

阳结蔼蔼如车盖，阴结循竿亦象之。仲景云：蔼蔼如车盖者，阳结也。累累如循长竿者，阴结也。

阳盛则促来一止，阴盛则结缓而迟。此谓促结二脉也。仲景云：脉来缓时一止名曰结，脉来数时一止名曰促。脉阳盛则促，阴盛则结。

纵横逆顺宜审察，残贼灾怪要须知。仲景云：脉有相乘，有纵有横，有逆有顺，何谓也？曰水行乘火，金行乘木，名曰纵；火行乘水，木行乘金，名曰横；水行乘金，火行乘木，名曰逆。金行乘水，木行乘火，名曰顺也。又问云：脉有残贼，何谓也？师云：脉有弦紧浮沉滑涩，名残贼。能为诸脉作病也。又问：脉有灾怪，何谓也？答曰：旧时服药，今乃发为灾怪。

脉静人病内虚故，人安脉病曰行尸。仲景曰：脉病人不病，曰行尸，以无王气，卒仆不知。人病脉不病，名曰内虚，以无谷神，虽困无苦。

右手气口当主气，主血人迎左其位。气口紧盛食必伤，人迎紧盛风邪炽。左为人迎，右为气口。人迎紧盛伤于寒，气口紧盛伤于食。

数为在腑迟为脏，浮为在表沉在里。仲景曰：浮为在表，沉为在里，数为在腑，迟为在脏。

脉浮而缓风伤荣，浮紧坚涩寒伤卫。脉微大忌令人吐，欲下犹防虚且细。仲景云：脉微不可吐，虚细不可下。

沉微气弱汗为难，三者要须当审记。孙用和云：阴虚脉沉微而气弱者，不可汗。汗下吐三候，脉有不可行者，当审矣。

阳加于阴有汗证，左手沉微却应来。《素问》云：阳加于阴，为之汗。

趺阳胃脉定死生。仲景论言：趺阳脉者，十有八九。太溪肾脉为根蒂。伤寒必诊太溪、趺阳者，谓人以肾脉、胃脉为主。故仲景讥世人"握手不及足"者谬。

脉来六至或七至，邪气渐深须用意。浮大昼加病属阳，沉细夜加分阴位。九至以上来短促，状若涌泉无入气。更加悬绝渐无根，命绝天真当死矣。孙用和云：脉至七至六至以上，浮大昼加病，沉细夜加病。更及八至，精神消，神气乱，必有散脱精神之候，须忌急为治疗，又增至九至十至，虽和扁亦难治。如八至九至，加以悬绝，治者无根，如泉之涌，脉无入气，天真绝，必死。

病人三部脉调匀，大小浮沉迟速类。此是阴阳气已和，勿药自然应有喜。仲景云：寸口、关上、尺中三处，大小浮沉迟数同等。虽有寒热不解，此脉已和，为必愈。

发热恶寒，近似伤寒者，有五种。脉浮而紧，其人发热而恶寒者，伤寒之候也；脉浮而紧，其人发热恶寒，或有痛处，是欲为痈疽也；脉浮按之反涩，其人发热恶寒，或膈实而呕吐，此是伤食也；脉浮而滑，其人发热而背寒，或头眩而呕吐，此风痰之证也；脉浮而弦，其人发热而恶寒，或思饮食，此是欲作疟证也。能辨其脉，又验其证，斯无误也。

来苏丹 定喘治久嗽。

雄黄　雌黄　砒霜等分

上为粗末，入瓷罐子内盛，勿令满，上以新瓷盏盖头，赤石脂水调泥合缝，候透干以炭火簇罐子，盏内盛清水半盏，水耗再添水，自早至晚后住火，经宿取出，药在盏底结成。取下药，研细，枣肉或蒸饼圆如麻子大，非时温汤下三圆，加至五圆，仍忌热物少时。

卷第十

妇人诸疾

四物汤 治妇人荣卫气虚挟风冷，胸胁膨胀，腹中疗痛，经水愆期，或多或少，崩伤漏下，腰腿痛重，面色青黄，嗜卧无力，安胎止痛，补血益虚。

当归去芦，洗，薄切，焙干，秤　芎䓖　熟干地黄酒洒，九蒸九曝，焙，秤　白芍药各等分

上粗末，每服四钱，水一盏，煎至八分，去滓温服，不拘时候。

滑胎枳壳散

甘草一两，炙　商州枳壳二两，去穰，麸炒黄

上细末，每服二钱，百沸汤点服，空心食前，日三服，凡怀孕六七月以上即服，令儿易生，初生胎小微黑，百日以后肉渐变白，此虽孙真人滑胎易产方，然抑阳降气，为众方之冠。

内补圆 治妊娠冲任脉虚，补血安胎。

熟干地黄酒洒，九蒸九曝，焙，秤，二两　当归去芦，洗，切，焙干，微炒，一两

上细末，炼蜜和圆如桐子大，每服三四十圆，温酒下。

上三方，诸集皆载之，在人用之如何尔。大率妇人妊娠，惟在抑阳助阴。《素问》云：阴搏阳别，为之有子。盖关前为阳，关后为阴。尺中之脉，按之搏手而不绝者，妊子也。妇人平居，阳气微盛，无害，及其妊子，则方闭经坠以养胎，若阳盛搏之则经脉妄行，胎乃不固，《素问》所谓阴虚阳搏，谓之崩也。抑阳助阴之方甚多，然胎前药唯恶群队，若阴阳交杂，别生他病，唯是枳壳散所以抑阳，四物汤所以助阴故尔。枳壳散差寒，若单服之，恐有胎寒腹痛之疾，以内补圆佐之，则阳不至强，阴不至弱，阴阳调匀，有益胎嗣，此前人未尝论及也。

木香圆 治妇人有孕伤饮食。

木香二钱匕　京三棱京三棱能落胎，不可用，用前胡五钱　人参去芦　白茯苓去皮。各三钱匕

上细末，面糊圆绿豆大，每服三十圆熟水下。

白术散　治妊娠气不和调，饮食伤。

白术炒　干紫苏各一两　白芷微炒，三分　人参三分，去芦　川芎洗　诃子皮青皮去白。各半两　甘草一分，炙

上细末，每服二钱，水一盏，姜三片，煎七分，不拘时候温服。

经云：饮食自倍，肠胃乃伤。又云：阴之所生，过在五味。阴之五宫，伤在五味。若妊子饮食不节，生冷毒物恣性食啖，致脾胃之疾。故妊娠伤食难得药，唯此二方稳捷。

紫苏饮　治妊娠胎气不和，怀胎近上，胀满疼痛，谓之子悬。兼治临产惊恐气结，连日不产。

大腹皮　人参去芦　川芎洗　陈橘皮去白　白芍药各半两　紫苏茎叶一两　当归洗，去芦，薄切，三钱　甘草一钱，炙

上各细剉，分作三服，每服用水一盏半，生姜四片，葱白七寸，煎至七分，去滓空心服。

曾有妇人累日产不下，服遍催生药不验。予曰：此必坐草太早，心怀恐惧，气结而然，非不顺也，《素问》云：恐则气下，盖恐则精神怯，怯则上焦闭，闭则气还，还则下焦胀，气乃不行矣。得此药一服便产。及妇人六七月子悬者，予用此数数有验，不十服胎便近下。

下死胎方

桂末二钱，麝香当门子一个，同研，暖酒服，须臾如手推下。此不用水银等，此药不损血气。赵和叔传。

紫石英圆　治妇人病，多是月经乍多乍少，或前或后，时发疼痛，医者一例呼为经病，不曾说得是阴胜阳，是阳胜阴，所以服药少得有效。盖阴气乘阳，则胸寒气冷，血不运行，经所谓天寒地冻，水凝成冰，故令乍少，而在月后。若阳气乘阴，则血流散溢，经所谓天暑地热，经水沸溢，故令乍多，而在月前。当和其阴阳，调其血气，使不相乘，以平为福。宜紫石英圆。

紫石英　禹余粮烧，醋碎淬　人参去芦　龙骨　川乌头炮，去皮尖　桂心不见火　杜仲去皮，剉如豆，炒，令黑　桑寄生　五味子拣　远志去心　泽泻　当归去芦，洗，薄切，焙干，秤　石斛去根，净洗，细剉，酒焙　苁蓉酒浸水洗，焙干　干姜炮。各一两　川椒去目并合口，微炒，地上出汗　牡蛎盐泥固济，干，火烧通赤，去泥用　甘草炙。各半两

上为末，炼蜜圆如桐子大，饮下三十圆至五十圆，空心食前。

通经圆　治妇人室女月候不通，疼痛，或成血瘕。

桂心不见火　青皮去白　大黄炮　干姜炮　川椒去目并合口，微炒，地上出汗
蓬莪术　川乌炮，去皮尖　干漆炒，令烟出　当归洗，去芦，薄切，焙干，秤　桃仁
去皮尖，炒。各等分

上细末，将四分用米醋熬成膏，和余六分末成剂，臼中治之，圆如桐子大，
阴干。每服二十圆，用淡醋汤下。加至三十圆，温酒亦得，空心食前服。

徽州医巫张横，顷年缘事在推勘院，有王医者，以医职直宿，日夜与之稔
熟，口传此方，渠甚秘之。予后得此方，以治妇人疾，不可胜数，且欲广行，
不敢自秘。寻常血气凝滞疼痛，数服便效。

有一妇尼患恶风体倦，乍寒乍热，面赤心烦，或时自汗。是时疫气大行，
医见其寒热，作伤寒治之，大小柴胡汤杂进，数日病剧。予诊视曰：三部无寒
邪脉，但厥阴脉弦长而上鱼际，宜服抑阴等药，予制此地黄圆。

地黄圆

生干地黄二两　柴胡去苗，净洗　秦艽净洗，去芦　黄芩各半两　赤芍药一两

上细末，炼蜜圆如桐子大，每服三十圆，乌梅汤吞下，不拘时候，日三服。

昔宋褚澄疗师尼寡妇别制方，盖有谓也。此二种鳏居，独阴无阳，欲心动
而多不遂，是以阴阳交争，乍寒乍热，全类温疟，久则为劳。尝读《史记·仓
公传》载，济北王侍人韩女，病腰背痛，寒热，众医皆以为寒热也，仓公曰：
病得之欲男子不可得也。何以知欲男子而不可得，诊其脉肝脉弦出寸部，是以
知之，盖男子以精为主，妇人以血为主，男子精盛则思室，妇人血盛则怀胎。
夫肝，摄血者也，厥阴弦出寸部，又上鱼际，则阴血盛可知，故知褚澄之言，
信有谓矣。

地黄圆　治妇人月经不调，每行数日不止，兼有白带，渐渐瘦悴，饮食少
味，累年无子。

熟干地黄一两一分　山茱萸连核用　白芜荑　白芍药剉，微炒　代赭石醋淬煅
五六次。各一两　干姜炮　厚朴去粗皮，生姜汁炙　白僵蚕各三分，去丝嘴，炒

上细末，炼蜜圆如桐子大，每服四五十圆，空心酒下，日三服。

此庞老方。凡妇人有白带，是第一等病，令人不产育，宜速治之。昔扁鹊
过邯郸，闻贵人妇人多有此病，所以专为带下医也。

琥珀散　治妇人月经壅滞，每发心腹脐疞痛不可忍。及治产后恶露不快，

血上抢心，迷闷不省，气绝欲死。

京三棱_制 蓬莪术_剉 赤芍药 刘寄奴_{去梗} 牡丹皮_{去心} 官桂_{不见火} 熟干地黄 菊花_{去萼} 真蒲黄 当归_{干，秤。各一两，细剉}

上前五味，用乌豆一升，生姜半斤，切片，米醋四升，同煮，豆烂为度，焙干，入后五味，同为末。每服二钱，温酒调下，空心食前服。一方不用菊花、蒲黄，用乌药、玄胡索亦佳。予家之秘方也。若寻常血气痛，只一服。产后血冲心，二服便下。常服尤佳。予前后救人，急切不少。此药易合，宜多合以救人。

桃仁煎 治妇人血瘕血积，经候不通。

桃仁_{去皮、尖，麸炒黄} 大黄_{湿纸裹甑上蒸} 川朴硝_{各一两} 虻虫_{半两，炒黑}

上四味末之，以醇酒二升半，银石器中漫火煎取一升五合，下大黄、桃仁、虻虫等，不住手搅，欲圆，下朴硝，更不住手搅，良久出之，圆如梧子大。前一日不用吃晚食，五更初用温酒吞下五圆。日午取下如赤豆汁、鸡肝、虾蟆衣。未下再作，血鲜红即止。续以调气血药补之。_{此出《千金方》。}

顷年在毗陵，有一贵人妻，患小便不通，脐腹胀不可忍。众医皆作淋治，如八正散之类，数种治皆不退，痛愈甚。予诊之曰：此血瘕也，非瞑眩药不可去。予用此药，五更初服。至日午，痛大作不可忍，遂卧。少顷下血块如拳者数枚，小便如黑汁者一二升，痛止得愈。此药治病的切，然猛烈大峻，气虚血弱者，更斟酌与之。

佛手散 治妇人妊孕五七月，因事筑磕着胎，或子死腹中，恶露下，疼痛不止，口噤欲绝，用此药探之，若不损则痛止，子母俱安。若胎损立便逐下，此药催生神妙。

当归_{六两，洗，去芦，薄切，焙干，秤} 川芎_{四两，洗}

上粗末，每服二钱，水一小盏，煎令泣泣欲干，投酒一大盏，止一沸，去滓温服，口噤灌之，如人行五七里再进，不过三二服使生。《和剂局方》。

此药治伤胎去血多，崩中去血多，金疮去血多，拔齿去血多，昏运欲倒者，用水煎服。

治崩中下血方

黄芩为细末，每服一钱，烧秤锤，酒调下。崩中多是用止血药、补血药，此治阳乘阴，前所谓天暑地热，经水沸溢者。

治下血不止，或成**五色崩漏方**

香附子，舂去皮毛，中断之，略炒为末。每服二钱，用清米饮调下。此方徐朝奉传。其内人有是疾，服遍药，不效，后获此方，遂愈，须久服为佳。亦治产后腹痛，大是妇人仙药，常服资血调气。

愈风散 治产后中风，口噤，牙关紧急，手足瘈疭。

荆芥穗轻焙过，一两

细末，每服二钱，温酒调下。

《经验》《产宝》皆有此方。陈选方中用举卿、古拜二味，盖切脚隐语以秘之也。此药委有奇效神圣之功。大抵产室但无风为佳，不可衣被帐褥太暖，太暖即汗出，汗出则腠理开，易于中风，便昏冒。记有一妇人，产后遮护太密，阁内更生火。睡久及醒，则昏昏如醉，不省人事，其家惊惶。医用此药，佐以交加散。嘱云：服之必睡，睡中必以左手搔头，觉必惺矣。果如其言。

交加散 治妇人荣卫不通，经脉不调，腹中撮痛，气多血少，结聚为痕，产后中风。

生地黄五两，研，取汁　生姜五两，研，取汁

右交互用汁浸一夕，各炒黄渍，汁尽为度，末之。寻常腹痛酒调下三钱，产后尤不可缺。

治妇人诸般淋方

苦杖根俗呼为杜牛膝，多取净洗，碎之，以一合用水五盏，煎一盏，去滓，用麝香、乳香少许，研调下。

鄞县武尉耿梦得。其内人患砂石淋者，十三年矣，每溺痛楚不可忍，溺器中小便下砂石，剥剥有声，百方不效。偶得此方啜之，一夕而愈，自所见也。

半夏散 治妇人血运血迷，败血冲心，昏闷不省人事。

半夏末，如豆大许，竹管吹入鼻中立惺。

蒲黄散 治产后出血太多，虚烦发渴。

真蒲黄末二钱，饮下，渴躁甚，新汲水下。

护胎方 治妊娠时气身大热，令子不落。

伏龙肝为末，水调涂脐下二寸。干则易，差即止。又取井中泥涂心下，干则易。

又方

浮萍干　川朴硝　蛤粉　大黄碎，微炒　蓝根各一两

上为末，水调封脐上。安胎解烦热，极妙。

芎羌散 妇人患头风者，十居其半，每发必掉眩，如在车上，盖因血虚肝有风邪袭之尔。《素问》云：徇蒙招摇，目眩耳聋，上虚下实，过在足少阳厥阴，甚则归肝。盖谓此也。予尝处此方以授人，比他药捷而效速。

川芎一两，洗　当归三分，洗，去芦，薄切，焙干，秤　羌活洗，去芦　旋覆花　细辛华阴者，去叶　蔓荆子拣　石膏生　藁本去苗，净洗　荆芥穗　半夏曲炙　防风去钗股　熟地酒洒，九蒸九曝，焙干　甘草各半两，炙

上为末，每服二钱，水一大盏，姜五片，同煎至七分，去滓温服，不拘时候。

妇人产后有三种疾，郁冒则多汗，多汗则大便秘，故难于用药。唯麻子苏子粥，最佳且稳。

苏子麻子粥 紫苏子、大麻子二味各半合，净洗研极细，用水再炒取汁一盏。分二次煮粥啜之。

此粥不唯产后可服，大抵老人诸虚人风秘，皆得力。尝有一贵人母年八十四，忽尔腹满头疼，恶心不下食，召医者数人议，皆供补脾进食，治风清利头目药。数日，疾愈甚，全不入食，其家忧，恳予辨之。予诊之曰：药皆误矣。此疾止是老人风秘，脏腑壅滞，聚于膈中，则腹胀恶心不喜食；又上至于巅，则头痛神不清也。若得脏腑流畅，诸疾悉去矣。予令作此粥。两啜而气泄，先下结屎如胡椒者十余，后渐得通利，不用药而自愈。

当归散 治妇人天癸已过期，经脉不匀，或三四月不行，或一月再至，腰腹疼痛。《素问》云"七损八益"。谓女子七七数尽而经脉不依时者，血有余也，不可止之，但令得依时不腰痛为善。宜服此。

当归洗，去芦，薄切，焙干，秤　川芎洗　白芍药　黄芩去皮。各判、炒。各一两　白术半两　山茱萸一两半，连核用

上细末，每服二钱，酒调下，空心食前，日三服。如冷去黄芩加桂一两。

大枣汤 治妇人脏躁。

甘草三两，炙　小麦一升　大枣十个

上㕮咀，以水六升，煮三升，去滓温分三服。亦补脾气。乡里有一妇人数欠伸，无故悲泣不止，或谓之有祟，祈禳请祷备至，终不应。予忽忆《金匮》有一证云：妇人脏躁悲伤欲哭，象如神灵所作，数欠伸者，大枣汤。予急令治药，尽剂而愈。古人识病制方，种种妙绝如此，试而后知。

鹿屑汤 治妊娠热病，胎死腹中。

鹿角屑一两，水一碗，葱白五茎，豆豉半合，同煎至六分，去滓，温，分二服。

蓖麻催生法　治妇人生产数日不下，及胞衣死胎不下者。

用蓖麻七粒去壳，研如泥，涂足心，才下便急洗去。此崔元亮《海上方》，人但未知耳。政和中一乡人，内子产二日不下。予令谩试之，一涂俄顷便下。自后常用极验。

小儿病

候小儿脉，当以大指按三部。一息六七至为平和，十至为发热，五至为内寒。脉紧为风痫，沉缓为伤食，促急为虚惊，弦急为气不和，沉细为冷，浮为风，大小不匀为恶候为鬼祟，浮大数为风为热，伏结为物聚，单细为疳劳。凡腹痛多喘呕而脉洪者，为有虫。浮而迟，潮热者，胃寒也，温之则愈。予尝作歌以记之。歌曰：

小儿脉紧风痫候，沉缓食伤多吐呕。

弦急因知气不和，急促虚惊神不守。

冷则沉细风则浮，牢实大便应秘久。

腹痛之候紧而弦，脉乱不治安可救。

变蒸之时脉必变，不治自然无过缪。

单细疳劳洪有虫，大小不匀为恶候。

脉浮而迟有潮热，此必冒寒来内寇。

泻痢浮大不可医，子细斟量宜审究。

婴孩未可脉辨者，俗医多看虎口中纹颜色与四肢冷热验之，亦有可取。予亦以二歌记之。

虎口色歌曰：

紫风红伤寒，青惊白色疳。

黑时因中恶，黄即困脾端。

冷热证歌曰：

鼻冷定知是疮疹，耳冷应知风热证。

通身皆热是伤寒，上热下冷伤食病。

若能以色脉参佐验之，所得亦过半矣。

睡惊圆 治小儿一切惊疳食积风痫之证。

使君子五十个，烧存性　香墨枣大一块　金银箔各五片　腻粉二钱

上先研使君子、墨，细，次入金银箔乳钵内同研，次入腻粉并麝香少许，研令极细匀，稀糊圆如桐子大，阴干。每服一圆，薄荷汤磨下。一岁以下半圆，一名青金丹。乡里一士人家，货此药日得数千钱，已百余年矣。

麦门冬散 治小儿呕吐，脉数有热。

麦门冬用水泡去心，焙　半夏曲炙　人生去芦　茯苓去皮。各三钱　甘草一分，炙

上细末，每服二钱，水一盏，姜三片，煎五分，去滓温，日二三服。

白术散 治小儿呕吐，脉迟细有寒。

白术　人参去芦。各二钱　半夏曲炙，三钱　茯苓去皮　干姜炮　甘草炙。各一钱

上细末，每服二钱，水一盏，姜三片，枣一枚，煎至七分，去滓温，日二三服。

调中圆 治小儿久伤脾胃，腹胀。

干姜炮　橘红　白术　茯苓去皮　木香　缩砂仁　官桂去粗皮，不见火　良姜各等分

上细末，糊圆麻子大，每二三十圆，食后熟水下。

芎朴圆 治小儿疳瘦，泻白水，腹胀。

芎䓖　厚朴去粗皮，生姜汁炙。各一两　白术半两

上细末，炼蜜圆小弹子大，每服一圆，米饮化下。三岁以下半圆。

消积圆 治小儿食积，口中气温，面黄白，多睡，大便黄赤臭。

缩砂十二个　丁香九个，不见火　乌梅肉三个　巴豆一个去皮、膜、油

上细末，糊圆黍米大。三岁以上五六圆，三岁以下二三圆。温水下，无时。

大凡小儿身温壮，非变蒸之候，大便白而酸臭，为胃有蓄冷。宜圆药消下，后服温胃药。若身温壮，大便赤而酸臭，为胃有蓄热。亦宜圆药消下，后服凉胃药。无不愈。

捻金散 治小儿麻豆疮欲出，浑身壮热，情绪不乐，不思饮食。服此可以内消，仍令疮无瘢痕。

紫草茸　升麻　糯米各半两　甘草一分，炙

上粗末，每服四钱，水一盏，煎至六分，去滓温服，并滓再作一服。此疗

疮疹奇方。

扁银圆 治小儿急慢惊风积瘤。

青黛三大钱　水银一皂子大，用黑铅结砂子　寒食面　黄明胶炒令焦，为末。各二钱　轻粉抄五钱　雄黄水飞　粉霜　朱砂各一钱，水飞　巴豆二十一个，去皮、膜、油　脑麝少许

上都研细匀，滴水圆如麻子大，捏令扁，曝干，瓷盒盛。一岁一圆，随意加减。前皂子汤送下，不得化破。

治小儿有阳痫、阴痫、慢脾风三证，皆搐搦上视。阳痫者，俗所谓急惊也；阴痫者，俗所谓慢惊也。皆可随证治之。惟慢脾风因吐泻脾胃受风为难治，难得药。近世多用生附子及青州白圆子、金液丹，今用之如醒脾圆，皆要药也。

青州白圆子

天南星三两　半夏七两　白附子二两　川乌半两，生，去皮脐

上四味，生捣为末，生绢袋盛，井花水摆，如有未出者，更以手揉令出尽。放瓷盆中以清水浸，日晒夜露，逐日换水搅。春五日、夏三日、秋七日、冬十日，水晒干再研匀，煎糯米粉作清粥，圆如绿豆大。瘫痪风温酒下三十圆，日三服，服至三日后，入浴当有汗，便能舒展，服经三五日，呵欠是应。常服十粒，永无风痰膈壅之患。小儿薄荷汤化下三两圆。

金液丹 已见第九卷第三板

醒脾圆 治小儿慢脾风，因吐利后虚困昏睡，欲生风痫。

厚朴去粗皮，姜汁炙　白术　天麻去芦　舶上硫黄各半两　全蝎去毒　防风去钗股　人参去芦　官桂去粗皮，不见火。各一分

上为末，酒浸蒸饼和圆，如鸡头大，每服一圆，捶碎温米饮下。

又方

全蝎二个，青薄荷叶裹煨　白术指面大二块　麻黄长五寸十五条，去节

上细末，二岁以下一字，三岁以上半钱，薄荷汤下，量大小加减服。

人参散 治脾风多困。

人参去芦　冬瓜仁各半两　天南星一两，切片，用浆水、姜汁煮，略存性

上细末，每服一钱，水半盏，煎二三分，温服。

蝎梢圆 治小儿胎虚气弱，吐利生风，昏困嗜卧，或时潮搐。

全蝎微炒　白附子煨制。各半两　通明硫黄一两　半夏一两，切片，姜汁制，焙干

上细末，姜汁糊圆如麻子大，每服三十粒，荆芥汤下，更看大小加减服。

龙齿散 治小儿拗哭。

羌活_{去芦} 龙齿 蝉壳_{去头、足} 钩藤_{有钩子者} 茯苓_{去皮} 人参_{去芦。各等分}

上为末，每服一大钱，水一大盏，煎六分，去滓温服。

苏沈良方（节选）

导 读

成书背景

《苏沈良方》，一名《内翰良方》或《苏沈内翰良方》，为北宋沈括所撰的《良方》与苏轼所撰的《苏学士方》两书的合编本，原书十五卷，现通行本有十卷本和八卷本，目前所知最早的十卷本为明代刻本并来源于宋刻本，从篇目数量和内容上更接近最初的十五卷本。现存明嘉靖刊十卷本、清乾隆三十九年（1774）刊八卷本、《四库全书》八卷辑佚本，1956年人民卫生出版社有影印本出版。本书除记载临床各科的部分单验方，或后附医案外，还论述了医理、本草、灸法、养生、炼丹等内容。八卷本以病因病机和相应的治疗方法为依据，将全书药方分为养生方、治风方、治疫方、治气血方、妇科方和儿科方等六大类。其中治气血方数量最多，又按所对应疾病的病因差异而析为三卷。书中最早收载了至宝丹、沉麝丸、麦饭石等方，并对部分其搜集的药方进行了改良和发挥，还对汤、散、丸等药物剂型的功效特点做了阐述。

该书保留了沈括和苏轼二人的医药学研究心得及创新思维，无论是对研究宋代医药学发展还是沈、苏二人的个人成就都有重要的参考价值。

作者生平

1. 苏轼

苏轼（1037—1101），字子瞻，一字和仲，号铁冠道人、东坡居士，眉州眉山（今四川眉山）人，祖籍河北栾城，北宋文学家、书法家、美食家、画家。嘉祐二年（1057），苏轼参加殿试中乙科，赐进士及第，一说赐进士出身。嘉祐六年（1061），应中制科入第三等，授大理评事、签书凤翔府判官。宋神宗时曾在杭州、密州、徐州、湖州等地任职。元丰三年（1080），因"乌台诗案"被贬为黄州团练副使。宋哲宗即位后任翰林学士、侍读学士、礼部尚书等职，并出知杭州、颖州、扬州、定州等地，晚年因新党执政被贬惠州、儋州。宋徽宗时获大赦北还，途中于常州病逝。宋高宗时追赠太师；宋孝宗时追谥"文忠"。

苏轼自小天资聪颖，才华横溢，是我国历史上少见的天才，22岁入仕，尽管仕途不顺，屡遭贬谪，在政治上未能充分施展他的才能，却在诗词、散文、绘画、书法等方面冠绝当代，其文学造诣已登峰造极。不仅如此，苏轼的爱民思想及对医学的钻研，在医学上的贡献也为后人称道。

2. 沈括

沈括（1031—1095），字存中，号梦溪丈人，浙江杭州钱塘县人，北宋政治家、科学家。沈括出身于仕宦之家，幼年随父宦游各地。嘉祐八年（1063）进士及第，授扬州司理参军。宋神宗时参与熙宁变法，受王安石器重，历任太子中允、检正中书刑房、提举司天监、史馆检讨、三司使等职。元丰三年（1080）出知延州，兼任鄜延路经略安抚使，驻守边境，抵御西夏，后因永乐城之战牵连被贬。晚年移居润州（今江苏镇江），隐居梦溪园。绍圣二年（1095），因病辞世，享年六十五岁。

沈括一生致志于科学研究，在众多学科领域都有很深的造诣和卓越的成就，被誉为"中国整部科学史中最卓越的人物"。其代表作《梦溪笔谈》内容丰富，集前代科学成就之大成，在世界文化史上有着重要的地位，被称为"中国科学史上的里程碑"。

学术特点

1. 收载丰富全面

《苏沈良方》并非单纯的方书，而是包括医方、医论、本草、灸法、养生及炼丹等内容。汇录四神丹、四味天麻煎、木香散、左经丸等各科验方150余首，方皆取简易有效者；设脉说、论风病、论圣散子、服茯苓说等医药杂说与简短医论；介绍苍耳、菊、海漆、益智花等30余种药物的性状、产地和功用；辨析流水与止水，橘与柚，鹿茸与麋茸，文蛤、海蛤与魁蛤等药物的异同。考订明细，有俾实用。卷六所记从大量人尿中提取秋石之法，是人工提取性激素结晶之最早记录，在科学史上有重要意义。

2. 方药改良发挥

《苏沈良方》的特点还表现在作者对部分搜集而来的药方还进行了合理的

改良和发挥。如"白雪丸"脱胎自"青州白丸子"。青州白丸子擅治各类风痰壅盛的证候，然而配方所用的半夏、川乌头、白附子等药物都属于辛温一类，容易产生燥热的副作用。为了抑制这些药物的温燥之性，"白雪丸"在这个药方的基础上又特意加入了石膏、滑石和龙脑等有解热清利功效的药材，并且麝香开窍通络的作用在这里也得到了很好的应用。因此，白雪丸在治疗"痰壅胸膈，嘈逆，及头目昏眩，困倦，头目胀痛"方面效果比青州白丸子更好。这样的改良在"麻黄丸""顺元散"等方中也可见到。

3. 推崇针灸治疗

《苏沈良方》中记载了大量以针灸方法治疗疾病的内容。沈括特别推崇针灸疗法，花了大量的心力将唐代崔知悌的《灸二十二种骨蒸法》做了详细而全面的校订，并完整地收录在《良方》中。崔知悌也颇懂医术，喜欢从事医疗活动，尤其擅长针灸之术，曾撰有《骨蒸病灸方》，被收入《外台秘要》中，即沈括所说的"《外台秘要》崔相家传方"。可惜的是《骨蒸病灸方》已经散佚，只能在《外台秘要》和《苏沈良方》中见其原貌。而《外台秘要》中的记载错漏颇多，相比之下《苏沈良方》中的《灸二十二种骨蒸法》参校诸本，保留得更为完善。这对今人研究崔知悌的医学成就也有非常重要的参考价值。

良方序

予尝论治病有五难，辨疾、治疾、饮药、处方、别药，此五也。

今之视疾者，惟候气口六脉而已。古之人视疾，必察其声音、颜色、举动、肤理、情性、嗜好，问其所为，考其所行，已得其太半，而又遍诊人迎、气口、十二动脉。疾发于五脏，则五色为之应，五声为之变，五味为之偏，十二脉为之动。求之如此其详，然而犹惧失之。此辨疾之难，一也。

今之治疾者，以一二药，书其服饵之节，授之而已。古之治疾者，先知阴阳运历之变故，山林川泽之窍发，而又视其人老少、肥瘠、贵贱、居养、性术、好恶、忧喜、劳逸，顺其所宜，违其所不宜。或药或火，或刺或砭，或汤或液，矫易其故常，揉摩其性理，捣而索之，投几顺变，间不容发。而又调其衣服，理其饮食，异其居处，因其情变。或治以天，或治以人。五运六气，冬寒夏暑，旸雨电雹，鬼灵厌蛊，甘苦寒温之节，后先胜复之用，此天理也。盛衰强弱，五脏异禀，循其所同，察其所偏，不以此形彼，亦不以一人例众人，此人事也。言不能传之于书，亦不能喻之于口，其精过于承蜩，其察甚于刻棘，目不舍色，耳不舍声，手不释脉，犹惧其差也。授药遂去，而希其十全，不其难哉！此治疾之难，二也。

古之饮药者，煮炼有节，饮啜有宜。药有可以久煮、有不可以久煮者，有宜炽火、有宜温火者，此煮炼之节也。宜温宜寒，或缓或速，或乘饮食喜怒，而饮食喜怒为用者；有违饮食喜怒，而饮食喜怒为敌者，此饮啜之宜也。而水泉有美恶，操药之人有勤惰，如此而责药之不效者，非药之罪也。此服药之难，三也。

药之单用为易知，药之复用为难知。世之处方者，以一药为不足，又以众药益之。殊不知药之有相使者、相反者，有相合而性易者。方书虽有使佐畏恶之性，而古人所未言、人情所不测者，庸可尽哉。如酒于人，有饮之逾石而不乱者，有濡吻则颠眩者；漆之于人，有终日抟滩而无害者，有触之则疮烂者。焉知药之于人，无似此之异者？此禀赋之异也。南人食猪鱼以生，北人食猪鱼以病，此风气之异也。水银得硫黄而赤如丹，得矾石而白如雪。人之欲酸者，无过于醋矣，以醋为未足，又益之以橙，二酸相济，宜其甚酸而反甘。巴豆善利也，以巴豆之利为未足，而又益之以大黄，则其利反折。蟹与柿，尝食之而无害也，二物相遇，不旋踵而呕，此色为易见，味为易知，而呕利为大变，故人人知之。至于相合而之他脏致他疾者，庸可易知耶？如乳石之忌参术，触者多死。至于五石散，则皆用参术，此古人处方之妙，而世或未喻也。此处方之难，四也。

医诚艺也，方诚善也，用之中节也，而药或非良，奈何哉！橘过江而为枳，麦得湿而为蛾；鸡逾岭而黑，鹳鹆逾岭而白；月亏而蚌蛤消，露下而蚊喙坼：此形器之易知者也，性岂独不然乎？予观越人艺茶畦稻，一沟一陇之异，远不能数步，则色味顿殊。况药之所生，秦越燕楚之相远，而又有山泽膏瘠燥湿之异禀。岂能物物尽其所宜？又《素问》说："阳明在天，则花实戕气，少阳在泉，则金石失理。"如此之论，采掇者固未尝晰也。抑又取之有早晚，藏之有焙眼，风雨燥湿，动有槁暴。今之处药，或有恶火者，必日之而后咀，然安知采藏之家不常烘焙哉？又不能必。此辨药之难，五也。

此五者，大概而已。其微至于言不能宣，其详至于书不能载，岂庸庸之人，而可以易言医哉？予治方最久，有方之良者，辄为疏之。世之为方者，称其治效常喜过实。《千金》《肘后》之类，犹多溢言，使人不复敢信。予所谓《良方》者，必目睹其验，始著于篇，闻不预也。然人之疾，如向所谓五难者，方岂能必良哉！一睹其验，即谓之良，殆不异乎刻舟以求遗剑者？予所以详著其状于方尾，疾有相似者，庶几偶值云尔。篇无次序，随得随注，随以与人。拯道贵速，故不暇待完也。——沈括序

卷第一

脉说

脉之难明，古今所病也。至虚有盛候，大实有羸状。差之毫厘，疑似之间，便有死生祸福之异，此古今所病也。病不可不谒医，而医之明脉者，天下盖一二数。骐骥不时有，天下未尝徒行；和扁不世出，病者终不徒死。亦因其长而护其短尔。士大夫多秘所患以求诊，以验医之能否，使索病于冥漠之中，辨虚实冷热于疑似之间。医不幸而失，终不肯自谓失也，则巧饰掩非以全其名；至于不救，则曰是固难治也。间有谨愿者，虽或因主人之言，亦复参以所见。两存而杂治，以故药不效。此世之通患，而莫之悟也。吾生平求医，盖于平时默验其工拙，至于有疾而求疗，必先尽告以所患，而后求诊，使医了然知患之所在也。然后求之诊，虚实冷热先定于中，则脉之疑不能惑也。故虽中医治吾疾常愈，吾求疾愈而已，岂以困医为事哉！

苍耳说

药至贱而为世要用，未有如苍耳者。他药虽贱，或地有不产，惟此药不问南北夷夏，山泽斥卤，泥土沙石，但有地则产。其花叶根实皆可食，食之如菜。亦治病，无毒，生熟丸散无适不可，多食愈善。久乃使人骨髓满，肌理如玉，长生药也。杂疗风痹瘫痪，瘰疬疮痒，不可胜言，尤治瘿、金疮。一名鼠粘子，一名羊负来，诗谓之卷耳，疏谓之枲耳，俗谓之道人头。海南无药，惟此药生舍下，多于茨棘，迁客之幸也。己卯二月望日书。

记菊

菊，黄中之色，香味和正，花叶根实皆长生药也。北方随秋之早晚。大略至菊有黄华乃开，独岭南不然，至冬至乃盛发。岭南地暖，百卉造作无时，而菊独开后。考其理，菊性介然，不与百卉盛衰，须霜降乃发。而岭海常以冬至微霜故也。其天姿高洁如此，宜其通仙灵也。吾在海南，艺菊九畹，以十一月望，与客泛菊作重九。书此为记。

记海漆

吾谪海南，以五月出陆至藤州。自藤至儋，野花夹道，如芍药而小，红鲜可爱，朴樕丛生，土人云倒粘子花也。至儋则已结子，如马乳，烂紫可食，味甘美。中有细核，并嚼之，瑟瑟有声，亦颇苦涩，儿童食之或大便难通。叶皆白，如石苇之状，野人夏秋痢下，食其叶辄已，取胶以代柿漆，即愈于柿也，余久苦小便白浊，近又大腑滑，百药不瘥。取倒粘子嫩叶，酒蒸焙燥为末，酒糊丸。吞百余，二腑皆平复，然后知奇药也，因名之曰海漆。而私记之，以贻好事君子。明年子熟，当取子，研滤晒煮为膏以剂之，不复用糊矣。戊寅十一月一日记。案：《苏集》"酒"为丸作"醋"为丸，"晒煮"作"酒煮"。

记益智花

海南产益智花，实皆长穗而分为三节。其实熟否，以候岁之丰歉。其下节以候早禾，其中上亦如之。大有则实，凶岁皆不实，罕有三节并熟者。其为药，治气止水而无益于智，智岂求于药者乎？其得名也，岂以知岁也耶？今日见儋耳圃儒黎子云言候之审矣。聊复记之，以俟好事者补注本草。

记食芋

岷山之下，凶年以蹲鸱为粮，不复疫疠，知此物之宜人也。《本草》谓芋土芝，云益气充饥。惠州富此物，人食者不免瘴。吴远游曰："此非芋之罪也。芋当去皮，湿纸包煨之，火过熟，乃热啖之，则松而腻，能益气充饥。今惠人皆和皮水煮，冷啖，坚顽少味，其发瘴固宜。"丙子除夜前二日，夜饥甚，远游煨芋两枚见啖。美甚，乃为书此帖。

记王屋山异草

王屋山有异草，制百毒，能于鬼手夺命，故山中人谓此草墓头回。蹇葆光托吴远游寄来。吾闻兵无刃，虫无毒，皆不可任。若阿罗汉永断三毒，此药遂无所施耶。

记元修菜

蜀中有菜，如豌豆而小，食之甚善，耕而覆之，能肥瘠地。性甚热，食之使人呀呷，若以少酒晒而蒸之，则甚益人而不为害。眉山巢谷元修，始以其子来黄州，江淮间始识之。此菜名巢菜，黄州人谓之元修菜。

记苍术

黄州山中，苍术至多。就野人买之，一斤数钱耳，此长生药也。人以其易得，不复贵重，至以熏蚊子，此亦可以太息。舒州白术，茎叶亦皆相似，特花紫耳，然至难得，二百一两。其效止于和胃气，去游风，非神仙上药也。

记流水止水

孙思邈《千金方·人参汤》言：须用流水煮，用止水即不验。人多疑流水、止水无别。予尝见丞相荆公喜放生，每日就市买活鱼，纵之江中，莫不洋然。惟鳅鲋入江水辄死，乃知鳅鲋但可居止水。则流水与止水果不同，不可不知。又鲫鱼生流水中则背鳞白而味美，生止水中则背鳞黑而味恶，此亦一验也。

论脏腑

古方言：云母粗服，则著人肝肺不可去。如枇杷、狗脊，毛皆不可食，食之射入肝肺。世俗似此之论甚多，皆谬说也。又言人有水喉、食喉、气喉者，亦谬说也。世传《欧希范真五脏图》，亦画三喉，盖当时验之不审耳。水与食同嚼，岂能就口中遂分入二喉哉？人但有咽有喉二者而已，咽则纳饮食，喉则通气。咽则嚼入胃脘，次入胃中，又次入广肠，又次下入大小肠。喉则下通五脏，为出入息，五脏之含气呼吸，正如冶家鼓鞴。人之饮食药饵，但自咽入肠胃，何尝能至五脏。凡人肌骨五脏肠胃虽各别，其入腹之物，英精之气味，皆能洞达，但滓秽即入二肠。故人饮食及服药，既入腹，为真气所蒸，英精之气味，以至金石之精者，如细研硫黄、朱砂、乳石之类，凡能飞走融结者，皆随真气洞达肌骨，犹如天地之气，贯穿金石土木，曾无留碍；其余顽石草木，则但气味洞达尔。及其势尽，则滓秽传入大肠，润湿渗入小肠，此皆败物，不复能变化，惟当退泄耳。凡所谓某物入肝、某物入肾之类，但气味到彼尔，其质岂能到彼哉？此医不可不知也。

论君臣

旧说：用药有一君二臣三佐五使之说。其意以谓药虽众，主病者专在一物，其他则节级相为用，大略相统制，如此为宜，不必尽然也。所谓君者，主此一方，固无定物也。《药性论》乃以众药之和厚者定为君，其次为臣为佐，有毒者多为使，此谬论也。设若欲攻坚积，则巴豆辈，岂得不为君也？

论汤散丸

汤、散、丸各有所宜。古方用汤最多，用丸散者殊少。煮散，古方无用者，惟近世人为之。大体欲达五脏四肢者莫如汤，欲留膈胃中者莫如散，久而后散者莫如丸。又无毒者宜汤，小毒者宜散，大毒者须用丸。又欲速用汤，稍缓用散，甚缓者用丸。此大概也。近世用汤者全少，应汤者全用煮散。大率汤剂气势完壮，力与丸散倍蓰。煮散，多者一啜不过三五钱极矣，比功较力，岂敌汤势？然既力大，不宜有失，消息用之，要在良工，难可以定论拘也。

论采药

古方采草药，多用二八月，此殊未当。二月草已芽，八月苗未枯，采掇者易辨识耳，在药则未为良时。大率用根者，若有宿根，须取无茎叶时采，则津泽皆归其根。欲验之,但取芦菔、地黄辈,观无苗时采,则实而沉,有苗时采,则虚而浮。其无宿根者,即候苗成而未有花时采,则根生定,而又未衰。如今紫草,未花时采,则根色鲜泽,花过而采,则根色黯恶,此其验也。用叶者,取叶初长足时取_{用芽者亦从本说};用花者,取花初敷时采;用实者,取成实时采:皆不可限以时月。缘土气有早晚,天时有愆伏。如平地三月花者,深山中须四月花。白乐天游大林寺诗云:"人间四月芳菲尽,山寺桃花始正开。"盖常理也。此地势高下之不同也。如笙竹笋,有二月生者,有三四月生者,有五月方生者谓之晚笙;稻有七月熟者,有八九月熟者,有十月熟者谓之晚稻。一物同一畦之间,自有早晚:此物性之不同也。岭峤微草,凌冬不凋;并汾乔木,望秋先陨。诸越则桃李夏实,朔漠则桃李夏荣:此地气之不同也。同亩之稼,则粪溉者先芽;一丘之禾,则后种者晚实:此人力之不同也。岂可一切拘以定月哉?

灸二十二种骨蒸法

崔丞相灸劳法,《外台秘要》《崔相家传方》及《王宝臣经验方》悉编载,然皆差误,毗陵郡有石刻最详。余取诸本参校成此一书,比古方极为委曲。依此治人,未尝不验,往往一灸而愈。予在宜城,久病虚羸,用此而愈。

取穴法

先定穴,令患人平身正立,取一细绳,撤之勿令展缩,顺脚底贴肉坚踏之。男左女右,其绳前头与大拇指端齐,后头令当脚根中心,向后引绳,循脚肚贴肉直上,至曲脉中大横纹截断。又令患人解发分两边,令见头缝,自囟门平分至脑后,乃平身正坐,取向所截绳,一头令与鼻端齐,引绳向上,正循头缝,至脑后贴肉垂下。循脊骨,引绳向下至绳尽处,当脊骨,以墨点记之。_{墨点不是灸处。}又取一绳子,令患人合口,将绳子按于口上,两头至吻,却拘起绳子中心,至鼻柱根下止,如此便齐两吻。截断,将此绳展令直,于前来脊骨上墨点处横量,取平,勿令高下,绳子先中折,当中以墨记之,却展开绳子横量,以绳子上墨点,正压脊骨上墨点为正。两头取中,勿令高下,于绳子两头,以白圈记之,白圈是灸穴也。

以上是第一次点二穴。

次二穴，令其人平身正坐，稍缩臂膊。取一绳绕项，向前双垂，与鸠尾齐。鸠尾是心歧骨，人有无心歧骨者，至从胸前两歧头下量取一寸，即是鸠尾也。即双截断，却背翻绳头向项后，以绳子中停取心正，令当喉咙结骨上。其绳两头夹项双垂，循脊骨以墨点记之。墨点不是灸处。又取一绳子，令其人合口，横量齐两吻，截断，还于脊骨上墨点横量如法。绳子两头以白圈记之，白圈是灸穴处。

以上是第二次点穴。通前共四穴。同时灸，日别各七壮。至第二穴，壮累灸至一百或一百五十壮为妙。候灸疮欲瘥，又依后法灸二穴。案："日别"二字疑误。

又次二穴，以第二次量口吻绳子，于第二次双绳头尽处，墨点上。当脊骨，直上下竖点，令绳中停，中心在墨点上，于上下绳尽头，以白圈记两穴，白圈是灸穴处。

以上是第三次点两穴，谓之四花穴。灸两穴各百壮，三次共六穴。各取离日量度，度讫，即下火。唯须三月三日艾最佳。病瘥百日内，忌饮食房室，安心静处将息。若一月后觉未瘥，复初穴上再灸。

凡骨蒸候所起辨验有二十二种，并依上项灸之。

一、胞蒸小便赤黄

二、玉房蒸男遗尿失精，女月漏不调

三、脑蒸头眩热闷

四、髓蒸觉髓沸热

五、骨蒸齿黑

六、筋蒸甲焦

七、血蒸发焦

八、脉蒸急缓不调

九、肝蒸或时眼前昏暗

十、心蒸舌焦或疮或时胸满

十一、脾蒸唇焦坼或口疮

十二、肺蒸口干生疮

十三、肾蒸耳干焦

十四、膀胱蒸右耳焦

十五、胆蒸_{眼目失光}

十六、胃蒸_{舌下痛}

十七、小肠蒸_{下沥不禁}

十八、大肠蒸_{右鼻孔痛}

十九、三焦蒸_{乍寒乍热}

二十、肉蒸_{别人觉热自觉冷寒}

二十一、皮蒸_{皮生粟起}

二十二、气蒸_{遍身壮热不自安息}

用尺寸取穴法

凡孔穴尺寸，皆随人身形大小，须男左女右。量手指中一节，两横纹中心，为一寸中。虽小儿必以中指取穴为准。

艾炷大小法

凡艾炷，须令脚跟足三分。若不足三分，恐不覆孔穴。不备穴中，经脉火气不行，即不能抽邪气、引正气。

取艾法

端午日，日未出，于艾中以意求其似人者，辄撷之以灸，殊有效。幼时见一书云尔，忘其为何书也。艾未有真似人者，于明暗间，苟以意命之而已。万法皆妄，无一真者，此何疑焉？

用火法

黄帝曰：松、柏、柿、桑、枣、榆、柳、竹等依火用灸，必害肌血，慎不可用。凡取火者，宜敲石取火，或水晶镜子于日得者，太阳火为妙。天阴，则以槐木取火亦良，灸后宜服治劳地黄丸。

具方

生地黄汁　青蒿汁　薄荷汁　童便　好酒_{以上各二升，煎成膏入}　柴胡_{去头}
鳖甲_{醋炙}　秦艽_{各一两}　朱砂　麝香_{各半两，研}

上五味为末，入前膏和为丸，如桐子大。每服十五丸至二十丸，温酒下，切忌生冷毒物。

医方古典医籍精选导读

卷第二

论风病

王舒元龙言："钱子飞治大风方极验，常以施人。一日梦人自云：'天使以此病人，君违天怒，若施不已，君当得此病，药不能救。'子飞惧，遂不施。"仆以为，天之所病，不可疗耶，则药不应复有效；药有效者，则是天不能病。当是病之祟畏是药，而假天以禁人尔。晋侯之病为二竖子，李子豫赤丸亦先见于梦，盖有或使之者。子飞不察，为鬼所胁。若予则不然，苟病者得愈，愿代受其苦。家有一方，以傅皮肤，能下腹中秽恶，在黄州试之，病良已，今当常以施人。

四神丹

治风气。

熟干地黄　元参　当归　羌活各等分

上捣为末，蜜和丸，梧桐子大，空心酒服，丸数随宜。

《列仙传》有山图者，入山采药折足，仙人教服此四物而愈。因久服，遂度世。顷余以问名医康师孟，师孟大异之云："医家用此多矣，然未有专用此四物如此方者。"师孟遂名之曰四神丹。洛下公卿士庶争饵之，百病皆愈。

药性中和，可常服。大略补虚益血，治风气，亦可名草还丹。己卯十一月八日，东坡居士儋耳书。

四味天麻煎方

世传四味五两天麻煎方，盖古方，本以四时加减，但传药料耳。春肝旺多风，故倍天麻；夏伏阴，故倍乌头；当须去皮生用，治之万捣，乌头无复毒。秋多利下，故倍地榆；冬伏阳，故倍元参。依此方常服，不独去病，乃保真延年，与仲景八味丸并驱矣。

木香散

治偏风瘫痪、脚气等疾。

羌活一两 麻黄去节，水煮少时，去水，二两。案：馆本“去水”作“去沫” 防风三分 木香 槟榔 附子炮，去皮 白术 川乌头炮，去皮 草豆蔻和皮用 陈橘皮去瓤 牛膝酒浸一宿 杏仁生，去皮尖 当归酒浸一宿 人参 茯苓 甘草炙 川芎 官桂不得见火。各半两

上十八味，剉如麻豆，每服一两，水一碗，姜七片。煎至一盏，去滓，得七分温服。大肠不通，加大黄末，每服一钱。以老少加减。如久不通，加至三五钱不害。心腹胀，加葶苈并滑石末，每服各一钱。案：程本有“滑石汤成下”五字，似衍文，馆本无此句。如上膈壅滞，痰嗽气急，加半夏、升麻、天门冬、知母末，各二钱同煎。其药滓两合为一服，用水一碗半，煎至一盏服。

此药，福唐陈氏者鬻以自给，郡人极神之，未有得其方者。一日为其亲戚攘得与予。予作官处，即合以施人。如法煮服，以衣覆取汗，不过三五服辄瘥。所至人来求药者无穷，其验如神。

左经丸

治案：馆本有“小儿”字筋骨诸疾，手足不随，不能行步运动。

草乌头肉白者，生，去皮脐 木鳖子去壳，别研 白胶香 五灵脂各三两半 当归一两 斑猫一百个，去翅足，少醋煮熟

上为末，用黑豆去皮生杵粉一斤，醋煮糊为丸，如鸡头实大。每服一丸，酒磨下。筋骨疾，但不曾针灸伤筋络者，四五丸必效。

予邻里胡生者，一女子膝腕软，不能行立已数年，生因游净因佛寺，与僧言。有一僧云能治，出囊中丸十枚，以四枚与生曰：服此可瘥。生如其言与服，女子遂能立。生再求药于院僧，曰：非有爱也，欲留以自备。必欲之，须合一料。生与钱一千，辞不受。止留百钱，后数日得药，并余钱十余悉归之。同院僧佐其理药，乃剽得此方。

予至嘉兴，有一里巷儿，年十余岁，两足不能行。以一丸分三服，服之尽

四五丸，遂能行。自此大为人所知，其效甚著。此药能通荣卫，导经络，专治心肾肝三经。服后小便少淋沥，_{案：馆本作"淋涩"。}乃其验也。

烧肝散

治三十六种风，二十四般冷，五劳七伤，一切痢疾，脾胃久虚，不思饮食，四肢无力，起止甚难，小便赤涩，累年口疮，久医不瘥，但依此法服之必愈。

茵陈　犀角　石斛　柴胡　芍药　白术_{以上各半两}　干姜　防风　桔梗　紫参　人参　胡椒　官桂_{去皮}　白芜荑　吴茱萸_{以上各一两}

上共十五味，同为末，以羊肝一具，如无，即獭猪肝代之，分作三分，净去血脉脂膜，细切，用末五钱，葱白一茎，细切相和。以湿纸三五重裹之，掘地坑纳，以火烧令香熟，早晨生姜汤嚼下，大段冷劳，不过三服见效。

庐州刁参军，病泄痢日久，黑瘦如墨，万法不瘥。服此一二服，下墨汁遂安。

伊祁丸

治鹤膝风及腰膝风缩。

伊祁_{头尾全者}　桃仁_生　白附子　阿魏　桂心　白芷　安息香_{用胡桃瓤研，各一两}　没药_{三分}。以前八物用童便五升，无灰酒二升，银器内熬令厚　乳香_{三分}　当归　北漏芦　牛膝　芍药　地骨皮_{去土}　威灵仙　羌活_{各一两}

上为丸，如弹丸大，空心暖酒化下一丸。

胡楚望博士病风疰，手足指节皆如桃李，痛不可忍，服此悉愈。

乌荆丸

治风。

川乌头_{一两，炮，去皮}　荆芥穗_{一两。案：馆本"二两"}

上醋糊丸，如桐子大，每服二十丸，酒或熟水下。有疾，食空时，日三四服；无疾，早晨一服。

少府郭监丞，少病风，搴搐，颐颔宽弹不收，手承颔，然后能食，服此六七服即瘥，遂常服之，已五十余年。年七十余，强健，须发无白者。

此药疗肠风下血尤妙，累有人得效。予所目见下血人服此而瘥者，一岁之内已数人。

沉香天麻煎丸
出 《博济》

治风气不顺，骨痛，或生赤点隐疹，日久不治，则加冷痹，筋骨缓弱。

五灵脂　附子　白术　赤小豆各一两　天麻半两　干蝎炒　羌活　防风各一两

上先以沉香二两、酒一升，煎为膏。毋犯铁器，入药捣千下，为丸梧桐子大，空腹，荆芥汤或荆芥酒下二十丸，过五日加至三十丸秋夏宜荆芥汤，春冬宜荆芥酒。春末夏初喜生赤根白头疮，服之瘥。

服威灵仙法

服威灵仙有二法。别有一帖云：以威灵仙杂牛膝服之，视气虚实，加减牛膝，牛膝以酒浸焙干。二物皆为末，丸散皆可，丸以酒煮面糊。

其一，净洗阴干，捣罗为末，杂酒浸牛膝末，或蜜丸，或为散，酒调。牛膝之多少，视脏腑之虚实而增减之。此眉山一僧，患脚气至重，依此服半年，遂永除。

其一，取药粗细得中者，寸截之，七寸作一帖，每岁作三百六十帖，置床头，五更初，面东细嚼一帖，候津液满口咽下。此牢山一僧，年百余岁，上下山如飞，云得此药力。

二法皆以得真为要。真者有五验：一味极苦；二色深黑；三折之脆而不韧；四折之微尘，如胡黄连状；五断处有黑白晕，谓之鸲鹆眼。无此五验，则藁本根之细者耳。又须忌茶。别有一帖云：但忌茶。若常服此药，当以皂角槐芽为茶，取极嫩者，汤中略煮一沸，便取出，布裹，压干，入焙，以软熟火焙干，与饮茶无异。以槐芽、皂角芽至嫩者，依造草茶法作。或只取《外台秘要》代茶饮子方，常合服乃可。

煮肝散

治肝痿、脚弱，及伤寒手足干小不随。

紫菀　桔梗　苍术　芍药各等分

上为末，每服四钱，羊肝半具，大竹刀切，勿犯水，勿令血散，入盐醋葱姜酒同煮熟。空腹食前，日三服。

谷熟尉宋钧，伤寒病痿后，双足但有骨不能立，服此散见其肉生。一两日间，乃复如旧。

乌头煎丸

治风毒，气攻眼，久成内外障，痛楚，胬肉赤脉等，病十年者皆可疗。

黑豆二两小者　川乌头一两，去皮，生　青橘皮半两，去白，同乌头、黑豆为末，以水一升三合浸一宿，缓火煎成膏子　甘菊花一两　牛膝　枸杞子　川芎　荆芥穗　羌活　地龙去土　白蒺藜去角　当归　干薄荷各半两

上将前青皮煎和为丸，如桐子大。每服二十丸，空心茶酒任下，蜜汤下亦得。

先君因失少女，感伤哭泣，忽目瞑不见物，治之逾月复明。因盛怒呵一罪人，目复瞑，逾年得此，服不尽一剂，目复如故。

又方

羌活　防风酒浸一宿　黄芪　木贼　附子炮　蝉壳　甘草　蛇蜕一条，青竹炙　荆芥穗　甘菊花　白蒺藜去角　旋覆花　石决明泥裹，烧通赤，别研

上等分，除附子、蛇蜕、决明，皆剉碎。新瓦上烙令燥，为散，每服二钱，第二米泔煎熟调下，空心、日午、夜卧各一服。

予少感目疾，逾年，人有以此方见遗，未暇为之。有中表兄许复尝苦目昏，后已都瘥。问其所以瘥之由，云服此药，遂合服，未尽一剂而瘥，自是与人，莫不验。

通关散

治诸中风伤寒。案：馆本云"治大人、小儿诸风伤寒"。

旌德乌头四两，皱皮，有芦头，肌白者　藁本　防风　川芎䓖　当归　白芷

天南星　干姜　雄黄细研　桂心以上各半两，并生，勿近火

上为细末，煨葱酒下一字，或半钱。瘫痪加牛黄麝香，小儿减半，薄荷酒下。此散予目见医数人，今聊记其一二。

曾在江南见市门有卧者，问之，乃客贩，因病偏风，医之，遂至病困，为邸家所委。时伯氏为邑，使人舁到令舍，调药饮之，又与十服。数日，伯氏出，市有一人，扶倚床而呼曰：昔日卧者，今能扶榻而行矣。药尽，愿少继之。伯氏又与十服，服讫能起。

又一吏，病疮而挛，逾岁月卧矣。伯氏与散二钱匕，为八服。吏谬以为一服，服已，僵眩呕吐，几困将殆。数日疮挛悉除。大抵中风挛弛，治之须先去痰，案：馆本作"涎"。去已，乃用续命汤辈汗之，末乃用此为宜。盖风病多挟热，若未发散，便投乌头辈。或不相当也，更消息治之，必验。

辰砂散

治风邪诸痫，狂言妄走，精神恍惚，思虑迷乱，乍歌乍哭，饮食失常，疾发仆地，吐沫戴目，魂魄不守，医禁无验。

辰砂一两。须光明有墙壁者　酸枣仁微炒　乳香光莹者。各半两

上量所患人饮酒几何，先令恣饮沉醉，但勿令至吐。静室中服药讫，便安置床枕令睡。以前药为一服，温酒一盏调之，顿服令尽。如素饮酒少人，但随量取醉。病浅人一两日，深者三五日，睡不觉。令家人潜伺之，觉即神魂定矣；慎不可惊触使觉，及他物惊动。一为惊寤，更不可治。

上枢正肃吴公，少时病心，服一剂，三日方寤，遂瘥。

治诸风上攻头痛方

地龙、谷精草为末，同乳香，火饼上燃，以纸筒笼烟，鼻闻之即瘥。

侧子散

治筋脉抽掣，疼痛不止。

侧子炮裂去皮脐　赤箭　漏芦　芎䓖　酸枣仁微炒　海桐皮各一两　桂心　五加皮　仙灵脾　牛膝　木香各三五钱　枳壳麸皮炒去瓤，半两

上为末，每服一钱，温酒调下，不计时候服。此药尤治目赤痛，屡用每验，盖攻治肝风。凡目赤皆主于风，予于《四生散》论之甚详。此方主疗，亦四生散之类也。

四生散

治肾脏风，治眼，治癣。

白附子脚生疮用黑附子　肾形沙苑蒺藜　羌活　黄芪

上等分，皆生为末，每服二钱，盐酒调下，空腹，猪肾中煨服尤善。

予为河北察访使时，病赤目四十余日，黑睛旁黯赤成疮，昼夜痛楚，百疗不瘥。郎官丘革相见，问予：病目如此，曾耳中痒否？若耳中痒，即是肾家风。有四生散疗肾风，每作二三服即瘥。闾里号为"圣散子"。予传其方，合服之。午时一服，临卧一服，目反大痛。至二鼓时，乃能眠。及觉，目赤稍散，不复痛矣。更进三四服，遂平安如常。

是时孙和甫学士帅镇阳，闻予说，大喜，曰："吾知所以自治目矣。向久病目，尝见吕吉甫参政云：'顷目病，久不瘥，因服透水丹乃瘥。'如其言，修合透水丹一剂。试服二三十服，目遂愈。"乃知透水丹亦疗肾风耳，此可记尔。

凡病目人更当记一事。予在河北病目时，曾治浴具，洛州守阎君绶见访云："目赤不可浴，浴汤驱体中热并集头目，目必甚。"又转运判官李长卿亦云然。予不信，卒浴。浴毕，目赤遂大作。行数程到巨鹿，见陈彦升学士以病目废于家，问其目病之因，云："顷年病目赤，饮酒归，过同舍林亿，邀同太学浴。彦升旧知赤目不可浴，坚拒之不得，俛俛一浴，浴已几失明。后治之十余年竟不瘥。"此亦以为戒也。

又予之门人徐构病癣，久不瘥，服四生散，数日都除。

卷第三

论圣散子

昔予览《千金方》三建散，云于病无所不治。而孙思邈特为著论，以谓此方用药节度不近人情，至于救急，其验特异。乃知神物效灵，不拘常制；至理开惑，智不能知。今予得圣散子，殆此类也。

自古论病，惟伤寒为急，表里虚实，日数证候。应汗、应下之类，差之毫厘，辄至不救。而用圣散子者，一切不问阴阳二感，或男子女人相易，状至危笃，速饮数剂，而汗出气通，饮食渐进，神宇完复，更不用诸药，连服取瘥。其余轻者，心额微汗，正尔无恙。药性小热，而阳毒发狂之类，入口便觉清凉，此药殆不以常理而诘也。若时疫流行，不问老少良贱，平旦辄煮一釜，各饮一盏，则时气不入。平居无事，空腹一服，则饮食快美，百病不生，真济世卫家之宝也。

其方不知所从出，而故人巢君谷世宝之，以治此疾，百不失一。予既得之，谪居黄州，连岁大疫，所全活者不可胜数。巢甚秘此方，指松江水为誓盟，不得传人。予窃隘之，乃以传蕲水庞君安时。庞以医闻于世，又善著书，故以授之，且使巢君名与此方同不朽也。

圣散子启

圣散子主疾，功效非一。去年春，杭州民病，得此药，全活者不可胜数。所用皆中下品药，略计每千钱即得千服，所济已及千人，由此积之，其利甚溥。凡人欲施惠，而力能自办者，犹有所止；若合众力，则人有善利，其行可久。今募信士，就楞严院修制。自立春后起施，直至来年春夏之交，有人名者，径以施送本院。昔薄拘罗尊者，以诃黎勒施一病比丘，故获报身，身常无众疾。施无多寡，随力助缘，疾病必相扶持，功德岂有限量。仁者恻隐，当崇善因。吴郡陆广秀才施此方并药，得之于智藏主禅月大师宝泽，乃乡僧也。其陆广见在京施方并药，在麦蘖巷住，出此方。陈无择《三因方》云：此药似治寒疫，因东坡作序，天下通行。辛未年，永嘉瘟疫，被害者不可胜数，盖寒疫流行，其药偶中，抑未知方土有所偏宜，未可考也。东坡便谓与三建散同类，一切不问，似太不近人情。夫寒疫，亦能自发狂。盖阴能发躁，阳能发厥，物极则反，理之常然，不可不知。今录以备疗寒疫，用者宜审究其寒温二疫，无使偏奏也。

圣散子方

草豆蔻_{去皮，面裹炮，十个。案：馆本作"一个"。} 木猪苓_{去皮} 石菖蒲 高良姜 独活_{去芦头} 附子_{炮裂，去皮脐} 麻黄_{去根} 厚朴_{去皮，姜汁炙} 藁本_{去瓢，土炒} 芍药 枳壳_{去瓢，麸炒} 柴胡 泽泻 白术 细辛 防风_{去芦头} 藿香 半夏_{姜汁制} 茯苓_{各半两} 甘草_{炙，一两}

上剉碎如麻豆大，每服五钱匕，清水一钟半，煮取八分，去滓，热服。余滓两服合为一服，重煎，空心服。

小柴胡汤

解伤寒。

柴胡_{二两} 黄芩 人参 甘草_炙 生姜_{各三钱。案：程本云"各三分"，似误。} 半夏_{汤洗一两半} 大枣_{十二枚，破}

上剉如麻豆大，以水三升，煮取一升半，去滓，再煎取九合，温服三合，日三服，_{案：馆本云"取丸温服，日三服"，似误。}此古法也。今可作粗散，每服三钱，枣三枚，姜五片_{馆刻三片}，水一盏半。煎至八分，温服。气实疾势盛者，加至四五钱不妨，并去滓。

此张仲景方。予以今秤量改其分剂。孙兆更名黄龙汤。近岁此药大行，患伤寒，不问阴阳表里，皆令服之。此甚误也。此药，《伤寒论》虽主数十证，大要其间有五证最的当，服之必愈。一者身热，心中逆或呕吐者可服，_{伤寒此证最多，正当服小柴胡汤。}若因渴饮水而呕者不可服，身体不温热者不可服；_{仍当识此。}二者寒者，_{案：馆本无"寒者"二字。}寒热往来者可服；三者发潮热可服；四者心烦胁下满，或渴或不渴，皆可服；五者伤寒已瘥后更发热者，可服。此五证，但有一证，更勿疑，便可服，服之必瘥。若有三两证以上，更的当也。其余证候，须仔细详方论_{案：馆本无"方"字及脉候相当方可用，不可一概轻用。}世人但知小柴胡治伤寒，不问何证便服之。不徒无效，兼有所害，缘此药差寒故也。唯此五证，的不蹉跌，决效无疑。此伤寒中最要药也。家家有本，但恐用之不审详，故备论于此，使人了然易晓。

本方更有加减法，虽不在此五证内，用之亦屡效，今亦载于此：若胸中烦而不呕，去半夏，加人参合前成一两，栝蒌根一两；若腹中痛者，去黄芩，加芍药三分，此一证最有验，常时腹痛亦疗；若胁下痞硬，去大枣，加牡蛎一两；若心下悸，小便不利，去黄芩，加茯苓一两；若不渴，外有微热者，去人参，加桂三分，温覆微汗，愈；若咳，去人参、大枣、生姜，加五味子半两，干姜半两。

元祐二年时行，无少长皆咳，服此皆愈。_{案：馆本止此，无下六十二字。}常时上壅痰实，只依本方，食后卧时服甚妙。赤白痢尤效，痢药中无如此妙。盖痢多因伏暑，此药极解暑毒。凡伤暑之人，审是暑暍，不问是何候状，连进数服即解。

麻黄丸

治伤寒，解表，止头痛_{兼治破伤风及一切诸风。}

麻黄_{六两去节，沸汤泡，去黄水，焙干}　乌头_{水浸三日，频换水，去皮，日干，炮，去脐}　天南星_{别捣}　半夏_{汤洗七遍}　石膏_{泥裹，火烧通赤，研，以上各四两}　白芷_{三两}　甘草_{一两，炙}　龙脑_{半两，只用樟木龙脑，但要发散，不必南番龙脑}　麝香_{一分}

上为末，水煮天南星为丸，如小弹子大。每服一丸，葱茶或_{馆本有"茶"字}酒嚼下，薄荷茶_{馆本无"茶"字亦得}，连二三服。

此本予家白龙丸，已编入《灵苑》，后又加麻黄作六两。寒水石_{馆本有"用"字}石膏为衣，治伤寒至佳，小小伤风，服之立瘥。解表药中，此尤神速。

治暑暍逡巡闷绝不救者

道上热土　大蒜

上略等多少，烂研，冷水和，去滓，饮之即瘥。

此方在徐州沛县城门上板书揭之，不知何人所施也。

治暑伤肌肤多疮烂或因搔成疮者

林才中尝暑中卧病，肌肤多疮烂汁出。有一乳姥曰："此易愈。"取干壁土揉细末，傅之，随手即瘥。

木香丸

治瘴。

鸡心槟榔　陈橘皮去白，各二两　青木香　人参　厚朴　官桂去无味者　大附子　羌活　荆三棱　独活　干姜炮　甘草炙　芎䓖　川大黄剉，微炒　芍药各半两　牵牛子一斤，淘去浮者，揩拭干，熟捣，取末四两，余滓不用　肉豆蔻六枚，去壳，止泻方用

上十五味为末，瓷器盛之，密封。临服，用牵牛末二两，药末一两，同研令匀，炼蜜为丸，如桐子大。

心腹胀满，一切风劳冷气，脐下刺痛，口吐清水白沫，醋心，痃癖气块，男子肾脏风毒攻刺四体，及阳毒脚气，目昏头痛，心间呕逆，及两胁坚满不消，卧时橘皮汤下三十丸，以利为度，此后每夜二十丸。

女人血痢，下血，刺痛，积年血块，胃口逆，手足心烦热，不思饮食，姜汤下三十丸，取利，每夜更服二十丸。

小儿五岁以上，疝气腹胀气喘，空心温汤下五七丸，小者减丸数服。

凡胸腹饱闷不消，脾泄不止，临卧温酒下，取利。

食毒，痈疽发背，山岚瘴气，才觉头痛，背膊拘紧，便宜服之，快利为度。

常服可以不染瘴疾。

凡瘴疾，皆因脾胃实热所致，常以凉药解膈上壅热，并以此药通利弥善。

此丸本治岚瘴及温馆本"瘟"疟大效。李校理敦裕尝为传，刻石于大庾岭，蒙效者不可胜数。予伯氏任闽中，尝拥兵捕山寇。过漳浦，军人皆感疟，用此治之，应时患愈。予在江南，时值岁发疟，以此药济人，其效如神，皆以得快利为度。

又记，凡久疟，服药讫，乃灸气海百壮，又灸中脘三十壮，尤善。

枳壳汤
附加减理中丸

治伤寒痞气，胸满欲死。

桔梗　枳壳炙，去瓤。各一两

上剉如米豆大，用水一升半，煎减半，去滓，分二服。

伤寒下早，则气上膨胸，世俗即谓之结胸，多更用巴豆粉、霜腻粉下之，下之十有八七死。此盖泻其下焦，下焦虚，则气愈上攻胸膈，多致不救。凡胸胀病，只可泻膈。若按之坚硬而痛，此是结胸。如胸有水，须用大黄、甘遂辈下之，陷胸丸之类是也。若按之不甚硬，亦不馆本有“甚”字痛，此名痞气。上馆本“正”虚气热鼓胀。只可用黄芩、黄连、大黄之类化之。

尝有人患胸胀已危困，作结胸痞气治皆不瘥。文馆本“史”大夫以此汤饮之，下黄水一升许，遂瘥。予得此法，用之如神，若是痞气，莫不应手而消。凡伤寒胸胀，勿问结胸痞气，但先投此药。若不瘥，然后别下药。缘此汤但行气下膈耳，无他损。

又西晋崔行功方：伤寒或下或不下，心中结满，胸胁痞塞，气急厥逆欲绝，心胸高起，手不得近，二三日辄死。用泻心大小陷胸汤皆不瘥，此当是下后虚逆，气已不理，而毒复上攻，气毒相搏，结于胸中，气毒相激，故致此病。疗之当用加减理中丸，先理其气，次疗诸疾。加减方如后。

加减理中丸

人参　白术　茯苓　甘草炙。各二两　干姜炮。一两半　枳实十六片。麸炒或炙

上为末，蜜丸，弹子大。一丸不效，再服。予时用此，神速。下喉气即相接续。复与之，不过五六弹丸，胸中豁然矣。用药之速，未尝见此。渴者更加栝蒌二两，下利者加牡蛎二两。

予以告领军韩康伯、右卫毛仲祖、光禄王道预、台郎顾君苗、著作殷仲堪，并悉用之，咸叹其应速。

于时枳实乃为之贵，缘此病由毒攻于内，多类少阴。泄利之后，理应痞结，虽已泄利，毒尚未除，毒与气争，凝结于胸。时或不利，而毒已入胃，胃中不通，毒必上冲。或气先不理，或上焦痰实，共相冲结，复成此患。大抵毒之与气相干不宣，关津壅遏，途径不通，故泻心疗满而不疗气，虽复服之，其瘥莫

由，疗气理结，<small>案：馆本云"疗毒气结"。</small>莫过理中丸，解毒通气，痞自消释。然干姜性热，故减其分；茯苓通津，栝蒌除渴，牡蛎止痢，谨审其宜，无不得矣。

家人黄珍者，得病如上，其弟扶就叔尚书乞药。余曰，可与理中丸。坐中数客皆疑不可，予自决与，于箱中取一弹丸与之。竺法太调余曰："此人不活，君微有缘矣。"与时合暝许，比至三筹，扶又来，便叩头自搏，四座愕然，谓其更剧。叔问何如，扶答："向药一服便觉大佳，更复乞耳。"予谓竺："向答曰：'上人不忧作缘，但恐夜更来乞，失人眠耳。'果尔如何？"余复与数弹丸，明日便愈。叔遂至今用之。护军司法<small>案：馆本作"马"</small>刘元宝妾病亦如此，叔复与之一服，如鸡子一丸便瘥。叔知故文武，遂多蒙救济。伤寒难疗，故详记焉。此行功自叙也。

余以此丸与枳壳汤兼服，理无不验，理中丸所用枳实只是枳壳，古人只谓之枳实，后人方别出枳壳一条。

栀子汤

治胸痹切痛。

栀子<small>二两</small>　附子<small>一两，炮</small>

上每服三钱，水一大盏，薤白三寸，同煎至五分，温服。

泗州有人病岁余，百方不效，服此二服顿愈。

五积散
余家旧方。《博济》亦载，小有不同

苍术<small>二十两</small>　桔梗<small>十两</small>　陈橘皮<small>六两</small>　白芷　甘草<small>各三两</small>　当归<small>二两</small>　川芎<small>一两半</small>　芍药　白茯苓　半夏<small>汤洗，各一两</small>　麻黄<small>春夏二两，秋冬三两</small>　干姜<small>春夏一两半，秋冬二两</small>　枳壳<small>麸炒，去瓤，四两，以后三味别捣和</small>　肉桂<small>春夏三两，秋冬四两</small>　厚朴<small>二两，姜汁炙</small>

上前十二味为粗末，分作六服。大锅内缓火炒，令微赤、香熟即止，不可过焦。取出，以净纸藉板床上晾，令冷，入后三物和之。

和气，<small>案："和气"即后所云"和一切气"也，与下伤寒及难产一例。馆本作"为丸"，误。</small>每服三钱，加姜枣煎至六分，去滓服。

伤寒手足逆冷，虚汗不止，脉沉细，面青呕逆，加顺元散一钱，同煎热服。

产妇阵疏难产，经三两日不生，胎死腹中；或产母气乏委顿，产道干涩，加顺元散。水七分，酒三分煎，相继两服，气血内和即产。胎死者不日当下。案：馆本云"不过三服当下"。其顺元散多少量产母虚实。伤寒发热胁内寒者，加葱白三寸、馆本"二寸"。豉七粒同煎，相继两三服，当以汗解。

顺元散

乌头二两　附子炮　天南星各一两，炮　木香半两

上予叔祖钱氏时得此方，卖于民家，故吴中至今谓之"沈氏五积散"。大抵此散能温里外，但内外感寒，脉迟细沉伏，手足冷，毛发悁栗，伤寒里证之类，大啜三两杯。当手足温或汗乃愈。今世名医，多用此散治气，极效。和一切气，通血络，无出此药。人病脾疟，用紫金丸逐下，乃服此散，数服多愈。

紫金丹

硫黄　针沙各三钱　铁粉五钱　腻粉十五钱。案：馆本"铁粉、腻粉各五钱"

四味炒为末，粟米饭丸如弹子大，乳香汤下一丸，气实，服一丸半至二丸。

七枣散

治脾寒疟疾。

川乌头大者一个，炮良久，移一处再炮。凡七处，炮满，去皮脐，为细末

都作一服。用大枣七个，生姜十片，葱白七寸，水一碗，同煎至一盏。疾发前，先食枣，次温服，只一服瘥。

元祐二年，两浙疟疾盛作。常州李使君，举家病疟甚久，万端医禁不效。常时至效方服亦不止。过客传此方，一家服之，皆一服瘥。

又长兴贾耘老传一方，与此方同。只乌头不炮，却用沸汤泡。以物盖之，候温更泡。满十四遍，去皮，切，焙干，依上法作一服。耘老云：施此药三十年，治千余人，皆一服瘥。

葱熨法

治气虚阳脱，体冷无脉，气息欲绝，不省人，及伤寒阴厥，百药不效者。

葱以索缠如盏许大，切去根及叶，惟存白长二寸许，如大饼锭。先以火燎一面令通热，又勿令灼人。乃以热处搭病人脐，连脐下，其上以熨斗满贮火熨之。令葱饼中热气郁入肌肉中。须预作三四饼，一饼坏不可熨，又易一饼。良久，病人当渐醒，手足温，有汗即瘥。更服四逆汤辈，温其体，_{案：馆本作}"内"。万万无忧。

予伯兄忽病伤寒，瞑寂_{案：馆本作"瞑眛"}不知人八日，四体坚冷如石，药不可复入，用此遂瘥。

集贤校理胡完夫用此方拯人之危，不可胜数。

金液丹
出 《博济方》

硫黄_{十两，精莹者，研碎，入罐子，及八分为度，勿大满} 石龙芮_{两握。又云狗蹄草一握} 水鉴草_{两握。稻田中生，一茎四花，如田字，亦名水田草，独茎生}

以黄土一掬，同捣为泥。只用益母草并泥捣亦得。

上固济药罐子，约厚半寸。置平地，以瓦片覆罐口。四面炭五斤拥定，以熟火一斤，自上燃之。候罐子九分赤，口缝有碧焰，急退火，以润灰三斗覆，至冷，剖罐取药。削去沉底滓浊，准前再煅。通五煅为足，药如熟鸡卵气。_{急用可三煅止}。并取罐埋润地一夜。又以水煮半日，取药。柳木槌研，顿滴水，候扬之无滓，更研令干。每药一两，用蒸饼一两，汤释化，同捣丸之，暴干。

金液丹旧方主病甚多，大体治气羸。凡久疾虚困，久吐利不瘥，老人脏秘，伤寒脉微阴厥之类，皆气羸所致，服此多瘥。大人数十丸至百丸，小儿以意裁度多少，皆粥饮下。羸甚者，化灌之。小儿久吐利垂困，药乳皆不入，委顿待尽者，并与数十丸。往往自死得生，少与即无益。

予亲见小儿吐利极，已气绝，弃之在地。知其不救，试漫与服之，复活者数人。

卷第四

服茯苓说

茯苓自是仙家上药，但其中有赤筋脉，若不能去，服久不利人眼，或使人眼小。当削去皮，切为方寸块，银石器中清水煮，以酥软解散为度，入细布袋中，以冷水揉摆，如作葛粉状，澄取粉。而筋脉留布袋中，弃去不用。其粉以蜜和如湿香状，蒸过食之尤佳。胡麻但取纯黑脂麻，九蒸九暴，入水烂研，滤取白汁，银石器中熬，如作杏酪汤，更入去皮核烂研枣肉，与茯苓粉一处，搜和食之，尤有奇效。

服茯苓赋

并引

予少而多病，夏则脾不胜食，秋则肺不胜寒。治肺则病脾，治脾则病肺。平居服药，殆不复能愈。年三十有二，官于宛丘。或怜而授之以道士服气法，行之期年，疾良愈。盖自是始有意养生之说。晚读《抱朴子》书，言服气与草木之药，皆不能致长生。古神仙真人皆服金丹，以为草木之性，埋之则腐，煮之则烂，烧之则焦，不能自生，而况能生人乎？予既汩没世俗，意金丹不可得也，则试求之草本之类。寒暑不能移，岁月不能败，惟松柏为然。古书言松脂流入地下为茯苓，茯苓千岁，举则为琥珀。虽非金玉，而能自完也，亦久矣。于是求之名山，屑而治之，去其脉络，而取其精华。庶几可以固形养气，延年而却老者，因为之赋以道之。词曰：

春而荣，夏而茂。憔悴乎风霜之前，摧折乎冰雪之后。阅寒暑以同化，委粪壤而兼朽。兹固百草之微细，与众木之凡陋。虽或效骨骼于刀几，尽性命于杵臼，解急难于俄顷，破奇邪于邂逅，然皆受命浅狭，与时变迁；朝菌无日，蟪蛄无年。苟自救之不暇，矧他人之足延。乃欲撷根茎之微末，假臭味以登仙。是犹托疲牛于千里，驾鸣鸠于九天。则亦辛勤于涧谷之底，槁死于峰崖之巅，顾桑榆之窃叹，意神仙之不然者矣。若夫南涧之松，拔地千尺，皮厚犀兕，根坚铁石，须发不改，苍然独立。流膏脂于黄泉，乘阴阳而固结。像鸟兽之蹲伏，类龟蛇之闭蛰。外黝黑以鳞皴，中结白而纯密。上灌莽之不犯，下蝼蚁之莫贼。经历千载，化为琥珀。受雨露以弥坚，与日月而终毕。故能安魂魄而定心志，却五味与谷粒；追赤松于上古，以百岁为一息。颜如处子，绿发方目，神止气定，浮游自得。然后乘天地之正，御六气之辨，以游夫无穷，又何求而何食？

附：

服胡麻赋并叙

始余尝服茯苓，久之，良有益也。梦道士谓余："茯苓燥，当杂胡麻食之。"梦中问道士："何者为胡麻？"道士言："脂麻是也。"既而读《本草》，云："胡麻，一名狗虱，一名方茎，黑者为巨胜。其油正可作食。"则胡麻之为脂麻，信矣。又云："性与茯苓相宜。"于是始异斯梦，方将以其说食之，而子由赋茯苓以示余，乃作《服胡麻赋》以答之。

世间人闻服脂麻以致神仙，必大笑。求胡麻而不可得，则取山苗野草之实以当之，此古所谓"道在迩而求诸远"者欤？

其词曰：

我梦羽人，顾而长兮。惠而告我，药之良兮。

乔松千尺，老不僵兮。流膏入土，龟蛇藏兮。

得而食之，寿莫量兮。于此有草，众所尝兮。

状如狗虱，其茎方兮。夜炊昼曝，久乃藏兮。

茯苓为君，此其相兮。我兴发书，若合符兮。

乃瀹乃蒸，甘且腴兮。补填骨髓，流发肤兮。

是身如云，我何居兮。长生不死，道之余兮。

神药如蓬，生尔庐兮。世人不信，空自劬兮。

搜抉异物，出怪迂兮。槁死空山，固其所兮。

至阳赫赫，发自坤兮。至阴肃肃，跻于乾兮。

寂然反照，珠在渊兮。沃之不灭，又不燔兮。

长虹流电，光烛天兮。嗟此区区，何与于其间兮。

譬之膏油，火之所传而已耶？

木香散

治脏腑冷极及久冷伤惫，口疮下泄，谷米不化，饮食无味，肌肉瘦悴，心多嗔恚，妇人产后虚冷下泄，一切水泻冷痢。

木香　破故纸　高良姜　砂仁　厚朴姜汁炙，各三分　赤芍药　陈橘红　肉桂　白术各半两　胡椒　吴茱萸汤洗去黑水。各一分　肉豆蔻四枚　槟榔一个

上为散。每服三钱，不经水猪肝四两许，去筋膜，劚为薄片，重重掺药。置一鼎中，入浆水一碗，醋一茶脚许，盖覆。煮肝熟，入盐一钱，葱白三茎细切，生姜弹子许，捶碎同煮，水欲尽，空心，为一服，冷食之。初服微泻，不妨，此是逐下冷气。少时自止，经年冷利滑泻，只是一服，渴即饮粥汤下。忌生冷油腻物。如不能食冷物，即添少浆水暖服。

张简夫职方，尝久泻。忽有人召食，以疾辞不往。主人曰："吾有良药，一服可瘥。"煮药而召之。简至，先服药，便就席。熟醉而归，竟不复泻。简夫得此方，与人服，莫不神应。

嘉兴谢医得此方，恶其烦，只用浆水煮猪肝为丸，如梧桐子大。每服五十丸，粥饮下，其效亦同。

若暴泻利，只是一服。唯热痢热泻不佳。案：馆本云"唯热痢、热泻不住，须加服"，盖承《永乐大典》之误。予家极宝此药，可大惊异，非余药可比。

硇砂煎丸

治一切积滞，化气消食，补益真气。产后逐败血、补虚损，至善。

硇砂一两，拣通明无石者，别研，令如粉　舶上茴香一两，微炒　当归一两，无灰，酒浸一宿，去芦丫，薄切片子，焙　金铃子三两，洗过切破四面，无灰酒浸一宿，候软，以刀子刮下瓤，去皮核不用　肉苁蓉一两，无灰酒浸一宿，薄切作片子，干称　穿心巴戟一两，无灰酒浸一宿，去心用　天雄一两，无灰酒煮，五七百沸，候软，刮去皮　槟榔一两　木香　沉香　黑附子各一两　阿魏半两，米醋磨成膏，入诸药

上细末，以无灰酒煮，白面糊丸如梧桐子大，每服三十丸，空心，日午温酒下。

此方家家有。予家妇尝病蓐中下痢，日久甚困笃，百方不瘥。士人李潜善

医，曰："蓐中下痢，与他痢不同。常痢可用苦涩药止之，蓐中痢生于血不足，投涩药则血愈不行，痢当更甚。"为予作硇砂法，云此药最能治产后痢。先以桂丸小下之，_{案：馆本云"先以桂圆方"小下之。}次投硇砂丸，日九十丸，痢顿减半，次日遂愈。

硇砂丸，产后虽无疾，亦宜服之，能养血去积滞。

桂圆方，今附于后。

硇砂研　肉桂　甘遂　丁香　木香　芫花_{醋炒焦}　巴豆_{去心皮，勿去油}

上各等分，捣治，面糊为丸，小绿豆大。每服二丸、三丸，温水下，加减更量虚实。潜，名医也，云此丸取积最胜，不以久近皆能化。

黑神丸

漆_{六两，半生，半用重汤煮，一半日令香}　神曲　茴香_{各四两}　木香　椒红 丁香_{各半两}　槟榔_{四枚。除椒外，五物皆半生半炒}

上丸如弹丸大。取茴香末十二两铺盖，阴地阴干。候外干，并茴香收器中，极干，乃去茴香。

肾余育肠，膀胱疝癖，七疝下坠。五膈血崩，产后诸血，漏下赤白，并丸分四服。

死胎一丸，皆无灰酒下。

难产，炒葵子四十九枚，捣碎酒煎下一丸。诸疾不过三服，元气十服，_{案：此句疑有脱字。}膈气癥癖五服，血瘕三丸当瘥。

予族子妇，病腹中有大块如杯。_{疑"痞"字之讹，馆本同。}每发，痛不可堪。时子妇已贵京下，善医者悉尝服其药，莫愈。陈应之曰："此血瘕也。"投黑神丸，尽三丸，杯_{当作痞}气消尽，终身不复作。

神保丸
出《灵苑》

木香_{一分}　胡椒_{一分}　巴豆_{十枚，去皮、心，研}　干蝎_{一枚}　_{案：馆本作"十枚"。}

上汤释蒸饼，丸麻子大，朱砂为衣，每服三丸。心膈痛，柿蒂汤下，或灯心同柿蒂汤下；腹痛，柿蒂煨姜煎汤下；血痛，炒姜醋小便下；_{案：馆本无"小}

便"字。小便不通，灯心汤下；血痢脏毒，楮叶汤下；肺气甚者，白矾、蚌粉各三分，黄丹一分，同研为散，煎桑根白皮糯米饮，调下三丸；案：馆本作"三钱"。若小喘，止用桑皮糯米饮下；肾气胁下痛，茴香酒下；大便不通，蜜汤调槟榔末一钱同下；气噎，木香汤下；宿食不消，茶酒浆饮任下。

予三十年前客金陵，医人王琪传此方。琪云："诸气，惟膀胱气胁下痛最难治，独此丸辄能去之。"熙宁中，予病项筋痛，诸医皆以为风，治之数月不瘥，乃流入背膂，久之又注右胁，挛痛甚苦。忆琪语，方向已编入《灵苑》，取读之，有此一验，乃合服之，一投而瘥。后尝再发，又一投而瘥。

小建中汤

治腹中切痛。

官桂削　生姜切，各三分　甘草炙，半两　大枣十二枚，擘　白芍一两半　胶饴二两

上以水二升，煮取九合，去滓，内饴更上火微煮，令饴化。温服三合，日三服。

尝有人患心腹切痛不可忍，累用良医治之皆不效，灸十余处亦不瘥。士人陈承善医，投一药遂定。问之，乃小建中汤也。此药偏治腹中虚寒，补血，尤主腹痛，常人见其药性温平，未必信之。古人补虚只用此体面药，不须附子、硫黄。承用此药治腹痛如神。

然腹痛按之便痛，重按却不甚痛，此止是气痛；重按愈痛而坚者，当自有积也。气痛不可下，下之愈痛，此虚寒证也，此药尤相当。按，《外台》：虚劳腹中痛，梦失精，四肢酸痛，手足烦热，咽干口燥，妇人少腹痛，宜服。张仲景《伤寒论》：阳脉涩，阴脉弦，法当腹中急痛，先与此不瘥者，小柴胡汤主之。此二药皆主腹痛，予已于小柴胡汤叙之。若作散，即每服五钱匕，生姜五片，枣三个大者，饴一栗大。若疾势甚，须作汤剂，散服恐力不胜病。

元丰中，丞相王郇公病少腹痛不止，宣差太医，攻治备至，皆不效。凡药之至热，如附子、硫黄、五夜叉丸之类，用之亦不瘥。驸马张都尉令取妇人油头发烧为灰，细研筛过，温酒服二钱，即时痛止。妇人用男子头发，如前类用方。

进食散

青皮　陈皮去瓤　甘草炙　肉桂去外皮　高良姜薄切，炒，各一分　川乌头一个，炮，去皮脐　草豆蔻三个　诃子去核，煨，五个

上每服一钱，水一中盏，生姜二片，煎至七分，食空时服。

此卢州李潜方。治脾胃虚冷不思食，及久病人脾虚全不食者，只一二服，便顿能食。潜，名医也，予目见在真州，治贾使君女子，已五十余日，病脾，多呕，都不进食，医绝无验。潜投此药一服，遂食蒸饼半枚，明日百味皆思。潜云此药进食极神速。予疑此药太热，潜云不然，用之三十年，无不效也。

压气散

止逆定喘，治疏取多后，案：馆本无"疏取多后"四字。气乏控上膈者。

木香　人参　白茯苓　藿香　枳壳　陈橘皮　甘草炙，以上各等分　附子炮，减半

上服一大钱馆刻无服字，"钱"作"盏"，煎紫苏木瓜生姜汤，再入银盏，重汤煎五七沸，通口服。

诃子丸

消食化气。

诃子皮三两，洗，炮　木香　白豆蔻　槟榔　桂　人参　干姜　茯苓以上各二两　牵牛子一两，略炒　甘草粗大者，炙，一两

上酒煮面糊为丸，梧桐子大，每服十五丸至二十丸。如有气疾发动，吃食过多，筑心满闷，烂嚼，茶酒任下。

陆子履学士知蔡州平舆县，值石普南迁，子履与治行甚勤，普极德之。未几普召还，过平舆见子履，叙南行之惠，曰："他物不足以为报，有一药方奉传。"乃此方也。云："普啖物极多，常致愦闷成疾，服此辄愈。"予问子履求得之，家中常合。食饱胀满及气膨胸膈，只一服，如人手按下，极有验也。

椒朴丸

治脾胃虚冷，岁久不思饮食，或发虚肿，或日渐羸瘦，四肢衰倦，吐利无节。应脾虚候状，皆可服。

汉椒去目　厚朴去粗皮，剉　茴香　青盐淘去沙土取净

上各二两，以水二升，煮令干，焙燥，捣为末，面糊丸，梧桐子大，每服三四十丸，空心，温米饮及盐汤下。病深者日三服。

予中表许君，病脾逾年，通身黄肿，不能起，全不嗜食。其甥为本道转运使，日遣良医治之，都不效。有傅主簿传此方，服十许日，渐安。自尔常服，肌肤充硕，嗜饮食，兼人面色红润。年六十余，日行数十里，强力如少年。

椒朴丸，《博济》及诸集中多载。有加附子者，有加姜辈，案：馆本云"有加姜皮者"。皆不快捷。此方得其精要，与病相当如神，慎勿增他药。药之中病处，人多不识。看不上面，自有奇功。多因增益他药，却致不验，此难可以意测也。

无碍丸

湖州处士刘某，其叔父病喘。手足皆肿，殆不能起。刘君梦有人谓之曰："君叔父病脾，病横泻馆刻'泄'四肢，非他也。子有隐德，吾能愈子叔父之疾。"手疏方以授之，曰无碍丸。且诫曰："慎勿服他药。"刘君得方，以饵其叔父。三饵而疾间，君先迎医于钱塘，后数日医至，曰："此肺逆，当治肺。"药入口，疾复作。君谕曰："神人预尝戒我。"急谢医。复投无碍丸，遂瘥。

大腹皮炙，二两　蓬莪术　三棱皆湿纸裹，煨熟，一两　木香面裹煨熟，半两　槟榔生，一分

上为末，炒麦蘖，捣粉为糊，丸如梧桐子大，每服二三十丸，生姜汤下。

桂香散

治脾胃虚弱，并妇人脾血久冷。

高良姜剉，炒香熟　草豆蔻去壳，炒　甘草　白术　缩砂仁　厚朴去粗皮，剉。各一两　青橘皮去瓤，炒黄　诃子肉各半两　肉桂一分　生姜一两切　枣肉一两切，

二味同厚朴一处，用水一碗煎令干，同杵为团，焙干用

上同为末，每服二钱，入盐少许，沸汤点，空心服。

此药偏疗腹痛。天台吕使君，自来有腹痛，遇疾发即闷绝，连日不瘥。有一道士点此散饮之，一服遂定。自后每发，即饮数服，痛如失去。予得之，累与人服，莫不神验。治冷泻尤妙，腹痛最难得药。此方只是温脾耳，特工止痛，理不可知。

健脾散

治胃虚泄泻，老人脏泄尤效。

乌头炮，三分　厚朴姜汁炙　甘草炙　干姜炮。各一分

上服一钱，水三合，生姜二片馆本"三片"，煎至二合。热服，并二服止。

予家尝贮此药，治脾泄极验。

香姜散
出 《博济方》

治久患脾泄泻。

生姜四两　黄连一两

上剉碎如豆大，慢火一处炒。令姜干脆深赤色，去姜取黄连为细末，每服一钱。馆本"二钱"。空腹，腊茶清下，不过二服瘥。

引气丹

治一切滞气。

朱砂研　安息香研　麝香研，各一分　白芥子三百六十粒炒　大戟末一钱匕
没药一钱，研入　牛黄半钱，研入　牵牛末一钱匕　五灵脂一钱，研入　乳香一钱，研入　班蝥二十七个，去头、翅、足，研入　巴豆二十七粒去皮，研出油，不出油助使快。馆本"二、七粒"

上件都研令匀，用红米饭为丸如麻子大。临时汤使下之。

太医潘璟，带囊中常贮此药。仓卒疾多用之。

沉麝丸

治一切气痛不可忍端午日午时合。

没药　辰砂　血竭_{各一两}　木香_{半两}　麝香_{一钱}　沉香_{一两}

上皆生用，银瓷器熬生甘草膏为丸，皂荚子大。姜盐汤送下，馆本"嚼下"。血气，醋汤嚼下。

松滋令万君拟宝此药。妇人血痛不可忍者，只一丸，万君神秘之。每有人病，止肯与半丸，往往亦瘥。

礞石丸

治诸气。馆本作"痰"，似误。

硇砂_{一两，米醋三升，化}　巴豆霜_{二两半，以上先煮}　青礞石_{半两研}　三棱_{一两，}醋浸一宿，煨。以上次煮　大黄_{一两半，分三分煨炒。又次煎}　木香　槟榔　肉豆蔻　猪牙皂角_{去皮炒，一云炙}　肉桂　干姜_炮　丁香　蓬莪术_{各一两}芫花_{醋浸一宿，炒，}微有烟　青橘皮　白豆蔻　墨_{烧八分过，各半两}　胡椒_{一分}粉霜_{一分，研}　面_{二两，}酒半斤化。又次煎

以硇砂醋合巴豆，煮两食久，投礞石、三棱，又投酒面，又投大黄，相去皆半食久。乃入众药熬，丸如绿豆大。每服三五丸，酒饮杂下。

凡癥积，饮食所伤，气凝，谷食不化，皆能愈。

褐丸

消食，化气，止泄泻，腹中诸冷疾。

乌头_{炮，去皮}　桂　香附子_{微炒}　干姜_炮　陈橘皮_{微炒}

上先用川巴豆取肉，麻油内慢火煎。自旦及午，候巴豆如皂子色即止。净拭，冷水中浸两日，日再换水。又拭干，研如油极细，须研一日方可用。以铁匙刮起，薄摊新瓦上，如一重纸厚。候一复_{馆本"伏"}时，以铁匙刮下，再研极细。每巴豆霜一两，即诸药各五两为细末，与巴豆同研千万匝。再用绢罗过，更研令匀，用陈米一升半，为细末，水调成膏，直候微酸臭，即煮为硬糊。细

研令无块硬处，乃与众药一处为丸，如绿豆大。每服五七丸，随汤使下。此只是食药，然食药方至多，无如此方者，能和脾胃，消气进食，止泻去积。凡食物壅隘，服之即消；一应腹中不平，脾胃诸疾，服之莫不康泰。

苏州有人卖一朱砂丸，食药无所不治，其效如神，以此致巨富。服其药者，遍天下人无有得其真方者。后有亲人窃得，乃与此一同。但加朱砂为衣耳，人家宜常合，长少皆可服，的的可赖。

神圣香薷散
出 《吴旹五脏论》

治胃气馆本"虚"字，霍乱吐泻，转筋，腹痛。案：程本作"香茸散"，方中香薷及制法内，入香薷皆作"香茸"，疑误，今遵馆本。

香薷穗经霜者，一两半　新厚朴二两，取心　川黄连二两　白扁豆一两，焙

上先用姜汁四两，一处杵黄连、厚朴二味令细，炒成黑色，入香薷、扁豆二味，都为末。每服五钱，水一盏，酒一盏，共煎至一盏，入瓷瓶内，蜡纸封，沉入井底，候极冷，一并服二服，濒死者亦生。

京师有人卖此药，一服三百钱。治胃气小腹切痛。

治腹中气块

大黄　荜茇等分，皆生

上蜜丸，梧子大，麝香水下二三十丸。空心，日三服。

贵州守李承议，得岚瘴。夫妇儿女数人，相继而死。有二子归岭北，皆病腹中有块如瓜，瘦苦欲死。陈应之与此方，服及三十服，气块皆消。应之云："此寒热相杂所致，当以寒热二物攻之。"

暴下方

欧阳文忠公尝得暴下，国医不能愈，夫人云："市人有此药，三文一贴，甚效。"公曰："吾辈脏腑与市人不同，不可服。"夫人使以国医药杂进之，一服而愈。公召卖者厚遗之，求其方，久之乃肯传。但用车前子一味为末，米饮下

二钱匕。云："此药利水道而不动气，水道利则清浊分，谷脏自止矣。"

治泻痢方

肉豆蔻刳作瓮子，入通明乳香少许，复以末塞之，不尽即用面和少许，裹豆蔻煨熟，焦黄为度。三物皆研末，仍以茶末对烹之。案："面"，《苏集》作"曲"。

茶方

宪宗赐马总治泻痢腹痛。

以生姜和皮切碎如粟米。用一大盏，并草茶相对煎服。

元祐二年，欧阳文忠公得此疾，百药不效，予传此方而愈。案："大盏"，《苏集》作"大钱"；"欧阳文忠公"作"文潞公"。

卷第五

与翟东玉求地黄

马，火也。故将火而梦马。火就燥，燥而不已则穷，故膏油所以为无穷也。药之膏油者，莫如地黄，啖老马，复为驹。乐天诗云："与君啖老马，可使照地光。"今人不复能知此法。吾晚学道，血气衰耗，如老马矣。欲多食生地黄，而不可常致。近见人言，循州兴宁令欧阳叔向，于县圃中多种此药，意欲作书干之而未敢。君与叔向故人，可为致此意否？此药以二八月采者良，如许，以此时寄惠为幸，欲烹以为煎也。

苏合香丸

治肺痿客忤，鬼气传尸，伏连殗殜等疾，卒得心痛，霍乱吐利，时气诸疟，瘀血，月闭，痃癖，丁肿，惊痫，邪气狐媚，瘴疠等疾。

苏合香　白术　朱砂　沉香　诃子肉　丁香　木香　香附子　白檀香　乌犀屑　乳香　荜茇　安息香各一两　麝香　龙脑各半两

上为末，炼蜜丸，如鸡头实大。每服一丸，温酒嚼下，人参汤亦得。此方人家皆有，恐未知其神验耳。本出《广济方》，谓之白术丸，后人编入《外台》《千金》等方云。真宗朝，尝出苏合香酒赐近臣，又赐苏合香丸，自此方盛行于世。此药大能安气血，却外邪。凡疾自内作，不晓其名者，服此往往得效。唯治气痓，气厥，气逆，气不和，吐利，荣卫阻塞，尤有神功。

予所亲见者，尝有淮南监司官谢执方，因呕血甚久，遂奄奄而绝，羸败已甚，手足都冷，鼻息皆绝，计无所出。唯研苏合香丸灌之，尽半两，遂苏。

又予所乘船有一船工之子病伤寒，日久而死。但心窝尚暖，不忍不与药弃而不救。试与苏合香丸，灌之四丸乃醒，遂瘥。

予友人为两浙提点刑狱，尝病大泻，目视天地皆转，神思不理，诸药不效。服苏合香至两丸许，顿觉轻爽，腹泻亦止。

予目睹救人于将绝者，不可胜计。人家不可无此药以备急难，瘟疫时尤宜服之，辟疫尤验。仓卒求人参不得，只白汤亦佳。勿用酒，古方虽云用酒下，酒下多不效，切宜记之。

东阳刘使君，少时尝病瘵，日渐羸削，至于骨立、肌热、盗汗，劳状皆具，人有劝服此药，凡服八九两，所苦都瘥。一方有牛黄半两，古方本无，乃后人加之。

明月丹

治诸劳。

兔屎四十九枚　硇砂如兔屎相类大者，四十九枚

上用生蜜丸，以生甘草半两，碎，浸一夜，取汁，五更初下七丸，勿令病人知之。药下后频看，若有虫，急打杀，以桑火油煎使焦，弃恶水中。三日不下，更服。须月三日以后、望前服之，忌见丧服、色衣、妇人、猫、犬之类。后服治劳补气药，取瘥。

威愍孙元规藏此方，数能活人。江阴万融病劳，四体如焚，垂困。一夜梦神腹拥一月，大如盘，明烂不可正视，逼人心骨皆寒，已而悸瘵。俄有人扣关，乃威愍使人遗之药，服之遂瘥。问其名，则明月丹也。始悟向之所梦。

大抵此药最治热劳，又云伤寒烦躁骨热皆治疗。

火角法

治久嗽，冷痰咳嗽，及多年劳嗽，服药无效者。

雄黄通明不夹石者，一两　雌黄不夹石者半两，二味同研极细末　蜡二两。案：馆本"三两"

上先熔蜡令汁，下药末搅匀，候凝，刮下，用纸三五段，每段阔五寸、长一尺。熔药蜡，涂其一面令厚，以竹箭卷成筒子，令有药在里，斡令相着，乃拔去箭。临卧，熨斗内盛火，燃筒子一头，令有烟。乃就筒子长引气，吸取烟，陈米饮送下，又吸，每三吸为一节。当大咳，咯出冷涎，即以衣覆卧，良久汗出。若病三五年者，二三节即瘥。十年以上，瘦甚，咳声不绝，胸中常有冷痰，服药寒温补泻俱无效者，日一为之，不过五七日良愈。

先君户部，病痰嗽，胸中常如冰雪，三年而伯父继感嗽，又六年，羸瘵殆困，百方治之，皆莫愈。用此二三为之，皆瘥。

九宝散

治积年肺气。

大腹并皮　肉桂　甘草炙　干紫苏　杏仁去皮、尖　桑根白皮各一两 麻黄去根　陈橘皮炒　干薄荷各三两。馆本"各二两"

上捣为粗末，每服十钱匕，用水一大盏，童子小便半盏，乌梅二个，姜钱五片，同煎至一中盏，滤去滓，食后、临卧服。

两浙张大夫，病喘二十年。每至秋冬辄剧，不可坐卧，百方不瘥。后得临平僧法本方，服之遂瘥。

法本凡病喘三十年，服此药半年，乃绝根本，永不复发。

凡服此药，须久乃效。

何首乌散
出　《灵苑》

治脚气流疰，头目昏重，肢节痛，手足冷，重热拘挛，浮肿麻痹，目生黑花。

何首乌水浸一日，切，厚半寸，黑豆，水拌匀令湿，何首乌重重相间，蒸豆烂，去豆阴干　仙灵脾叶　牛膝以上各酒浸一宿　乌头水浸七日，入盐二两半，炒黄色。各半斤

上每服二钱，酒下或粥饮调下，日三服，空心，食前。久患者半月效。

先君同官王绰礼部，有女子病足，挛痛二岁，得此半月愈。

予老姨，亦病手足骨髓中痛不能堪，久治不瘥，亦得此愈。

治消渴方

眉山有杨颖臣者，长七尺，健饮啖，倜傥人也。忽得消渴疾，日饮水数斗，食倍常而数溺。服消渴药逾年，疾日甚。自度必死，治棺衾，嘱其子于人。蜀有良医张元隐之子，不记其名，为诊脉，笑曰："君几误死矣！"取麝香当门

子，以酒濡之，作十许丸。取枳椇子为汤饮之，遂愈。问其故，张生言，消渴消中，皆脾衰而肾惫。土不能胜水，肾液不上溯，乃成此疾。今诊颖臣脾脉极热，而肾不衰。当由果实、酒过度，虚热在脾，故饮食兼人而多饮水。水既多，不得不多溺也，非消渴也。麝香能败酒，瓜果近辄不实，而枳椇子亦能胜酒。屋外有此木，屋中酿酒不熟，以其木为屋，其下亦不可酿酒，故以此二物为药，以去酒果之毒也。

宋玉云："枳椇来巢。"枳音俱里切馆本"句里切"，椇音矩。以其实如鸟乳，故能来巢。今俗讹谓之"鸡距子"，亦谓之"癞汉指头"，盖取其似也。嚼之如乳，小儿喜食之。案："张元隐"《苏集》作"张立德"。

经效阿胶丸

治嗽，并嗽血唾血。案：馆本无鸡苏、人参、麦门冬、防风四味。

阿胶剉碎，微炒　卷柏去尘土　干山药　生干地黄熟者不用　鸡苏　大蓟独根者最佳，日影干　五味子净，各一两　柏子仁别研　茯苓　人参　百部　远志去心　麦门冬　防风以上各半两，净。

上十四味，并择好药材。依方修制，捣罗为末，炼蜜丸如弹子大。不拘时候，浓煎小麦并麦门冬汤，嚼下半丸，加至一丸。若觉气虚、空心，不用服。

灸咳逆法

予族中有病霍乱吐痢垂困，忽发咳逆，半日之间，遂至危殆。有一客云："有灸咳逆法。凡伤寒及久疾得咳逆，皆为恶候。投药皆不效者，灸之必愈。"予遂令灸之。火至肌，咳逆已定。

元丰间，予为鄜延经略使。有幕官张平序，病伤寒已困。一日官属会饮，通判延州陈平裕忽言："张平序已属纩，求往见之。"予问何遽至此，云："咳逆甚，气已不属。"予忽记灸法，试令灸之。未食顷，平裕复来，喜笑曰："一灸遂瘥。"

其法：乳下一指许，正与乳相直，骨间陷中，妇人即屈乳头度之。乳头齐处是穴。艾炷如小豆许，灸三壮。男灸左，女灸右，只一处，火到肌即瘥，若不瘥则多不救矣。

羌活散

出《灵苑》。馆案云：《三因方》有丁香一两

止咳逆。

羌活　附子炮　茴香微炒，各半两　木香　干姜去土，炮，各枣许。案：馆本"各一两"

上每服二钱，水一盏，盐一捻，同煎一二十沸。带热服，一服止。

治肺喘

蒲颓叶微似海棠叶，尤柔厚，背白似熟羊皮。经冬不凋，花正如丁香，蒂极细如丝倒悬之，风吹则摇摇然。冬末生花，至春乃敷。实一如山茱萸，味酸可啖。与麦齐熟，其木甚大。吴人名半舍，江南名棠，京师人曰纸钱棠球，襄汉名黄婆奶。

上一物为末，每服二钱，水煎，或温水调下，发时服。有人患喘三十年者，服之皆愈。疾甚者，服后胸上生小瘾疹痒者，其疾即瘥。一方用人参等分服。

朱砂膏

镇志安神，解热，及损嗽血等疾。

朱砂一两，别研细　金末一分，用箔子研　牛黄　麝香　生脑子　硼砂各半两　生犀　玳瑁　真珠末各一两，蚌末不可用　琥珀别研　羚羊角各半两　苏合香用油和药亦可　铁液粉各一分。案：馆本作"铁艳粉"，又云"各一两"　安息香半两，酒蒸，去沙石，别研入药　新罗人参一两　远志去心　茯苓各半两甘草一两，微炙。参以下四味同捣

上都为细末，拌和，炼蜜，破苏合油。剂诸药为小锭子，更以金箔裹之，瓷器内密封。每用一皂子大，食后含化。卫尉叶丞得效。并阿胶丸相杂服，此治血安神，更胜至宝丹。

蕊珠丹

镇心空膈，去八邪气，及妇人血攻寒热等疾，但惊忧成疾皆主之。

辰砂一两一分，凤尾草一握，水研汁，煮砂一食久，水洗，干研 桃仁四十九枚，生附子一分半，纸裹煨 安息香一分蜜，一分酒，少许煮煎成膏 麝香二钱 阿魏薄切，微焙 木香各半两 牛黄一分

上丸如豆大，五丸至十丸。妇人桃心馆本"桃仁"，下同醋汤下，丈夫桃心盐汤下。

侍郎郎简之妻，因悲忧，病腹中有两块皆如拳。每相冲击则闷绝，坚不可破。卧岁余，服此药，两块皆失所在。

至宝丹

出《灵苑》。本池州医郑感庆历中为予处此方，以其屡效，遂编入《灵苑》。

生乌犀 生玳瑁 琥珀 朱砂 雄黄各一两 牛黄 龙脑 麝香各一分 安息香一两半，酒浸，重汤煮令化，滤去滓，约取一两，净 金箔五十片

上丸如皂角子大，人参汤下一丸，小儿量减。旧说主疾甚多，大体专疗心热血凝，心胆虚弱，喜惊多涎，眠中惊魇，小儿惊热，女子忧劳，血滞血厥，产后心虚、怔忪尤效。血病，生姜、小便化下。

四神散出《灵苑》

治血气心腹痛。

当归 芍药 川芎各一两 干姜半两，炮

上每服二钱，暖酒调下。予每作以疗妇人气痛，常以一服瘥。

半夏汤案：馆本作"千缗汤"

治急下涎。

齐州半夏七枚，炮裂，四破之 皂角去皮，炙，一寸半 甘草一寸 生姜两指大

上同以水一碗，煮去半，顿服。

沈兴宗待制，常病痰喘，不能卧，人扶而坐数日矣。客有见之者曰："我曾如此，得药一服瘥。我以千缗酬之，谓之千缗汤。可试为之。"兴宗得汤，一啜而愈。

白雪丸

治痰壅胸膈，嘈逆，及头目昏眩，困倦，头目_{案：馆本无"头目"二字}胀痛。

天南星_炮　乌头_{炮，去皮}　白附子_生　半夏_{洗，各一两。案：馆本云"各二两"}

滑石_研　石膏_研　龙脑_研　麝香_{研，各一分}

上稀面糊为丸，极稀为妙，如绿豆大。每服三十丸，姜腊茶或薄荷茶下。

予每遇头目眩困，精神懵冒，胸中痰逆，愦愦如中酒，则服此药。良久间，如搴去重裘，豁然清爽，顿觉夷畅。食后服为佳。

龙胆丸

解暴热，化痰_{馆本作"涎"}凉膈，清头目。

草龙胆　白矾_{煅。四两。案：馆本云"烧沸定，各四两"}　天南星　半夏_{各二两半，水浸，切作片，用浆水、雪水各半，同煮三五沸，焙干。取各秤二两}

上为末，面糊为丸，梧桐子大。每服三十丸，腊茶清下。食后、临卧服。面糊须极稀，如浓浆可也。一应痰壅膈热，头目昏重，服之顿清。岭南瘴毒，才觉意思昏闷，速服便解。咽喉肿痛，口舌生疮，凡上壅热涎诸证，悉可服。小儿尤良。

卷第七

治眼齿

前日与欧阳叔弼、晁无咎、张文潜，同在戒坛。余病目昏，数以热水洗之。文潜曰："目忌点洗，齿便漱琢。目有病，当存之；齿有病，当劳之，不可同也。治目当如治民，治齿当如治军。治民当如曹参之治齐，治军当如商鞅之治秦。"此颇有理，故退而录之。

治内障眼

《本草》云：熟干地黄、麦门冬、车前子相得，治久患内瘴眼有效。屡试之，信然。其法：细捣，罗，蜜丸，如梧桐子大，每服，温酒、熟水任下，然三药皆润，难捣，旋焙旋捣和合。异常甘香，真奇药也。

还睛神明酒
沈存中撰

黄连五两　石决明　草决明　生姜　石膏　蕤仁　秦皮程本佚，据馆本补　黄消石馆本无"黄"字　山茱萸　当归　黄芩　沙参　车前子　淡竹叶　朴硝　甘草炙　芍药　柏子仁　川乌头　泽泻　桂心　荠子　地肤子　桃仁去皮、尖及双仁者　防风　辛夷　人参　川芎　白芷　细辛　瞿麦以上各三两　龙脑三钱　丁香半两　真珠生，二十五颗

上㕮咀，绢囊盛，用好酒五斗，瓮中浸之。春秋十四日，夏七日，冬二十一日，食后服半合，勿使醉吐。稍稍增之，百日后，目明如旧。忌热面、酢程本"鲊"葵、秽臭、五辛、鸡鱼猪马驴肉、生冷黏滑、入房、恚怒、大忧愁、大劳、大寒热悉慎之。惟不疗枯睛损破者，但白睛不枯损，服此药更生瞳子，平复如故，出《五符》。

汉司空仓元明，两目盲，经十五年，两瞳子俱损，翳出如云，赤白肤肉如乳头，服此酒，未满百日，两目还得清净，夜任针，胜如未患眼时十倍。

晋大夫于公失明，经二十余年，不辨明夜，两目俱损，无瞳子，时年七十，服此酒百日，万病除，两目明，见物益明。

予表亲有病目者，服此酒十余日，翳皆消尽。

治诸目疾

上盛热汤满器，铜器尤佳，以手掬熨眼，眼紧闭勿开，亦勿以手揉眼，但掬汤沃，汤冷即已。若有疾，一日可三四为之，无疾，日一两次，沃令眼明，此法最治赤眼及睑眦痒。

予自十八岁，因夜书小字，病目楚痛，凡三十年。用此法，遂永瘥。

枢密邵兴宗，目昏，用此法，逾年后，遂能灯下观细字。大率血得温则荣，目全要血养。若冲风冒冷，归即沃之，极有益于目。

点眼熊胆膏

古铜钱二十一枚，完用 菊花一两。案：馆本"四两" 黄连 郁金 黄柏各二两。以上菊花揉碎，黄连以下三物细剉，用水二升，入铜钱，同于银、石器中，慢火熬至一升，新布滤去滓，入后药 铅丹 元精石 井泉石 龙骨 不灰木 芜荑去皮 蕤仁去壳 代赭各半两 滑石 乌鲗鱼骨去坚处。各一两。以上细研成膏粉，入蜜六两，并前药汁和匀，银器内重汤煮六时辰，再以新绵绞滤去相，入后药 硼砂 麒麟竭 没药 青盐 铜青各半两 川牙硝一两 乳香一分 麝香 龙脑 水银粉二钱 熊胆半个 雄雀粪七粒 硇砂一钱五分

上并细研，罗过再研如面，入前膏内，再用重汤煮如稀饧，如要为丸，即更熬，可丸即丸，如梧桐子大，每用一丸，水化，并以铜箸点两眦。此本《舒州甘露山俨长老方》，治目疾殊圣。久患瘀肉睑烂诸疾，点此无不瘥者；暴赤目风痒，只点三两次即瘥；有人瘀肉满眼，用此亦消尽，清明如未病时。熬药须用银器，皆用上品药，洗濯拣择极细，方有效。

苘实散

《灵苑》治眼。

苘麻子，以柳木制砲子磨之，马尾筛筛过，取黄肉，其乌壳弃不用，每十两，可得四两精肉。非柳木砲不能去壳。碾为末，取獭猪肝，薄切，裹药中，令相着，乃缓火炙，肝熟为末。临卧，陈米饮调下二钱。一法煎酽醋为丸，每服二十丸。一法，取苘实内囊，蒸一炊，曝干为末，或散，或蜜丸，温水下。

予亲家女子，儿童时病翳，一目中五翳，病十五年，治之莫愈，医者皆以为不可疗之疾。试用炙肝散，十许日一翳消，逾月消尽，目如为儿时。

狸鸠丸

治内障，青盲，翳晕，及时暂昏暗，一切眼疾。

花鸠一只，去毛、肠、嘴、足，炙熟　羊肝一具，炒　细辛　防风　肉桂　黄连　牡蛎　甘菊花　白蒺藜各五两　白茯苓　瞿麦各四两　羌活三两　蔓荆子二升，蒸三炊　蕤仁半升　决明二合

上炼蜜丸如梧桐子大，每服二十至三十丸，空心，日午、临卧，茶酒下，半月见效。忌房事、五辛、猪、鸡、鱼、蒜。

楚医陈中立，双盲数年，服此，视物依旧。

偏头痛方

裕陵传王荆公偏头痛方，云是禁中秘方。用生莱菔汁一蚬壳，仰卧注鼻中，左痛注右，右痛注左，或两鼻皆注亦可。数十年患，皆一注而愈。荆公与仆言，已愈数人矣。

硫黄丸

治头痛。

硫黄二两，细研　硝石一两

上水丸指头大，空心腊茶嚼下。

予中表兄，病头风二十余年，每发，头痛如破，数日不食，百方不能疗。医田滋见之曰："老母病此数十年，得一药遂效。"就求得之十丸，日服一丸。十余日后，滋复来，云："头痛平日食何物即发？"答云："最苦饮酒、食鱼。"滋取鱼酒令恣食，云："服此药十枚，岂复有头痛耶？"即如其言食之，竟不发，自此遂瘥。予与滋相识数岁，临别以此方见遗。

陈州怀医有此药丸，如梧桐子大，每服十五丸，暑暍懵冒者，冰冷水服，下咽即豁然清爽，伤冷，以沸艾汤下。

胡芦巴散

治气攻头痛。

胡芦巴微炒　三棱剉，醋浸一宿，炒干。各一两　干姜一分，炮

上为末，每服二钱，温生姜汤或酒调下。凡气攻头痛，一服即瘥。万法不愈，头痛如破者，服之即愈，尤利妇人。

姻家有病疟，瘥后头痛，号呼十余日，百方不效，用一服，如失。小小头痛更捷。

治鼻衄方

取河阳石炭心，如无，只用光明者，为末，新水下，立止。

又治鼻，左衄用绵塞右耳，右衄塞左耳，神应。予自曾用之。

治鼻衄不可止欲绝者

用茅花，无，即以根代，每服一大把，剉，水两碗，煎浓汁一碗，分二服。

林次中御史在楚州馆本作"中"，尝访一故人，久之不出，或问之，云："子妇衄血垂尽，方救视，未及延客。"坐中一客云："适有药。"急令掇茅花一大把，煎浓汁一碗，带囊中取一小红丸二粒，令茅花煎汤吞下，一服即瘥，问其方不言。后有人闻之曰："此止是茅花之功耳。"试复问之，其人大笑曰："诚如此。红丸乃含香朱砂丸，恐不信茅花之功，以此为记耳。"

予在鄜延，一将官卒病衄，甚困，以此疗之即瘥也。

又徐德占馆本作"沽"教衄者急灸项后发际两筋间宛宛中三壮，立定。盖血自此入脑注鼻中，常人以线勒颈后，尚可止衄，此灸决效无疑。

刺蓟散

治鼻衄。

大蓟根一两　相思子半两

上每服一钱，案：馆本作"十钱"。水一盏，煎至七分，去滓，放冷服。

王朝散女子，大衄一日，已昏不识人，举家发哭，用药皆无效，人有传此方，一服乃止。

又方案：程本佚，据馆本补。

用青蒿纳鼻中即止。

又方，治鼻衄久不止昏晕。案：程本佚，据馆本补。

棕榈皮不以多少，烧灰

上随鼻左右搐之。

槐花散

治热吐。

皂角去皮，烧烟绝　白矾熬，沸定　槐花炒，黄黑色　甘草炙。以上各等分

上等分为末，每服二钱，白汤调下。

嘉兴李使君，曾病呕，每食讫辄吐，如此两月，服反胃药愈甚。或谓有痰饮，投半夏散，旋服之亦皆不验。幕下乐判官授此方，服之即时瘥。

又有一老青衣久病呕，与服之，又瘥。

大凡吐，多是膈热，热且生痰，此药能化胃膈热涎，特有殊效。

紫粉丸

治吐。

针砂，醋浸一宿，辟去醋，案：馆本云"劈破"。便带醋炒，直候炒铫子红色

无烟乃止。候冷，细研，更用醋团火烧洞赤，取起候冷，再研极细，面糊丸如梧桐子大，每服四十丸，粥饮下。服讫，更啜一盏许粥，已不吐。如未定再服决定。小儿小丸之，随儿大小与此药，极神异。

吐有多端，《良方》中有数法，皆累验者，可参用之。

软红丸

止吐。

辰砂五钱　信砒半钱强　巴豆七个，取霜　胭脂一钱

上熔蜡少许，入油一二滴，案：馆本云：入油三两，似误。和药为剂，以油单裹之，大人如绿豆，小儿如芥子，浓煎槐花甘草汤，放温，下一丸，忌热食半时久。此药疗人吐，只一服止。常与人一丸，偶两人病，分与两人服，两人皆愈。

酒磨丸

万俟迹中 《济急经验单》 中生姜丸，弹子大，服法同

治吐逆，粥药不下者。

五灵脂，狗胆汁和丸，如鸡头实大，每服一丸，煎热生姜酒磨化，再汤蒸令极热。先煮温粥半升，持在手，令病人乘药热顿饮，便以粥送下。

绿云膏

治口疮。

黄柏半两　螺子黛二钱

上同研如碧玉色，临卧，置舌根下一字，咽津无妨，迟明瘥。

凡口疮不可失睡，一夜失睡，口疮顿增。

灸牙疼法

随左右所患肩馆本作"眉"，似误。尖微近后骨缝中，小举臂取之，当骨解陷

中，灸五壮。予目睹灸数人皆愈。灸毕，项大痛，良久乃定，永不发。

予亲病齿，百方治之皆不验，用此法灸，遂瘥。

服松脂法

松脂以真定者为良，细布袋盛，清水百沸汤煮，浮水面者，以新竹罩篱掠取，投新水中，久煮不出者，皆弃不用。入生白茯苓末，不制，但削去皮，捣罗细末尔，拌匀。每日早取三钱匕，着口中，用少熟水搅嗽；仍以指如常法，熟揩齿毕，更啜少熟水咽之，仍嗽吐如常法。能牢牙、驻颜、乌髭也。赠米元章。

卷第八

治水气肿满法

张微之：屡验。馆案云：《圣济总录》名商陆豆汤。

生商陆切作麻豆大　赤小豆如商陆之多　鲫鱼三尾，去肠，存鳞

上二物，实鱼腹中，取盈，线缚之，水三升，缓煮，赤豆烂，取去鱼，只取二物，空腹食之，以鱼汁送下，不汗则利，即瘥。甚者，过二日再为之，不过三剂。

微之家乳姥病水饮，一剂愈。

逐气散

《博济》治水气。

白商陆根去粗皮，薄切，阴干或晒干

上为末，黄颡鱼三尾，大蒜三瓣，绿豆一合，水一升，同煮，以豆烂为度。先食豆，饮汁送下，又以汁下药末二钱。水化为气内消。

省郎王申病水气，四体悉满，不能坐卧，夜倚壁而立，服一剂顿愈。

二姜散

案：程本无"二姜散"字，今据馆本补

治小肠气。

高良姜　干姜等分，炮八分，留二分，椎

上一大钱，用续随子去皮细研，纸裹出油，取白霜，入一字。将热酒一盏，入猪胆汁十数滴同调下，一服瘥。

川楝散

案：程本无"川楝散"字，今据馆本补。

治小肠气，下元闭塞不通。

川楝子一两，和皮破为四片　　巴豆一两，并壳捶令碎

上同和匀，入铫内，炒令紫色，取出，去巴豆，只取川楝子，净刷为末，每服一钱。先炒茴香，秤一钱，令香，用酒一盏冲，更煎三五沸，去滓，调川楝子末，连进二服，得下泄立瘥。

此方同"治远年内外臁疮方"于建安军人吴美得之。

仓卒散方

治小肠气。

山栀子四十九枚，烧半过　　附子一枚，炮

上每服二钱，酒一小盏，煎至七分，馆本"八分"。入盐一捻，温服，脾肾气攻，挛急极痛，不可屈伸，腹中冷重如石，痛不可忍，自汗如泻，手足冰冷，久不瘥，卧欲死者，服此药一剂，忽如失去，甚者两服瘥。

予自得效，亦屡以治人，皆验。

断弓弦散

治小肠气。

五灵脂　蒲黄等分

上二物，先用酽醋一合，熬药成膏，以水一小盏，煎至六七分，热呷。

此又名"失笑散"，疗妇人血气尤验。曾有妇人病心腹痛欲死十余日，百药不验，服此顿愈。

芍药散

治痢。

茱萸炒，半两　黄连炒　赤芍药各一两

上二钱，案：馆本"二钱"作"三味"。水煎服。

四神散

治痢。

干姜　黄连　当归　黄柏皆炒，等分

上为末，乌梅一个，煎汤调下二大钱。水泻，等分；赤痢，加黄柏；白痢，加姜；后重肠痛，加黄连；腹中痛，加当归：并空心食前服。

予家常作此药，夏月最获用。大凡泄痢，宜食酸苦，忌甘咸。盖酸收，苦坚，甘缓，咸濡，不可不知也。

陈应之疗痢血方

丞相曾鲁公痢血百余日，国医无能疗者。应之取盐水梅除核研一枚，合蜡茶加醋，汤沃服之，一啜而瘥。

又丞相庄肃梁公，亦痢血，应之曰："此授水谷，当用三物散。"亦数服而愈。

三物散，用胡黄连、乌梅肉、灶下土，等分为末，腊茶清调下，食前空腹温服。

樗根散

水泻，里急后重，数走圊。

樗根皮一两　枳壳半两　甘草炙，一分　案：馆本"一钱"。

上粥饮下二钱，食前一服，止。

药歌

井引　眉山苏子瞻撰

嵇中散作《幽愤》诗，知不免矣。而卒章乃曰"采薇山阿，散发岩岫，永啸长吟，颐神养寿"者，悼此志之不遂也。司马景王既杀中散而悔，使悔于未杀之前，中散得免于死者，吾知其扫迹屏影于人间，如脱兔之投林也。采薇散发，岂所难哉？孙真人著大风恶疾论，曰：《神仙传》有数人，皆因恶疾而得仙道，何者？割弃尘累，怀颖阳之风，所以因祸而取福也。

吾始得罪迁岭表，不自意全。逾年无后命，知不死矣。然旧苦痔疾，至是大作。呻呼几百日，地无医药，有亦不效。道士教吾去滋味，绝荤血，以清净胜之。痔，有虫馆于吾后，滋味荤血，既以自养，亦以养虫，自今日以往，旦暮食淡面四两，犹复念食，则以胡麻、茯苓麨足之。饮食之外，不啖一面物，主人枯槁，则客自弃去。尚恐习性易流，故取中散、真人之言，对症为药。使人诵之，曰：

"东坡居士，汝忘逾年之忧，百日之苦乎！使汝不幸有中散之祸，伯牛之疾，虽愿采薇散发，岂可得哉？今食麦、麻、茯苓多矣！"

居士则以歌答之，云：

"事无事之事，百事治兮；味无味之味，五味备兮。茯苓、麻、麦，有时而匮兮。有即食，无即已者，与我无既兮。呜呼！馆客不终，以是为愧兮。"

治肠痔下血如注久不瘥者

上件唯用市河中水，每遇更衣罢，便冷沃之。久沃为佳，久患者皆瘥。

予始得于信州侯使君，曰："沃之两次即瘥。"予用之，亦再沃而瘥。并与数人用，皆然。神奇可惊，不类他药。无河水，井水亦可。

治小便不通

琥珀研成粉，每服二钱，煎萱草根浓汁调下，空心服。

予友人曾小肠秘甚成淋，每旋只一二滴，痛楚至甚。用恶药逐之，皆不通。王郇公与此药，一服遂通。

人有病痔肠肿，因不能尿，候如淋疾，他药不能通，惟此法可治。

治小便数方 并治渴

上取纯糯米糍一手大，临卧，炙令软熟，啖之，以温酒送下。不饮酒人，温汤下，多啖弥佳。行坐良久，待心间空便睡。一夜十余行者，当夜便止。

予尝以为戏术，与人赌物，用之如有神圣，或言假火气温水送，不然也。大都糯稻主缩水，凡人夜饮酒者，是夜辄不尿，此糯米之力也。

又记一事，予故人刘正夫，罢官闽州，次建溪，尝叩一大家求舍。闭门不纳，既而使人谢云："属其父有甚病，不能延客。"刘问其状，曰："病渴殆死矣。"刘许为其营药，俄而其子弟群至，求治其父。刘即烧药与之。明日来谢，云："饮药一杯，是夜啜水减七八分。"此刘君目击者。

其方用糯稻秆，斩去穗及根，取其中心，净器中烧作灰，每用一合许，汤一碗，沃浸良久，澄去滓。尝其味如薄灰汁，乘渴顿饮之。此亦糯稻缩水之一验也，故因附此。

茯苓散

治梦中遗泄。

坚白茯苓为末，每服五钱，温水调下，空心、食前、临卧服，一日四五服。

方书言梦泄，皆云肾虚，但补肾涩精，然亦未尝有验。予论之，此疾有三证：一者至虚，肾不能摄精，心不能摄念，或梦而泄，或不梦而泄。此候皆重，须大服补药。然人病此者甚少，其余皆只是心虚，或心热。因心有所感，故梦而泄，此候差轻，人之患者多是此候，但服茯苓散自瘥，予累以拯人，皆良验。又有少年气盛，或鳏夫、道人，强制情欲，因念而泄，此为无病。医及摄生家，多言梦寐甚于房劳，此殆不然。予尝验之，人之病天行未复而犯房劳者多死，至于梦寐，则未尝致困，此决然可知，但梦寐自有轻重耳。

疗寸白虫

锡沙作银泥者，无即以黄丹代，油和，梧桐子大　芜荑　槟榔二物等分，为散

上煎石榴根浓汁半升，下散三钱，丸五枚，中夜服，旦日下。

予少时病白虫，始则逾粳米，数岁之后，遂长寸余。古说虫长盈尺，人即死。以药攻之，下虫数合，或如带，长尺余，蟠蜒如猪脏，熠熠而动，其末寸断，辄为一虫。虫去，病少已，后数月复如初，如是者数四。后得此方，服之，虫悉化为水，自此永断。